MW00334207

La Conciencia:

principio fundamental de realidad

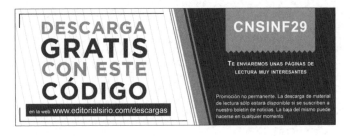

Título original: An End to Upside Down Thinking
Traducido del inglés por Vicente Merlo
Diseño de portada: Editorial Sirio, S.A.
Maquetación de interior: Toñi F. Castellón

©   de la edición original
    2018, Mark Gober

Publicado inicialmente en inglés por Waterside Productions, Inc.

©   de la presente edición
    EDITORIAL SIRIO, S.A.
    C/ Rosa de los Vientos, 64
    Pol. Ind. El Viso
    29006-Málaga
    España

www.editorialsirio.com
sirio@editorialsirio.com

I.S.B.N.: 978-84-18531-18-7
Depósito Legal: MA-425-2021

Impreso en Imagraf Impresores, S. A.
c/ Nabucco, 14 D - Pol. Alameda
29006 - Málaga

Impreso en España

Puedes seguirnos en Facebook, Twitter, YouTube e Instagram.

 El papel utilizado para la impresión de este libro está **libre de cloro** elemental (ECF) y su procedencia está certificada por una entidad independiente, no gubernamental, que promueve la sostenibilidad de los bosques.

Mark Gober

La
Conciencia:
principio
fundamental
de realidad

*Descubre por qué nuestras suposiciones
sobre el mundo material ya no son
científicamente ciertas*

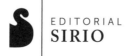

EDITORIAL
SIRIO

A las personas que se han alejado de la ortodoxia con valentía para explorar los límites de la ciencia. Sin sus esfuerzos este libro no habría sido posible. Lo único que yo he hecho es unir y organizar las piezas.

«Todo lo que sabemos no es más que una especie de aproximación –dijo en una ocasión Richard Feynman–, por tanto, tenemos que aprender las cosas solo para luego desaprenderlas o, más probablemente, para corregirlas». Aquí es donde Galileo, Newton, Darwin y Einstein hicieron su trabajo. Todos los revolucionarios han sido desafiados, aceptados, y más tarde otra vez desafiados. Como dijo George Bernard Shaw: «Todas las verdades importantes comienzan como blasfemias».

Donde la ciencia tiene un problema es en el hecho de que nuestras memorias colectivas sean tan escasas. Una vez se produce esa aceptación resignada de un descubrimiento, olvidamos que una vez hubo tal escándalo. Actuamos como si la verdad estuviese siempre con nosotros, como si fuera algo evidente por sí mismo. Olvidamos las décadas de persecución que alguien tuvo que soportar para guiarnos a la concepción que ahora moriríamos por defender. Y así nos quedamos tranquilos, tan tranquilos que perseguiríamos descaradamente al hombre o la mujer que venga a perturbar nuestro estado de paz recién encontrado.

Michael Brooks, físico cuántico,
autor de *Más allá de las zonas seguras de la ciencia*
(*EdgeScience*, septiembre 2015)

ÍNDICE

PREFACIO

Un marco de referencia que hay que tener en cuenta en la lectura de este libro

Antes de empezar a leer, te aviso de que quizás tengas que poner entre paréntesis todo lo que creías que sabías acerca de la realidad. Recuerda que si bien la humanidad ha recorrido un largo camino, todavía hay muchas cosas que no conocemos. Por ejemplo, más o menos un 96% del universo es misteriosa «materia y energía oscura» de la que sabemos muy poco. Como el multimillonario y gerente de fondos de cobertura Ray Dalio aconseja en su libro *Principios*: «Creo que hay que tener una actitud radicalmente abierta».[1] Del mismo modo, yo animo a una actitud mental radicalmente abierta cuando contemplemos las teorías que contiene este libro acerca de nuestra existencia.

Lo sepas o no, la mayor parte del pensamiento de la sociedad moderna se basa en una filosofía conocida como «materialismo»: la idea de que la materia física, conocida como «materia», es lo fundamental* en el universo. Dicho de otro modo, la materia es la base de toda la realidad. Todo está compuesto de materia y todo puede ser reducido a materia.

El pensamiento fundamental es el siguiente: hubo un *Big Bang* hace trece mil ochocientos millones de años que constituyó el

---

* A lo largo del libro, cuando el autor habla de materia *fundamental* y conciencia *fundamental*, se refiere a fundamento en el sentido de origen y principio de donde dimana algo, o que le sirve de base. (N. de la E.)

comienzo del universo. Las unidades de la materia, los átomos, se propagaron por todo el cosmos. Las interacciones de la materia se conocen generalmente como «química». Después de incontables reacciones químicas aleatorias, moléculas autorreplicantes conocidas como ADN se formaron finalmente en la Tierra. Las moléculas de ADN sirvieron como piezas fundamentales de la evolución de la vida. Los seres humanos y otros organismos evolucionaron y desarrollaron cerebros. El cerebro hizo posible que los seres humanos tuvieran mentes y conciencia: una «experiencia interior» a veces denominada «consciencia».

En pocas palabras, el materialismo presupone que la materia (por ejemplo, el cerebro) produce la conciencia, como se muestra en las figuras A y B de las páginas siguientes.[2]

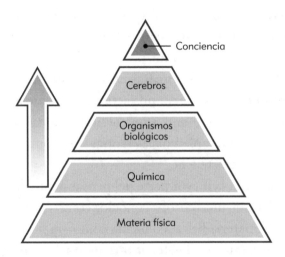

Figura A. La visión científica dominante hoy en día, conocida como materialismo, es que la conciencia es producida por el cerebro, que es un producto de la materia física.

Esta línea de pensamiento configura las concepciones acerca de nuestra existencia. Dado que el materialismo presupone que la conciencia es un producto del cerebro, cuando tu cerebro muere, tu conciencia muere. Si no hay cerebro, no hay conciencia. De modo que cualquier sentido que una persona dé a su vida mientras vive se borra una vez muere.

Eso puede sonar desolador y nihilista, pero desafortunadamente es lo que una interpretación literal del materialismo implica. Sé esto porque antes era materialista; y como alguien que confiaba estrictamente en el razonamiento lógico en lugar de la fe, no tenía otra elección más que aceptar estas implicaciones.

Ahora bien, la simple introspección revelaba que el materialismo es un sistema de creencias supersticioso que no puede probarse.

La razón es esta: piensa en cualquier experiencia que tengas. «Estoy contento». «Estoy triste». «Veo el coche». «Siento una sensación de ardor». Algo constante en esas experiencias, en cualquier experiencia, es el «yo»: el sujeto que está experimentando algo. No es posible verificar de manera definitiva una experiencia sin un «yo» (es decir, la conciencia) que la experimente. Imagina un universo en el que todos los seres conscientes estén ausentes. ¿Podría existir ese universo? Es posible. El materialismo predeciría que el mundo seguiría felizmente sin ninguna forma de conciencia. Pero ¿podemos demostrar eso? Técnicamente, no; no podemos demostrarlo. Si no hubiera observadores conscientes, no habría seres vivos para confirmar que exista algo.*

Por tanto, el materialismo, que supone que la materia es antes que la conciencia, es un sistema de creencias indemostrable.

---

* Una crítica que he escuchado de este argumento es la siguiente: «Es insostenible mantener que no existe una realidad independiente de la conciencia, pues hay mucha evidencia acerca de lo que ocurría en el universo antes de que la conciencia evolucionase». Sin embargo, como señala el doctor Kastrup, este argumento es defectuoso porque supone el materialismo en su defensa misma del materialismo. Supone que la conciencia evoluciona a través de la biología, lo que constituye el asunto en cuestión. En palabras del doctor Kastrup, el argumento falla porque «presupone el materialismo: la idea de que la conciencia es generada por, y se halla confinada a, los sistemas nerviosos biológicos, en un argumento circular a favor del materialismo. Si toda la realidad se halla en la conciencia misma, entonces son los sistemas nerviosos los que están en la conciencia, no la conciencia en los sistemas nerviosos». Ver *Brief Peeks Beyond*, del doctor Bernardo Kastrup, 24-25. (N. del A.)

¿Cómo puede demostrarse que exista o haya existido algo sin algún «yo» para experimentarlo? Sin conciencia, no podemos demostrar que exista algo. Como dice el filósofo Rupert Spira, «la perspectiva materialista no está fundamentada en la experiencia. Requiere una línea abstracta de razonamiento que presupone la existencia de una realidad externa a la conciencia, aunque nadie haya experimentado nunca esto, ni pueda experimentarse nunca. El punto de vista materialista afirma la realidad de aquello que *nunca* se ha experimentado, la materia [fuera de la conciencia], y niega eso que *siempre* se experimenta: la propia conciencia. Esta es la tragedia y el absurdo de la perspectiva materialista que la humanidad padece»[3] [cursivas en el original].

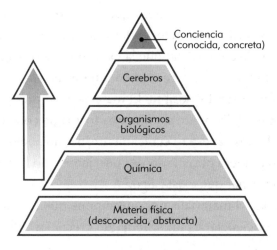

Figura B. El materialismo pretende que la existencia de la materia antes de la consciencia (una abstracción desconocida) crea la consciencia (que es conocida y concreta).

La lógica del materialismo se retuerce cuando la descompones. Quizás necesites leer esto despacio.

○ La existencia de la materia antes de la conciencia, como se ha descrito, no puede conocerse con certeza. Acabamos de mostrarlo. Por tanto, la existencia de la materia antes de la conciencia es «desconocida». En otras palabras, es una abstracción.

○ Por el contrario, sabemos que tenemos experiencia consciente: tú eres consciente mientras lees estas palabras. Así pues, la conciencia es incuestionablemente «conocida». En otras palabras, es concreta.

Ahora, reexaminemos el materialismo bajo esta luz. El materialismo supone que la materia precede a la conciencia y la crea. Acabamos de establecer que la existencia de la materia antes de la conciencia es desconocida mientras que se conoce con la conciencia. Así pues, el materialismo está diciendo: «Utilicemos una cosa desconocida, abstracta, para inferir la cosa concreta, conocida».

La mayoría de las áreas de investigación lógica comienzan con lo conocido, para explorar lo desconocido. El materialismo lo hace al revés. Dice que lo desconocido causa lo conocido, que la abstracción causa lo concreto.[4]

Por estas razones, entre otros, el filósofo Bernardo Kastrup tituló su libro de 2014 *Why Materialism Is Baloney* [Por qué el materialismo es un camelo]. Como él dice: «El materialismo es un castillo razonable construido sobre cimientos podridos».[5]

¿Por qué esto es importante? La ciencia moderna, que está dominada por el materialismo, se enorgullece de la evidencia y la prueba. A menudo critica las religiones por confiar en saltos de la fe para justificar creencias. Por ejemplo, el biólogo materialista Richard Dawkins ridiculiza la fe. En palabras suyas: «¿Qué es la fe sino creencia sin evidencia? La fe consiste en [...] creer algo porque quieres creerlo [...] Eso no es una razón digna de respeto para creer en algo».[6] Irónicamente, el principio básico del materialismo, es decir, que la materia (el cerebro) produce la conciencia, se basa en su propio salto de fe. No hay estudio controlado, doble ciego, que la ciencia pueda realizar para probar de manera concluyente que la materia preexistió a la conciencia.

Sin embargo, la ciencia materialista parece pasar por alto los inestables cimientos sobre los que se asienta. En las clases de ciencias en la enseñanza secundaria no se nos advierte de tales cuestiones. No se nos habla del salto de fe que estamos dando sin saberlo. Pero uno de los científicos más importantes de la historia, Albert Einstein, reconoció explícitamente este asunto en una conversación de 1930 con el místico bengalí y premio nobel Rabindranath Tagore. Einstein era materialista, y creía en un mundo independiente de la conciencia, pero admitía humildemente que su marco de referencia no era demostrable: «No puedo probar que mi concepción sea cierta, pero esa es mi religión».[7] Así es, amigos, Einstein lo dijo: el fundamento de la ciencia moderna, irónicamente, es una forma de religión.

La ironía va más allá incluso. Muchos escépticos contemporáneos de la ciencia también son materialistas. Si el materialismo se basa en un salto de fe, entonces ¿no debería un verdadero escéptico ser escéptico del materialismo? ¿No tendrían los escépticos que ser escépticos respecto a su propio sistema de creencias materialista?

No solo hay preguntas lógicas y filosóficas acerca de si un cerebro material produce la conciencia, sino que son también preguntas científicas serias. No sabemos cómo la materia física da lugar a una mente no física.

Hagamos un ejercicio rápido.

Por favor, tócate el brazo.
Ahora tócate la pierna.
Ahora tócate la mente.
No puedes tocar tu mente.

¿Cómo un cuerpo físico que puedes tocar produce una mente no física que no puedes tocar? Como dice el físico Peter Russell: «¿Cómo algo inmaterial, como es la conciencia, puede surgir de algo tan inconsciente como la materia?».[8]

Esta cuestión incluso recibe un nombre especial en la ciencia y en la filosofía. Se conoce como el «problema difícil»[9] de la conciencia. ¿Cuál es su grado de dificultad? Tan elevado que la edición del 125° aniversario de la revista *Science* (2005) la situó en segundo lugar entre las veinticinco preguntas más importantes de toda la ciencia. Esta cuestión plantea la siguiente pregunta: «¿Cuál es la base biológica de la conciencia?».[10] No sabemos la respuesta. Las respuestas que obtenemos de la ciencia son similares a la afirmación del neurocientífico Sam Harris: «No hay nada en un cerebro, estudiado a cualquier escala, que ni siquiera *sugiera* que podría albergar conciencia»[11] [cursiva en el original]. El filósofo Christian de Quincey resume aún más la situación: «Los científicos están en la extraña posición de verse confrontados directamente con el hecho indiscutible de su propia conciencia, y sin embargo sin tener ninguna manera de explicarlo».[12]

Nadie discutiría que el cerebro está relacionado con la conciencia. Sin embargo, no tenemos evidencia de que la conciencia sea un producto del cerebro. Recurramos a una analogía para elaborar esta idea. Cuando se produce un gran incendio, se presentan muchos bomberos. Pero no concluimos que como hay muchos bomberos en el lugar del fuego, los bomberos causaron el fuego.[13] El hecho de que dos conceptos estén relacionados u ocurran conjuntamente no siempre significa que uno cause el otro. De manera similar, no podemos concluir automáticamente que el cerebro tiene que producir la conciencia simplemente porque el cerebro y la conciencia están relacionados.

Como exploraremos en este libro, una rama de la física que comenzó a concebirse a principios del siglo XX —conocida como mecánica cuántica— proporciona una imagen de la realidad que hace saltar en pedazos el sentido común y cuestiona el materialismo. Sus descubrimientos llevaron al físico Max Planck, premio nobel, a declarar en 1931: «Yo considero la conciencia como fundamental. Y la materia la veo como un derivado de la conciencia.

No podemos ir detrás de la conciencia. Todo lo que decimos, todo lo que consideramos existente, postula la conciencia».[14]

Y como afirmó otro físico cuántico de comienzos del siglo XX, *Sir* James Jeans: «La mente no parece ya ser un intruso accidental en el dominio de la materia [...] más bien deberíamos saludarla como la creadora y gobernadora del ámbito de la materia».[15]

La perspectiva de Planck y de Jeans sitúa la conciencia en la base del triángulo mostrado anteriormente en las figuras A y B, al mismo tiempo que conserva la integridad de todo lo demás. No hace falta que abandonemos lo que hemos aprendido en física, química, biología o neurociencia; estamos simplemente recontextualizando estas disciplinas. Lo único que hacemos es invertir el orden: es la conciencia lo que está en primer lugar, no la materia. La materia, la química, los organismos biológicos y los cerebros existen, pero existen en el interior de la conciencia. Aunque la idea pueda sonar radical, en realidad constituye un marco de referencia más escéptico que el materialismo, porque comienza con lo «conocido», la parte más obvia e innegable de nuestra existencia: la conciencia (ver la figura C).

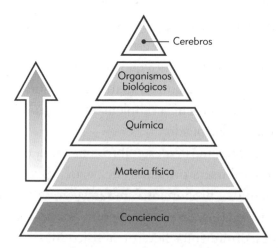

Figura C. Una perspectiva alternativa que sugiere que la conciencia es fundamental y todo lo demás (es decir, la materia física y el universo... e incluso los cerebros) procede de la conciencia y se experimenta dentro de la conciencia.

Dicho de otro modo por el filósofo inglés F. C. S. Schiller: «El materialismo es [...] poner la carreta delante de los bueyes, lo que puede rectificarse simplemente *invirtiendo* la conexión [*sic*] entre materia y conciencia. La materia no es lo que *produce* la conciencia, sino lo que la *limita* y confina su intensidad dentro de ciertos límites»[16] [cursivas en el original].

Si la conciencia es, ciertamente, más fundamental que la materia, como Planck, Jeans, Schiller y otros sugieren, lo «paranormal» –las anomalías en la ciencia, como las capacidades psíquicas y la supervivencia de la mente respecto de la muerte corporal– es algo que podría esperarse. Todo ello solo es paranormal o anómalo si suponemos que la conciencia procede del cerebro. En ese contexto no tiene sentido. Pero si la conciencia es el fundamento de la realidad, entonces sería fácil imaginar, por ejemplo, que la conciencia pueda fluir de una persona a otra (telepáticamente). Y dado que el cuerpo es solo un producto de la conciencia, la muerte del cuerpo no implicaría que su conciencia también muera.

El doctor Kastrup proporciona una metáfora para explicar cómo funciona la teoría. Imagina que toda la realidad es una corriente de agua, donde el agua representa la conciencia. Ahora imagina que en esa corriente se forman remolinos. Esos remolinos son autolocalizaciones del agua. Aunque puedan parecer diferentes de otras partes de la corriente, los remolinos están hechos de agua.

En la analogía del doctor Kastrup, los remolinos representan individuos en una corriente de conciencia. Mi cerebro es un remolino, el tuyo es otro, etcétera. Puesto que el agua es el canalizador fundamental de la corriente, es posible que a veces el agua de un remolino pueda terminar en otro remolino (pensemos en las habilidades psíquicas). Y cuando un remolino se disipa, el agua simplemente fluye hacia la corriente más amplia (pensemos que la conciencia continúa cuando el cuerpo físico muere).

En este marco podemos comprender por qué la segunda pregunta de la revista *Science* –¿Cuál es la base biológica de la conciencia?»— no se ha resuelto: ¡la pregunta es incorrecta! Si la conciencia existe independientemente del cerebro, entonces obviamente no podríamos hallar una base biológica de la conciencia. La respuesta a la pregunta de la revista *Science* es: para empezar, no existe base biológica de la conciencia.

Como señalaba el doctor Kastrup: «¡Decir que el cerebro *genera* la mente es tan absurdo como decir que un remolino genera el agua!»[17] [cursiva en el original]. Así pues, podríamos haber resuelto el «problema difícil» de la conciencia. E, incidentalmente, el marco anterior responde a la pregunta número uno de la ciencia, según la revista *Science*: «¿De qué está hecho el universo?».[18] La respuesta, según el marco descrito, es: «Conciencia».

Te animo a guardar estas ideas en la mente (sin pretender hacer un juego de palabras) mientras lees este libro. Vamos a analizar una gran variedad de fenómenos que podrían parecer imposibles. Lo aparentemente increíble se vuelve creíble si ponemos entre paréntesis la religión materialista que se nos ha enseñado, y permanecemos «con una actitud mental de apertura radical» a la idea de que la conciencia es más fundamental que la materia.

Incluso si uno solo de los fenómenos descritos en este libro es efectivamente real —de lo cual estoy convencido—, entonces el marco que afirma la prioridad de la conciencia constituye una imagen de la realidad mucho más adecuada que la imagen asumida por el materialismo. Y si eso es cierto, necesitamos volver a pensar, juntos, como civilización, la ciencia, la tecnología, la medicina, la educación, la política y qué significa ser humano.

Sección I
Introducción

Capítulo 1

PRESENTANDO AL AUTOR Y LOS CONTENIDOS DEL LIBRO

Toda verdad pasa por tres etapas. Primero es ridiculizada. Luego, recibe una oposición violenta. Finalmente es aceptada como auto-evidente.[1]

Arthur Schopenhauer, filósofo alemán del siglo XIX

¿Qué pasaría si te dijera que algunas personas saben cuándo las están mirando fijamente desde detrás y que saben cuándo se las está mirando fijamente incluso si el «mirón» lo hace desde otra habitación mediante una cámara de vídeo?

¿O si te dijera que algunos gemelos saben cuándo el otro gemelo está en peligro, incluso si están separados físicamente, y que algunos gemelos sienten dolor físico cuando el otro se ha hecho daño?

¿O si te dijera que algunos perros saben cuándo sus dueños deciden mentalmente ir a casa, incluso cuando los dueños llegan a casa en taxis seleccionados al azar, desde ubicaciones elegidas al azar (a kilómetros de distancia), en momentos seleccionados al azar?

¿O si te dijera que los cuerpos de algunas personas responden a imágenes eróticas segundos antes de que la imagen sea generada aleatoriamente por un ordenador?

¿O si te dijera que el Gobierno de Estados Unidos llevó a cabo un programa dirigido por físicos especialistas en láser durante más de veinte años en el que los sujetos (que tenían «visión remota») «enviaban su mente» a lugares distintos y describían lo que veían en el pasado, el presente y el futuro, y los aciertos fueron confirmados por documentos de la CIA desclasificados para el público en 2017 (entre otras fuentes)?

¿O si te dijera que algunos pacientes que sufren un paro cardíaco (es decir, que su corazón se para y su cerebro deja de funcionar) tras ser devueltos a la vida tienen recuerdos lúcidos y procesos mentales lógicos que tuvieron lugar durante el tiempo en que su cerebro no funcionaba?

¿O si te dijera que algunas personas que son ciegas de nacimiento y que han tenido una «experiencia cercana a la muerte» informan de que durante la experiencia son capaces de ver, pero después de la experiencia vuelven a estar ciegas?

¿O si te dijera que un *savant*,* considerado por los médicos como «retrasado mental», pudo memorizar libros que le habían leído, después de una sola lectura, a los dieciocho meses, y a los seis años había memorizado todo el índice de un conjunto de enciclopedias?

¿O si te dijera que algunos niños de entre dos y cinco años proporcionan detalles de una «vida anterior» —algunos de los cuales son verificados históricamente—, hablan idiomas extranjeros que nunca habían aprendido o han nacido con marcas de nacimiento distintivas o deformidades físicas que encajan con los registros médicos que describen cómo murió esa persona en la «vida anterior»?

---

* El síndrome del Savant es un conjunto de síntomas cognitivos anómalos, que el investigador Darold Treffert define como un estado patológico según el cual algunas personas con desórdenes mentales y pese a sus discapacidades físicas, mentales o motrices, poseen una sorprendente habilidad o habilidades mentales específicas. Esto es, una condición en la cual una persona con una alteración mental (como puede ser un trastorno del espectro autista) demuestra una capacidad o habilidad profunda y prodigiosa, muy superior a lo que se consideraría normal. (Fuente: Centro de Psicología Alberto Soler). (N. de la E.)

¿O si te dijera que en estudios controlados, con mayor rigor que en los experimentos doble ciego, realizados telefónicamente, algunas personas (conocidas como «médiums psíquicos») pueden obtener información específica, exacta, acerca de un familiar fallecido de alguien elegido aleatoriamente, y afirman que se comunican con las personas fallecidas?

¿O si te dijera que concentrando la atención en una máquina «generadora de números aleatorios» que produce al azar ceros y unos, individuos corrientes pueden afectar ese patrón de ceros y unos, muy ligeramente, sin tocar físicamente la máquina, y que pueden hacerlo a kilómetros de distancia?

¿Y qué sucedería si te dijera que en muchos casos, estos temas han sido estudiados científicamente en condiciones controladas durante muchas décadas, y los resultados se han publicado en revistas revisadas por pares?

¿Y si te dijera que algunos de los científicos que estudian estos conceptos son de la Universidad de Harvard, de la Universidad de Princeton, de la Universidad de Yale, de la Universidad de Stanford, de la Universidad de Cornwell, de la Universidad de Cambridge, de la Universidad de Duke, de la Universidad John Hopkins y de la Universidad de Virginia (entre muchas otras)?

Podrías decirme lo que la mayoría de la gente me ha dicho: «Todo eso me parece difícil de creer. ¡Pero, sea real o no, es fascinante!».

También podrías preguntarte si hay relación entre estos ejemplos aparentemente increíbles. De hecho, hay una relación. La relación es que tiene que ver con la «conciencia»: nuestra mente, nuestra experiencia interior y nuestra conciencia, así como nuestro sentimiento al experimentar la vida. Más concretamente, los ejemplos tienen que ver con la relación entre el cerebro y la conciencia. Sugieren que la conciencia no es un producto del cerebro, y que en lugar de eso existe independientemente de este. Utilizando una analogía un poco burda,* es como si el cerebro fuera una antena (como las utilizadas en los móviles y las televisiones) que recibe, transmite, procesa y filtra señales que existen fuera del cuerpo. Dicho de otro modo, nuestro cerebro recoge la conciencia de «la nube». Estas ideas van contra el pensamiento científico dominante, que generalmente considera la conciencia un subproducto de la actividad cerebral. Si esto es cierto, uno podría preguntarse: ¿tenemos todos capacidades ocultas, como si fuéramos magos? ¿Qué ocurre con nuestra conciencia tras la muerte? ¿Cómo interactúa la conciencia con el pasado, el presente y el futuro? ¿Cuál es el papel de la conciencia en el universo? ¿Qué podría significar esto para la ciencia, la filosofía y la civilización? Estas son las ideas y las preguntas que exploraremos en este libro.

Acerca de mí

Los libros de esta naturaleza los escriben generalmente científicos y filósofos. Yo no soy ninguna de las dos cosas. Soy un hombre de negocios. Empecé mi carrera como analista en la oficina neoyorquina de un banco de inversión global. Mi primer día de trabajo fue en julio de 2008, justo antes de la mayor crisis financiera desde la Gran Depresión. Mis clientes eran instituciones financieras que se hallaban bajo coacción. Sobreviví a los despidos, lo que significaba simplemente que tenía que asumir más trabajo incluso. Así que estaba en una industria en dificultades, trabajando con clientes que tenían problemas, y en un banco de inversión con recursos insuficientes.

---

* La analogía de «el cerebro como antena» no es totalmente precisa. Sugiere que el cerebro y la conciencia están separados. Por el contrario, este libro defiende que el canal fundamental de la realidad es una única conciencia subyacente, lo que implica que los cerebros son simplemente la localización de los procesos de la conciencia (para profundizar en esta cuestión, ver *Brief Peeks Beyond*, del doctor Bernardo Kastrup [2015], página 163). Utilizo la analogía de la antena en este libro porque al menos supone un distanciamiento respecto de la concepción materialista de la conciencia y es fácil de captar para los lectores que son nuevos en estos conceptos. Es eficaz en el sentido de que transmite la idea de que la conciencia no se origina en el cerebro. Puede verse como una analogía que sirve de «puerta de entrada» al camino hacia una teoría más completa y precisa. (N. del A.)

Como la mayoría de los asesores de inversión durante ese período, trabajé contra reloj, sin dormir por las noches, y pasando muchos, muchos fines de semana seguidos en la oficina sin un día de descanso. Desafortunadamente, el estilo de vida de Wall Street no me dejaba tiempo para explorar mis intereses científicos latentes.

Siempre me había hecho preguntas, incansablemente, acerca del universo y de nuestra existencia. Cuando comencé como estudiante universitario en la Universidad de Princeton en 2004, pasé mi primer año y medio centrándome en cursos de economía. También hice incursiones en la física. Esta, especialmente la astrofísica, me apasionaba: exploraba cuestiones en torno a la naturaleza de la realidad y de nuestra existencia. ¿Qué es más importante que eso? A mediados de mi segundo año, pensé hacer un cambio del Departamento de Economía al Departamento de Astrofísica. Estaba tan decidido a ello que fui a ver al jefe de este último departamento para determinar si podría cumplir con los requisitos del curso como participante tardío. Me intrigaba la posibilidad de aprender cosas sobre el universo de físicos de talla mundial.

Pero había un problema con mi idea. Yo era miembro (y más tarde capitán) del equipo masculino de tenis de la Universidad de Princeton, un programa de deportes de primera división. Me enteré de que mis obligaciones con el tenis convertían en prácticamente imposible que entrase tardíamente en el Departamento de Astrofísica.

La manera de arreglarlo fue decidir estudiar, en lugar de las fuerzas invisibles que gobiernan el universo, las fuerzas invisibles que gobiernan (y secretamente inclinan) los juicios y las tomas de decisiones humanas. Elegí el Departamento de Psicología, haciendo hincapié en la economía conductual, el comportamiento económico. Mi trabajo académico culminó en una tesis que proponía un modelo nuevo, dinámico, de la teoría prospectiva: la idea del premio nobel Daniel Kahneman de cómo las personas toman decisiones en situaciones de riesgo, que contribuyó a que me graduase recibiendo un *magna cum laude*.

Pero mis preguntas existenciales permanecían sin recibir respuesta. El cambio de marcha desde Princeton a la banca de inversión durante la crisis financiera no hizo sino enterrarlas más.

Tras dejar Wall Street en 2010, me uní a un banco de inversión y empresa de estrategia, centrado en la tecnología, del que actualmente soy miembro destacado en Silicon Valley. Después de esta unión comencé a tener más tiempo libre para aprender más sobre física teórica. Estudiar física era un pasatiempo, y el mundo de los negocios seguía constituyendo el foco de mi atención.

He realizado unas cuantas apariciones públicas en un contexto de negocios, que han sido citadas en *Bloomberg Businessweek* y en otros lugares. También soy autor de artículos sobre negocios, publicados internacionalmente. Sin embargo, este libro es mi primera inmersión pública en el campo científico.

¿Por qué hacer público este libro, fuera de mi área profesional? Porque durante mi investigación científica informal fuera de la oficina, tropecé con conceptos sobre los que sabía muy poco, conceptos que, si fueran reales, cambiarían el mundo. Transformarían la ciencia y cómo pensamos sobre nuestra existencia. A nivel personal, las ideas provocaron un cambio radical de mi visión del mundo y finalmente transformaron mi vida.

Cuando mencionaba estos temas a amigos y familiares inteligentes y altamente educados, quedaban intrigados. Un cierto número de personas me dijeron que sus vidas estaban cambiando como consecuencia de nuestros debates. Su perspectiva de la vida se volvió más positiva, y sus vidas comenzaron a mejorar. Algo relacionado con la manera de enmarcar la información conectaba con la gente.

Me di cuenta de que era necesario un resumen completo, escrito para una audiencia general. Tenía que ser escrito por alguien ajeno, que no hubiera sido contaminado por los prejuicios de la ciencia convencional. Tenía que ser escrito por alguien que no fuera científico ni filósofo, alguien que simplemente examinara la evidencia y no se viera afectado por lo que los datos sugieren, incluso si los datos llevan ideas consideradas impopulares o son tabú para la academia contemporánea.

En el verano de 2017, tomé la decisión de escribir mis ideas. Este libro es el resultado.

Aprender de los fenómenos extraños

A partir del verano de 2016, me topé con varios *podcast*[2] y libros sobre fenómenos que son inexplicables por la ciencia que se me había enseñado. Lo que viene a continuación es un resumen de lo que aprendí.

Los expertos a menudo hablaban de cuestiones relacionadas con la conciencia. Afirmaban que la conciencia no procede del cerebro. En lugar de eso, la describían como algo «no local» respecto del cuerpo.

Algunos de ellos hablaban despreocupadamente de sus «capacidades psíquicas» y de sus «capacidades de percepción extrasensorial (PES)». Afirmaban que las personas tenían la capacidad de enviar sus mentes a lugares distantes en el pasado, el presente o el futuro y describir de manera correcta lo que es, fue o será («visión remota», conocida también como clarividencia); tenían la capacidad de comunicar con otras personas utilizando solo sus mentes («telepatía»); tenían la capacidad de conocer el futuro antes de que ocurriera («precognición»), y tenían la capacidad de afectar a los objetos físicos utilizando solo sus mentes, sin tener contacto físico («psicoquinesia»). Además, aseguraban que todos los seres humanos tienen esas capacidades, pero la mayoría de nosotros no estamos sintonizados con ellas. Y decían que incluso los animales muestran capacidades psíquicas. Afirmaban que los efectos son a veces sutiles y por debajo del nivel de nuestra percepción normal, de manera que generalmente no las experimentamos a menos que nos entrenemos o tengamos ese talento de manera natural.

Algunos de los individuos con los que me crucé eran científicos que coincidían en que estos fenómenos eran efectivamente reales. Sostenían que se han demostrado en programas financiados por el gobierno y en estudios de laboratorio controlados, la mayoría de los cuales no han atraído la atención pública general, y muchos de los cuales han sido ridiculizados por la comunidad científica. Como los efectos suelen ser sutiles, se han repetido las pruebas y las estadísticas una y otra vez.

Además, estos individuos sugerían que la conciencia sobrevive a la muerte del cuerpo físico. Dicho de otro modo: no morimos. Hacían referencia a los estudios sobre experiencias cercanas a la muerte: casos en los que personas clínicamente muertas, tras ser resucitadas, evocaban recuerdos muy lúcidos que hacen pensar en una vida *post mortem*. Las experiencias no podían ser explicadas como meras alucinaciones provocadas por un cerebro moribundo, porque en algunos casos el cerebro estaba «apagado» durante el momento de la experiencia lúcida. También había comentarios sobre los «médiums» que afirmaban poder comunicarse con personas muertas. De manera similar, se hacía referencia a estudios realizados durante más de cincuenta años en la Universidad de Virginia sobre más de dos mil quinientos niños que recuerdan detalles de «vidas anteriores». Los recuerdos no podían explicarse por medios ordinarios. A veces, lo que los niños recordaban se ha verificado históricamente, y no hay modo conocido a través del cual pudieran haber tenido acceso a esa información.

El conjunto de los datos sugería que la conciencia no está localizada en el cerebro, ni depende de él. Y además, sugería que la conciencia es la realidad primordial en el universo: es más fundamental que la materia física y existe más allá del espacio y del tiempo. En este sentido, se comentaba que en el nivel más profundo de la realidad hay una sola conciencia, y que cada una de nuestras mentes es una parte de ella. Esta idea explicaría por qué experimentamos el mismo mundo físico: no porque el mundo físico exista independientemente de la conciencia, sino porque todos formamos parte de la misma conciencia.[3] El físico Erwin Schrödinger, premio nobel, incluso afirmó explícitamente: «La multiplicidad es solo aparente, en realidad no hay más que una sola mente».[4]

La imagen general era de una realidad que se expandía más allá del mundo físico, material, que podemos ver con nuestros ojos. Algunas partes me recordaban lo que las tradiciones místicas han estado diciendo durante siglos.

De la confusión a la intriga

Yo estaba aturdido, escéptico y confundido. Ninguna de esas ideas encajaba en lo que se me había enseñado. ¿Es posible leer la mente de otros? ¿Podemos conocer el futuro? ¿Puede la mente, por sí sola, interactuar con la materia física? ¿Podemos comunicarnos con los seres queridos fallecidos? ¿Son reales las vidas anteriores? ¿Es la conciencia un elemento fundamental en el universo y no un subproducto del cerebro? ¿Somos todos partes de la misma conciencia?

Habría sido fácil descartar cualquier testimonio personal, lo que ciertamente hice en muchas ocasiones. «Los charlatanes existen en cualquier dominio —pensé—, pero eso no es razón suficiente para descartar todo un campo de estudio». Lo que me sorprendía era la cantidad de esos individuos, que parecían inteligentes y cuerdos, que estaban dibujando el mismo cuadro de manera independiente. ¿Por qué estaban llegando a conclusiones similares? ¿Estaban conspirando entre bambalinas? ¿Estaban todos en una ilusión? Necesitaba saber más.

E hice lo que cualquiera con mis intereses hubiera hecho. Busqué en Google sobre esos temas. Algunos de los primeros resultados de la búsqueda procedían de la Wikipedia y de otras fuentes que eran casi universalmente despreciadas. Por ejemplo, la Wikipedia dice acerca de la telepatía: «No hay evidencia convincente de que exista la telepatía y generalmente el tema es considerado por la comunidad científica como pseudociencia».[5] Algunos científicos están de acuerdo con ello. Por ejemplo, Lawrence Krauss, físico de la Universidad de Arizona, afirma: «No es controvertido, para nada. No hay evidencia científica de la existencia de la percepción extrasensorial».[6]

Afirmaciones como esa no eran suficientes para mí. Necesitaba ver por mí mismo lo que la investigación mostraba. Así que hice lo que estaba entrenado para hacer académica y profesionalmente: leí fuentes primarias, hallé entrevistas grabadas con científicos increíbles y hablé yo mismo con expertos. Mi investigación comenzó a dibujar un cuadro muy diferente de lo que decían la Wikipedia y otras fuentes.

Eso abrió la caja de Pandora.

Aprendí no solo de unos pocos, sino de una *gran cantidad* de estudios controlados en revistas revisadas por pares que sugieren que los fenómenos psíquicos (como la visión remota, la telepatía, la precognición y la psicoquinesia) son reales.[7]

Aprendí, por ejemplo, que el apoyo estadístico de estos fenómenos es más fuerte que la evidencia que muestra que la aspirina evita los ataques al corazón.[8] Y que un análisis de décadas sobre tales estudios mostraba resultados estadísticos más sólidos que la altamente publicitada «prueba» de la existencia de la partícula conocida como bosón de Higgs (un descubrimiento innovador que llevó a la obtención del Premio Nobel).[9] Si los resultados de los fenómenos psíquicos son tan sólidos, entonces ¿por qué la ciencia no admite que esas capacidades son reales? Si aceptamos resultados estadísticos similares en otras áreas de la ciencia, ¿por qué no los aceptamos aquí? Y además, si todo esto es real, ¿tenemos alguna ciencia que pueda explicarlo?

Repasé mis conocimientos de física cuántica, un área de la ciencia que ha venido siendo demostrada durante casi un siglo, pero que resulta bastante extraña. Es bien conocido que Einstein dijo que era «espeluznante». La física cuántica nos enseña que el universo no funciona del modo al que estamos acostumbrados en nuestra experiencia diaria. Nos enseña que hay conexiones aparentemente invisibles entre objetos que se hallan físicamente distantes. Muestra que el mero acto de observar puede afectar a la realidad física. Estas ideas llevaron al físico ganador del Premio Nobel Brian Josephson a afirmar en 2001: «Sí, creo que la telepatía existe [...] y creo que la física cuántica nos ayudará a comprender sus propiedades fundamentales».[10]

¡De modo que existe la ciencia que podría explicar los extraños fenómenos que yo estaba descubriendo! Esto estaba muy lejos de lo que mostraba mi búsqueda inicial por Internet.

La resistencia a los nuevos paradigmas

Pero, en mi investigación, me di cuenta de que la ciencia dominante se resiste a estas ideas. Rechaza con vehemencia la noción de que la conciencia pueda existir independientemente del cuerpo. En su lugar, la ciencia hegemónica se aferra a su creencia de que la conciencia es producida por el cerebro, sin poder explicar cómo. También presupone que la conciencia no tiene efecto sobre el mundo físico. Si seleccionas un libro de física de vanguardia en una librería, lo más probable es que se haga una mínima referencia a la conciencia o esta esté completamente ausente. El físico Lee Smolin comenta: «Recibo cantidad de correos electrónicos acerca de la conciencia. A la mayoría de ellos contesto que si bien hay verdaderos misterios en torno a la conciencia, están más allá de lo que la ciencia puede abordar con el conocimiento actual. Como físico, no tengo nada que decir sobre ellos».[11]

Además, el doctor Eben Alexander, ex profesor asociado de Cirugía Cerebral en la Facultad de Medicina de la Universidad de Harvard, afirma: «Dependiendo de con quién hables, la conciencia es o el mayor de los misterios a los que se enfrenta la investigación científica, o algo que no constituye ni el más mínimo problema. Lo sorprendente es que haya muchos más científicos que piensan que es lo último. Para muchos científicos, quizás la mayoría, la conciencia es algo por lo que no vale la pena preocuparse, ya que no es más que un subproducto de los procesos físicos. Muchos científicos van más allá, diciendo que no solo la conciencia es un fenómeno secundario, sino que además ni siquiera es *real*»[12] [cursiva en el original].

Para los científicos que así piensan, la idea de que la conciencia podría ser de importancia fundamental para nuestra comprensión del universo amenaza con poner patas arriba su mundo. Inevitablemente eso activa grandes resistencias. Y cuanto más investigaba, más obvia se hizo esta resistencia. Por una parte, personas inteligentes afirman que hay una fuerte evidencia científica de que la conciencia no está localizada en el cerebro, ni en el resto del cuerpo. Por otra parte, un número importante de personas no menos inteligentes afirman que no hay tal evidencia. Y además añaden que si estos fenómenos son, de algún modo, reales, entonces habría que cambiar toda la ciencia.

Un científico que piensa que hay una fuerte evidencia es el psicólogo Dean Radin, científico jefe en el Institute of Noetic Sciences (IONS) [Instituto de Ciencias Noéticas], un centro de investigación de la conciencia con sede en Petaluma, California, que fue fundado en 1973 por el astronauta del Apolo 14 Edgar Mitchell. El doctor Radin ha pasado cuarenta años realizando y analizando estudios acerca de fenómenos psíquicos y ha sido profesor en la Universidad de Princeton y en los laboratorios Bell AT&T. También ha dirigido investigación clasificada sobre fenómenos psíquicos para el Gobierno de Estados Unidos.[13]

En su libro de 2018, *Magia real*, analiza las categorías de fenómenos psíquicos que han logrado resultados estadísticos de «seis-sigma» bajo condiciones experimentales controladas. Seis-sigma indica que los efectos es probable que sean auténticos: La probabilidad de que los resultados ocurran simplemente por azar, «tras cuidadosa consideración de todos los experimentos conocidos que investigan el mismo asunto, se valora que es de *una entre más de mil millones*[14] [cursivas añadidas].

El doctor Radin describe los estudios en las siguientes áreas que han logrado resultados seis-sigma:

○ Visión remota.[15]
○ Telepatía.[16]
○ Precognición.[17]
○ Psicoquinesia.[18]

Y comenta: «Cada uno de estos experimentos utiliza protocolos que evitan todos los defectos de diseño conocidos. Después de años de intenso escrutinio y crítica de estos estudios, se ha desarrollado una gran diligencia respecto a los posibles defectos en el diseño, conduciendo a diseños a prueba de balas. Cada clase de experimento se ha repetido más de cien veces por investigadores independientes en diferentes laboratorios de todo el mundo, involucrando cada clase a cientos o miles de participantes. La gran mayoría de los estudios incluyen a personas comunes, la mayoría de las cuales no afirmaban tener capacidades [psíquicas] especiales».[19]

El psicólogo de la Universidad de Lund, doctor Etzel Cardeña, halla resultados similares. En mayo de 2018, su análisis de la evidencia para los fenómenos psíquicos fue publicado en *American Psychologist*, la revista académica oficial, revisada por pares, de la Asociación Americana de Psicología (APA, por sus siglas en inglés). El hecho de que estos resultados se hayan publicado en una revista tan convencional es significativo. Como resume el doctor Cardeña: «La evidencia proporciona un apoyo acumulativo a la realidad [de los fenómenos psíquicos], que no puede descartarse precipitadamente –a la vista de la calidad de los estudios–, como fraude, informes selectivos, incompetencia experimental o analítica, u otras críticas frecuentes. La evidencia [...] es comparable a la de fenómenos establecidos en psicología y en otras disciplinas».[20]

Un buen número de científicos que han examinado los datos coinciden con los doctores Radin y Cardeña. Otros sostienen que no existe evidencia. La tabla de la página siguiente ilustra la dinámica dividida que vemos en la ciencia.

AFIRMACIONES DE QUE LOS FENÓMENOS PSÍQUICOS SON REALES (EJEMPLOS)	EL OTRO BANDO (EJEMPLOS)
«Utilizando los criterios aplicados a cualquier otra área de la ciencia, hay que concluir que el funcionamiento psíquico ha quedado bien establecido. Los resultados estadísticos de los estudios examinados van mucho más allá de lo esperable por azar. El argumento de que estos resultados podrían deberse a fallos metodológicos en los experimentos ha sido refutado completamente. Efectos de una magnitud similar a los hallados en la investigación financiada por el gobierno [...] han sido replicados en un buen número de laboratorios de todo el mundo. Tal consistencia no puede ser explicada precipitadamente afirmando que hay fallos o fraudes [...] Este es un efecto contundente que, si no estuviera en un dominio tan inusual, no sería cuestionado por la ciencia como fenómeno real».[21] JESSICA UTTS, miembro del comité de evaluación de la CIA sobre experimentos de visión remota realizados en la Universidad de Stanford; fue también presidenta en 2016 de la Asociación Americana de Estadística (1995)	«Es perfectamente aceptable realizar experimentos sobre fenómenos psíquicos y paranormales como PES [...] y de hecho tales experimentos se han realizado. Pero siempre fracasan».[22] JERRY COYNE, profesor de la Universidad de Chicago, Departamento de Ecología y Ciencias Evolutivas (2014)
«Respecto a los fenómenos [psíquicos] aquí diré simplemente que [...] los miles de estudios de campo y de laboratorio realizados por científicos competentes durante más de ciento treinta años, desde la fundación de la Sociedad para la Investigación Psíquica, de manera acumulativa, proporcionan un cuerpo de evidencia aplastante –para aquellos que se tomen la molestia de estudiarlo con una mente abierta– de que estos fenómenos existen realmente como hechos de la naturaleza»[23] [cursivas en el original]. ED KELLY, profesor de Psiquiatría y Ciencias Neuroconductuales en la Universidad de Virginia (2015)	«Los poderes psíquicos [...] no existen. Podemos decirlo con confianza, incluso sin profundizar en las controversias acerca de este o aquel estudio académico. La razón es simple: lo que sabemos acerca de las leyes de la física es suficiente para descartar la posibilidad de poderes psíquicos auténticos».[24] SEAN CARROLL, profesor de Física en el Instituto de Tecnología de California (2016)

AFIRMACIONES DE QUE LOS FENÓMENOS PSÍQUICOS SON REALES (EJEMPLOS)	EL OTRO BANDO (EJEMPLOS)
«Sí, yo creo que la telepatía existe [...] y creo que la física cuántica nos ayudará a comprender sus propiedades principales».[25] BRIAN JOSEPHSON, físico y premio nobel	[El físico Sean Carroll] muestra hábilmente como la física actual es tan sólida que descarta la percepción extrasensorial para siempre.[26] STEVEN PINKER, profesor de Psicología en la Universidad de Harvard (2016)
«Parece muy claro [...] que independientemente de la interpretación que se dé a determinados informes de investigación específicos, los resultados generales de la experimentación [psíquica] indican un proceso anómalo de transferencia de información y ni son marginales ni imposibles de reproducir. Ante esto, el crítico que simplemente sigue afirmando que no hay evidencia de ellos [los fenómenos psíquicos] está utilizando una táctica que recuerda la de Mohammed Saeed al-Sahaf, ex primer ministro de Información de Iraq, al afirmar a ciegas que no hay tropas americanas en Bagdad».[27] ADRIAN PARKER, profesor de Psicología de la Universidad de Goteborg, y Göran Brusewitz, de la Sociedad Sueca de Investigación Psíquica (2003)	«No es controvertido, en absoluto. No hay evidencia científica de la percepción extrasensorial».[28] LAWRENCE KRAUSS, físico de la Univ. Estatal de Arizona (2017)
«La evidencia empírica respecto a la naturaleza no local de la conciencia, que surge de la investigación en el Princeton Engineering Anomalies Research Lab (PEAR) y en otros lugares plantea inevitablemente preguntas acerca de las dimensiones no físicas de la experiencia humana».[29] ROBERT JAHN, exdecano de Ingeniería en la Universidad de Princeton y Brenda Dunne, directora del PEAR (2011)	En respuesta a un estudio sobre la precognición: «Si cualquiera de esas afirmaciones fuera cierta, entonces todas las bases sobre las que se asienta la ciencia contemporánea serían derribadas y tendríamos que repensar todo sobre la naturaleza del universo».[30] DOUGLAS HOFSTADTER, científico cognitivo en la Universidad de Indiana (2011)

AFIRMACIONES DE QUE LOS FENÓMENOS PSÍQUICOS SON REALES (EJEMPLOS)	EL OTRO BANDO (EJEMPLOS)
«Supongo que el lector está familiarizado con la idea de la percepción extrasensorial y el significado de sus cuatro temas fundamentales: la telepatía, la clarividencia, la precognición y la telequinesia. Estos fenómenos perturbadores parecen negar todas nuestras ideas científicas habituales. ¡Cómo nos gustaría desacreditarlos! Desafortunadamente, la evidencia estadística, al menos para la telepatía, es abrumadora».[31] ALAN TURING, experto informático pionero que ayudó a descifrar los códigos alemanes en la Segunda Guerra Mundial (1950)	Si se demostrase la existencia de la telepatía «pondría patas arriba las leyes de la ciencia».[32] RICHARD DAWKINS, biólogo evolucionista que ha sido profesor de la Universidad de Oxford
«Nunca me ha gustado entrar en debate con escépticos, porque si no creías que la visión remota era real, es que no te habías documentado».[33] Mayor general EDMUND R. THOMPSON, jefe del Ejército para la Inteligencia, 1977-1981, y subdirector de Administración y Operaciones, DIA, 1982-1984	Demostrar la existencia de la visión remota «desbarataría casi todo lo que sabemos en ciencia».[34] RAY HYMAN, psicólogo y profesor emérito en la Universidad de Oregón (2002)
«A menos que exista una conspiración gigantesca que involucre a unos treinta departamentos de universidades de todo el mundo, y a varios cientos de científicos altamente respetados de varios campos, muchos de ellos inicialmente hostiles a las afirmaciones de los investigadores psíquicos, la única conclusión a la que puede llegar un observador libre de prejuicios ha de ser la de que existe un pequeño número de personas que obtiene conocimiento que se halla en la mente de otras personas, o en el mundo exterior, por medios todavía desconocidos para la ciencia».[35] Profesor H. J. EYSENCK, director del Departamento de Psicología, Universidad de Londres (1957)	En cuanto a los fenómenos psíquicos, «cualquier confirmación, *por débil que fuera un efecto*, obligaría a un cambio radical en nuestra concepción del mundo [cursivas en el original]».[36] BRUCE ROSENBLUM y FRED KUTTNER, físicos en UC Santa Cruz (2011)

¿Puedes percibir la tensión?

El doctor William Tiller, exjefe del Departamento de Ciencias Materiales de la Universidad de Stanford, resume bien la situación.

Afirma que la ciencia materialista convencional ha «sabido de esta categoría de [...] fenómenos psíquicos durante uno o dos siglos, pero [...] dado que no satisface los requisitos internos de autoconsistencia de la ciencia ortodoxa, tienen o que cambiar sus actitudes y su modo de realizar experimentos o barrerlos debajo de la alfombra. Desafortunadamente han elegido hacer esto último [...] Están terriblemente estancados [...] Creo que tienen un poco de miedo de salir de su caja [...] Con las universidades sucede lo mismo; las universidades no permitirán que estos temas se enseñen, que se obtenga un doctorado en esto».[37]

Esta dinámica es evidente en la comunidad investigadora. El psicólogo Imants Barušs y la neurocientífica cognitiva Julia Mossbridge comentan: «Los resultados de la investigación referente a fenómenos anómalos a menudo se tratan injustamente [...] y los artículos en los que hay referencias a la ocurrencia de fenómenos anómalos a veces son rechazados y no pueden publicarse en las revistas convencionales, independientemente de su calidad».[38]

Andreas Sommer, de la Universidad de Cambridge, hace una afirmación similar: «Si bien los críticos continúan lanzando ataques desinformados pero ampliamente publicitados, los editores de las revistas científicas convencionales han aceptado aferrarse a la regla de rechazar los artículos que informan de efectos [psíquicos] positivos, independientemente de la calidad de los manuscritos enviados».[39]

La ciencia acostumbra a hacerlo mal antes de hacerlo bien

Si la conciencia realmente existe fuera del cerebro, entonces la ciencia necesitaría cambiar sus paradigmas. Pero los cambios de paradigma suponen un reto para el pensamiento convencional. Muchos científicos inteligentes tendrían que admitir que sus teorías son incompletas o erróneas.

Pero esta película la hemos visto ya antes. A lo largo de los anales de la historia, las personas se han aferrado a las creencias, pensando que lo sabían todo, hasta que se dieron cuenta de que no era así; y esto ha ocurrido una y otra vez. Muchas ideas que hoy son generalmente aceptadas al principio fueron descartadas y ridiculizadas. Solíamos creer que la Tierra es plana. Galileo fue acusado de herejía por enseñar que nuestro planeta no es el centro del universo y que gira alrededor del sol. Solíamos ridiculizar a los científicos que afirmaban que gérmenes invisibles podían perjudicarnos (hasta que pudimos verlos a través de microscopios avanzados). La lista podría seguir y seguir. *A posteriori* es fácil criticar lo que ahora parece obvio. ¿Podría la suposición de que «el cerebro produce la conciencia» ser la siguiente en esta lista? El doctor Tiller, entre otros, así lo cree. Y mantiene que ese cambio es una «revolución copernicana».[40] Dicho de otro modo, cree que estamos en la cúspide de la siguiente revolución científica: un giro drástico en el pensamiento sobre los supuestos principales que hemos mantenido durante mucho tiempo.

Pero ¿cómo podrían nuestros paradigmas actuales estar tan lejos? ¿Es posible que muchos científicos brillantes estén perdiéndose algo tan importante? Parece que la ciencia ha llegado muy lejos.

La ciencia, desde luego, ha recorrido un largo camino. No obstante, deberíamos recordar lo mucho que sigue siendo desconocido. Los físicos han identificado solo un 4% más o menos de la materia que constituye el universo. El 96% restante se etiqueta como «materia oscura» y «energía oscura». Sabemos que ahí hay algo, pero no sabemos qué es: ¡y constituye la mayor parte del universo! Como afirmó Jim Pebbles, profesor emérito de Física de la Universidad de Princeton: «Es bochornoso que las formas dominantes de materia en el universo sean hipotéticas».[41]

Quizás no sea sorprendente, entonces, que la física convencional haya sido incapaz de concebir una «teoría de todo» unificada, para explicar el universo. En lugar de eso, tenemos teorías individuales, como la mecánica cuántica y la relatividad general, que funcionan en casos específicos, pero son incompatibles cuando se aplican juntas. De manera que, básicamente, no tenemos ni idea de cómo funciona el universo.

En lugar de recordarnos a nosotros mismos lo poco que sabemos, hay una tendencia a creer que lo sabemos todo. En el pasado eso no funcionó muy bien. En 1894, el físico Albert Michelson, ganador del Premio Nobel, proclamó: «Las leyes fundamentales y los hechos de la ciencia física más importantes se han descubierto, y ahora están tan firmemente establecidos que la posibilidad de que sean sustituidos como consecuencia de nuevos descubrimientos es extremadamente remota [...] Nuestros descubrimientos futuros deben buscarse en el sexto lugar de los decimales».[42]

Sin embargo, en 1900, el físico lord Kelvin observó que si bien la física tenía la mayoría de las respuestas, seguían existiendo «dos nubes»[43] (dos misterios) que esta disciplina no podía explicar. Bueno, pues fueron explicados pronto. Y condujeron a los descubrimientos de la relatividad general y la mecánica cuántica: dos de las teorías más revolucionarias en la historia de la ciencia.

Estos físicos destacados y brillantes creyeron que lo sabían todo, pero no podían haber estado más equivocados.

¿Podrían las anomalías de la conciencia no local —las capacidades psíquicas, la percepción extrasensorial (PES), las experiencias cercanas a la muerte, etc., ser las «nubes» de la ciencia actual—, esto es, las «nubes» que preferiríamos barrer debajo de la alfombra porque no encajan con nuestras teorías, pero que en última instancia podrían conducir a una nueva comprensión de las capacidades humanas? ¿Somos como los científicos de principios del siglo XX que creían que lo sabían todo? ¿Nos precipitamos a descartar algunos fenómenos solo porque parece increíble que sean ciertos?

«¿Habéis mirado la evidencia?»

La doctora Jessica Utts, presidenta en 2016 de la Asociación Americana de Estadística, ha estudiado los datos acerca de la investigación psíquica. Y concluye, basándose en análisis estadísticos, que estos fenómenos son reales. Incluso hizo esta declaración en un informe de 1995 que elaboró a petición del Congreso de Estados Unidos y de la CIA,[44] una observación general importante que merece la pena recordar mientras leas este libro: «Es demasiado frecuente que las personas de ambos bandos de esta cuestión debatan sobre la existencia del funcionamiento psíquico *a partir de sus sistemas de creencias personales, en lugar de hacerlo en base a un examen de los datos científicos*»[45] [cursiva añadida].

La ciencia debe regirse por un examen de la evidencia que no sea perturbado por las emociones. No debe basarse en lo que «queremos» o «creemos» que sea cierto. Tampoco debe regirse por lo que no deseamos que sea cierto. Como afirmó el físico Neil deGrasse Tyson: «Lo bueno de la ciencia es que es cierto lo creas o no».[46]

Sin embargo, la doctora Utts observa un comportamiento no científico entre los científicos: «¡La mayoría de los científicos rechaza la posible realidad de las capacidades [psíquicas] sin haber mirado siquiera los datos! [...] He preguntado a quienes desacreditan tales fenómenos si hay alguna cantidad de datos que podría convencerlos, y generalmente han respondido diciendo "probablemente no". Les pregunto qué investigación original han leído, ¡y en su mayoría admiten que no han leído ninguna!».[47]

Por ejemplo, el investigador de la visión remota Stephan A. Schwartz recuerda un debate con un escéptico:

Junto con [el físico] Ed May, una vez debatí con [el profesor de la Universidad Tufts] Daniel Dennet, un destacado crítico de la investigación PES, en un evento organizado por la ABC News para el nuevo personal de varias cadenas, así como para sus directores. Debatimos durante unos treinta minutos, sin que Dennet dejara de realizar comentarios despectivos y despreciativos a cualquier cosa que Ed o yo dijéramos, pero siempre a través de generalidades. Finalmente le dije: «Elijamos un experimento que ambos conozcamos, tú me dices en qué es incorrecto, y yo contestaré». Sin dudarlo ni un instante contestó [...] «¿No creerás que yo leo esas cosas, verdad?» [...] De pronto, Dennet cayó en la cuenta de lo que había dicho. Se sonrojó y se sentó, y en cuanto pudo, se marchó.[48]

En otra ocasión, el físico y premio nobel Brian Josephson incluyó un comentario controvertido en un folleto de 2004 que acompañaba al centésimo aniversario del Premio Nobel. Dijo: «La teoría cuántica está siendo ya combinada de manera fructífera con teorías de la información y la informática. Estos desarrollos pueden conducir a una explicación de procesos todavía no comprendidos en la ciencia convencional, como la telepatía».

El reconocimiento por parte de Josephson de que la telepatía podría ser real enfureció a algunos científicos convencionales, como el físico de la Universidad de Oxford David Deutsch. Deutsch respondió al comentario de Josephson: «Todo eso no es más que basura [...] la telepatía simplemente no existe. El Royal Mail [el servicio postal del Reino Unido] se ha dejado engañar apoyando ideas que son totalmente absurdas». A lo que Josephson comentó: «Quizás sea relevante observar que Deutsch todavía no ha respondido [sic] los muchos correos electrónicos que la gente le envió preguntándole hasta dónde había estudiado realmente la [...] literatura sobre el tema».[49]

Todavía en otro caso, el bioquímico Rupert Sheldrake, exprofesor de la Universidad de Cambridge, se enfrentó al célebre biólogo escéptico, exprofesor de la Universidad de Oxford, Richard Dawkins. Se le pidió a Sheldrake que hablase con Dawkins poco antes de la aparición de su espectáculo *Los enemigos de la razón* (emitido en 2007). Sheldrake dudó de si participar, porque le preocupaba que el *show* fuese parcial. Pero aceptó hacerlo, diciendo: «Con la comprensión de que Dawkins estaba interesado en comentar la evidencia y con la garantía escrita de que el material sería editado de manera justa, acepté reunirme con él y fijamos una fecha».

Sheldrade y Dawkins debatieron. Como recuerda Sheldrake, la concepción de su interlocutor era que «en una actitud romántica, a él mismo [Dawkins] le gustaría creer en la telepatía, pero que simplemente no había ninguna evidencia de ello. [Dawkins] desechó todas las investigaciones sobre el tema, sin entrar en más detalles».[50] Tras seguir debatiendo, ambos acordaron que para comprobar si la telepatía y otros fenómenos similares eran reales, había que realizar experimentos controlados.

Entonces Sheldrake recuerda:

Le dije [a Dawkins] que justamente por eso yo había estado haciendo tales experimentos, incluyendo pruebas para hallar si las personas podían realmente decir quién les estaba llamando por teléfono cuando quien llamaba era seleccionado al azar. Los resultados mostraron estar muy por encima del nivel alcanzable por suerte. La semana anterior le había enviado a Dawkins copias de algunos de mis artículos en revistas científicas para que pudiera examinar algunos de los datos antes de encontrarnos. En ese momento se mostró incómodo y dijo: «No quiero discutir la evidencia». «¿Por qué no?», pregunté. Y él contestó: «No hay tiempo. Es demasiado complicado. Y no se trata de eso en este programa». La cámara se detuvo.[51]

Estos ejemplos son inquietantemente similares a lo que Galileo se enfrentó hace siglos cuando su evidencia, que iba a cambiar el mundo, desafió a la corriente dominante. Afirmaba que la Tierra no es el centro del sistema solar y que, en lugar de eso, la Tierra gira alrededor del Sol. La idea de Galileo era altamente polémica e iba contra el «sentido común». La gente veía que el Sol se movía a través del firmamento cada día, de modo que suponían que era obvio que el Sol giraba alrededor de la Tierra. Actualmente sabemos que las teorías de Galileo eran ciertas y consideramos la alternativa como una tontería.

Sarah Knox, profesora de Ciencia Biomédica en la Facultad de Medicina de la Universidad de West Virginia, equipara las luchas de los investigadores actuales de la conciencia no local con las batallas de Galileo hace siglos: «Algunos [críticos] sostienen que, dado que no hay ningún mecanismo plausible en un marco de referencia materialista para explicarlos, no es posible que los fenómenos paranormales sean válidos. *Este es el mismo razonamiento que los intelectuales de la época de Galileo utilizaron cuando se negaron a mirar por el telescopio.* En ningún otro lugar es más evidente esta actitud que en el número de científicos que están dispuestos a ser voluntarios como comentadores "expertos" en programas televisivos sobre fenómenos paranormales, asombrosamente impertérritos y sin vergüenza alguna por su completa falta de conocimiento respecto a los datos experimentales»[52] [cursivas añadidas].

Pero ¿qué pasa cuando uno mira por el telescopio?

Durante la mayor parte de su carrera, el astrónomo Carl Sagan era escéptico respecto a la idea de que la conciencia pudiera existir fuera del cerebro, argumentando (como muchos científicos materialistas convencionales) que la conciencia surge a partir de la actividad cerebral: «El funcionamiento [del cerebro] —lo que a veces llamamos mente— es una consecuencia de su anatomía y su fisiología, y nada más».[53]

En 1994, Sagan estuvo hablando con el psicólogo Daryl Bem, colega suyo en la Universidad de Cornell. El doctor Bem había estudiado la PES y le habló a Sagan de su obra. La respuesta de Sagan parecía sugerir que «no hay descubrimientos replicables»[54] en esas áreas. Cuando el doctor Bem le preguntó si había revisado realmente los descubrimientos, Sagan dijo que no lo había hecho. Entonces, el doctor Bem le envió parte de su investigación científica reciente y le pidió que revisara los hallazgos antes de realizar comentarios despectivos.

Sin duda alguna, los artículos que le envió fueron impactantes. En el último libro publicado por Sagan antes de morir, *El mundo y sus demonios: la ciencia como una luz en la oscuridad* (publicado originalmente en 1996), afirmaba: «Hay tres afirmaciones en el campo de la PES que, en mi opinión, merecen un estudio serio: (1) que mediante el pensamiento, por sí solo, los seres humanos pueden afectar a los generadores aleatorios de números en ordenadores; (2) que personas bajo una privación sensorial moderada pueden recibir pensamientos o imágenes "proyectados" hacia ellos, y (3) que existen niños muy pequeños que informan de detalles de una vida anterior, que tras las necesarias comprobaciones resultan ser exactos y que no podían haber conocido de otro modo que no sea la reencarnación».[55]

Sagan echó un vistazo por el telescopio, y mira lo que sucedió.

¿Quieres mirar por el telescopio conmigo?

Este libro es tu acto de mirar por el telescopio: un observar la evidencia. Examinaremos los conceptos que intrigaron a Carl Sagan y otras muchas cosas. He resumido un amplio cuerpo de evidencia para que tu mirada por el telescopio sea significativa y al mismo tiempo eficiente: claro, si quieres mirar. En muchos casos hago referencia a estudios científicos, pero me limito a resumirlos. Teniendo en cuenta los objetivos de este libro, no me detengo en cuestiones metodológicas más allá de una visión general. Quienes sientan el impulso de leer las fuentes primarias pueden revisar las notas y la bibliografía para más información.

La sección II del libro establece los fundamentos antes de sumergirnos en la evidencia científica. Exploraremos la relacion entre el cerebro y la conciencia. Comprobaremos que —en contra de lo que a muchos de nosotros se nos ha enseñado— la ciencia no sabe de dónde procede la conciencia. Examinaremos casos en los que un funcionamiento cerebral reducido se relaciona con una experiencia consciente intensificada. Esta relación podría tener sentido si consideramos el cerebro como un filtro —en lugar del generador— de la conciencia. A continuación examinaremos, de manera simplificada, la ciencia aceptada —la física cuántica, la teoría de la relatividad y la teoría del caos— que es importante comprender antes de bucear en los fenómenos descritos posteriormente en el libro. Estas áreas de la ciencia pueden enseñarnos que la realidad a veces funciona de maneras contraintuitivas. Y por tanto, los extraños fenómenos más tarde descritos podrían resultar plausibles en el contexto de un universo contraintuitivo.

La sección III profundiza en los fenómenos que sugieren que todos tenemos capacidades psíquicas. Revisaremos los descubrimientos científicos sobre visión remota, telepatía, precognición, animales psíquicos y psicoquinesia.

La sección IV examina si la conciencia sobrevive a la muerte del cuerpo físico. Revisaremos la ciencia de las experiencias cercanas a la muerte, las comunicaciones con los fallecidos y los niños que recuerdan «vidas anteriores».

La sección V explora las implicaciones de todo ello. ¿Cómo es posible que la ciencia convencional se esté perdiendo algo tan grande? ¿Qué significa para la vida diaria? ¿Cómo encaja en todo ello el último esfuerzo centrado en el cerebro de Elon Musk? ¿Cuáles son las implicaciones sobre nuestra manera de pensar sobre la vida, la muerte, el significado... así como sobre el amor, la belleza, la felicidad y la paz mundial? Las ideas son presentadas de manera resumida, pero cada tema podría ser (y ha sido) objeto de libros por sí solo.

Mi conclusión después de examinar la evidencia acumulada

Mi conclusión es que es altamente improbable que todos los ejemplos de conciencia no local descritos en este libro y en otras partes hayan sido fabricados o interpretados de forma errónea. Dicho de otro modo, pienso que es probable que al menos uno de ellos (si no más) sea real. Eso significa que el materialismo necesita ser repensado. Alternativamente, un marco en el que la conciencia sea la base de la realidad explica los fenómenos bien. Y si ese marco es correcto, estamos en el umbral de lo que quizás sea la revolución más importante de la historia humana.

Para resumir, si la conciencia es fundamental, las implicaciones claves son:

○ El materialismo —el supuesto fundacional de la ciencia moderna y de buena parte del pensamiento moderno— es erróneo.
○ La conciencia no es producida por el cerebro; antes bien, la conciencia es «no local» respecto al sistema cuerpo/cerebro.
○ Todos tenemos capacidades psíquicas latentes.
○ Cuando nuestro cuerpo muere, nuestra conciencia no muere.
○ La conciencia existe más allá del espacio y el tiempo.
○ Estamos todos interconectados de manera fundamental, como parte de la misma conciencia subyacente.

¿Cómo podría mi visión y mi estilo literario afectar a tu experiencia del libro?

Mi investigación me ha convencido de que un cambio de paradigma que se aleje del materialismo es algo que está garantizado. Este sesgo impregna inevitablemente mi escritura. Pero independientemente de lo convincente que a título personal encuentre que sea la evidencia, mi esperanza es que este libro sirva de guía para ayudar a navegar por perspectivas alternativas de nuestra realidad. Lo que hago no es más que reunir para ti la evidencia existente, de ti depende la valoración que quieras darle.

Intento simplificar temas técnicos todo lo posible, manteniendo su significado central. Mi objetivo al hacerlo es lograr una prosa asequible a una gran variedad de lectores. Los resúmenes simplificados de los capítulos dos al once y el glosario de términos pueden ser también de ayuda.

¿Por qué este libro es importante?

Mi esperanza es que este libro proporcione una chispa para avanzar en esta conversación y que abarque a toda la sociedad, en la ciencia y en la vida cotidiana. Desgraciadamente, vivimos en una época en la que el estudio de estos temas es desalentado por las corrientes dominantes.

Por ejemplo, el exdirector de la revista *Nature*, *Sir* John Maddox, dijo del libro del doctor Rupert Sheldrake *Una nueva ciencia de la vida* (1981) que era «el mejor candidato para ser quemado que ha habido durante muchos años». Más tarde, añadió en una entrevista de 1994 en la BBC: «Sheldrake está presentando magia en lugar de ciencia, y eso puede condenarse exactamente en el mismo lenguaje que el papa utilizó para condenar a Galileo, y por la misma razón. Es herejía».[56]

El doctor Sheldrake no es el único científico que ha tenido que hacer frente a asuntos así. Los doctores Barušs y Mossbridge resumen así el preocupante estado de la cuestión: «Como resultado de estudiar fenómenos anómalos o de desafiar el materialismo, algunos científicos han sido ridiculizados por hacer su trabajo, se les ha prohibido supervisar tesis de estudiantes, no han podido obtener financiación de fuentes tradicionales, no han podido ver publicados sus artículos en las revistas convencionales, han visto censuradas sus tesis, han quedado eliminados de muchas promociones y se los ha amenazado con ser despedidos de sus puestos. Los estudiantes han informado de su miedo a ser asociados con la investigación de fenómenos anómalos, por temor a poner en peligro sus carreras académicas. Otros estudiantes han informado de represalias explícitas por cuestionar el materialismo, etcétera, etcétera».[57]

Por ejemplo, la doctora Mossbridge comenta: «En mi propia experiencia, se me ha aconsejado muchas veces no incluir mi investigación [sobre la precognición] en mi currículum, y cuando he intentado publicar los resultados [de la investigación sobre la precognición] en la literatura convencional, se me dijo que estaba arriesgando mi carrera científica».[58]

Es necesario que esto termine. Es hora de realizar un verdadero esfuerzo científico para explorar las anomalías de la conciencia. Es hora de empezar a financiar la investigación que construya la evidencia base y verificar o refutar las teorías. Es hora de que miremos por el telescopio en serio.

Como dijo Nikola Tesla: «El día que la ciencia empiece a estudiar los fenómenos no físicos, progresará más en una década que en todos los siglos anteriores de su existencia».[59]

O como dijeron el doctor Robert Jahn y la doctora Brenda Dunne, del Laboratorio de Investigación de Anomalías en Ingeniería, de Princeton: «Nosotros creemos que estamos tambaleándonos en el umbral de otra nueva era de la ciencia [...] que reconocerá y utilizará las capacidades sublimes de la mente humana proactiva para extraer aspectos mucho más profundos de la experiencia física».[60]

Y además, el doctor Tiller, de la Universidad de Stanford, afirma: «Durante los últimos cuatrocientos años, un supuesto no declarado de la ciencia es que la intención humana no puede afectar a lo que llamamos "realidad física". Nuestra investigación experimental de la década pasada muestra que, en el mundo actual y bajo las condiciones adecuadas, esta presuposición ya no es correcta. Nosotros, los seres humanos, somos mucho más de lo que creemos que somos».[61]

Ahora estamos preparados para mirar por el telescopio.

Sección II
Establecer los fundamentos

Esta sección analiza dos temas fundamentales: la relación entre el cerebro y la conciencia, y la ciencia de la física contraintuitiva, pero aceptada. Es importante tener una comprensión de estos temas antes de profundizar en los fenómenos analizados en las secciones III y IV.

Capítulo 2

EL SUPUESTO NO DEMOSTRADO
«El cerebro crea la conciencia»

La ciencia sabe sorprendentemente poco acerca de la materia y la conciencia. La ortodoxia actual sostiene que la conciencia es producida por reacciones electroquímicas en el cerebro, y que las experiencias mentales cumplen alguna función esencial en el procesamiento de datos. Sin embargo, nadie tiene ni idea de cómo una acumulación de reacciones bioquímicas y corrientes eléctricas en el cerebro produce la experiencia subjetiva de sufrimiento, ira o amor [...] No tenemos ninguna explicación y sería mejor que fuésemos claros al respecto.[1]

Yuval Noah Harari, autor de *Sapiens* y de *Homo Deus*

No hay nada en el cerebro, estudiado a cualquier escala, que ni siquiera sugiera que pueda albergar conciencia.[2]

Sam Harris, neurocientífico

No podemos ni siquiera empezar a explicar cómo la conciencia, cómo la sensación, surgen de la química eléctrica.[3]

Henry Marsh, neurocirujano

¡Es absurdo! Los científicos todavía tienen que explicar la naturaleza de la conciencia. No tienen manera de detectarla objetivamente. No han identificado sus causas necesarias y suficientes. Y sin embargo, nos piden que apostemos todo a su creencia de que la conciencia es solamente un producto del cerebro.[4]

B. Allan Wallace, filósofo budista

Nada en la física moderna explica cómo un grupo de moléculas en el cerebro crea la conciencia. La belleza de un atardecer, el milagro de enamorarse, el sabor de una comida deliciosa: todo esto son misterios para la ciencia moderna. Nada en la ciencia puede explicar cómo la conciencia surgió de la materia. Nuestro modelo actual simplemente no permite la conciencia, y nuestra comprensión de este fenómeno tan básico de nuestra existencia es prácticamente nula. Y lo que resulta interesante es que nuestro modelo actual de la física ni siquiera reconoce esto como problema.[5]

Robert Lanza, biólogo de células madre,
y **Bob Berman**, físico, en su libro *Biocentrismo**

Como hemos visto en el prefacio, no sabemos de dónde procede la conciencia. Ese hecho por sí solo puede desconcertar profundamente. Desde luego, a mí me sucedió la primera vez que pensé en serio sobre ello. Siempre me habían enseñado a suponer que el cerebro es responsable de la producción de mi experiencia consciente. Pero el hecho es que no sabemos cómo la materia física, aparentemente inconsciente, crea una conciencia no física.

En general, la ciencia ha hecho inmensos avances a lo largo de la historia. Nos ha permitido viajar a la luna, crear teléfonos inteligentes, modificar genéticamente los organismos y mucho más. ¡Sin embargo, a pesar de nuestro progreso, todavía no sabemos de dónde proceden nuestras mentes! La parte más innegable y obvia

---

* Editorial Sirio (2012).

de nuestra existencia es que tenemos la experiencia interna, subjetiva, de sentirnos vivos, y todavía no sabemos explicarlo.

En esta sección profundizaremos en este tema crucial y en la pregunta que el materialismo parece que no responde: «¿Produce el cerebro la conciencia?».

Definir la conciencia

En el prefacio y en la introducción, he definido provisionalmente *la conciencia* como mente, una experiencia y un darse cuenta internos. Podría utilizarse el ejemplo siguiente como guía: tu conciencia está experimentando la lectura de estas palabras justo ahora. La conciencia es la sensación de ser tú y tu sensación de experimentar la vida. Cuando dices: «Yo estoy leyendo este libro», podrías considerar ese «yo» como la conciencia.

Aunque utilice esta definición para los propósitos de este libro, es importante observar que diferentes personas tienen definiciones distintas de la conciencia. Por ejemplo, como resume en su libro de 2012, *Consciousness: Bridging the Gap Between Conventional Science and the New Super Science of Quantum Mechanics* [La conciencia: cerrando la brecha entre la ciencia convencional y la nueva superciencia de la mecánica cuántica], Eva Herr entrevistó a diez científicos y filósofos destacados y halló que cada uno ofrecía una definición diferente de *conciencia*.

Eso no debería impedirnos utilizar la definición anterior, pero deberíamos reconocer que la cuestión de la definición de *conciencia* queda abierta.[*]

---

[*] Si la conciencia es, ciertamente, el canal fundamental de la realidad, como este libro sugiere, entonces puede que estemos luchando por lo imposible al intentar definirla utilizando el lenguaje. El lenguaje es intrínsecamente limitado. La conciencia podría ser ilimitada, incluso en el espacio y el tiempo. Y si es así, cualquier palabra utilizada para describirla pierde su esencia ilimitada. (N. del A.)

El problema difícil de la conciencia

Ahora que hemos propuesto una definición general, sigamos explorando esta controversia. En la clase de Biología se nos enseñó (quizás implícitamente) que el cerebro es el responsable de nuestra conciencia. Esa idea está tan arraigada en nuestra cultura que tal vez ni nos demos cuenta de que estamos presuponiéndola.

¿Por qué suponemos que el cerebro produce la conciencia? El físico Peter Russell proporciona una teoría:

> Nuestros sentidos principales, la vista y el oído, están situados en la cabeza. De este modo, el punto central de nuestra percepción, el punto desde el que parece que estamos experimentando el mundo, está de algún modo detrás de los ojos y entre los oídos, es decir, en algún lugar en el centro de nuestra cabeza. El que nuestro cerebro esté también en nuestra cabeza no es más que una coincidencia, como el siguiente experimento mental pone de manifiesto. Imagina que tus ojos y tus oídos fuesen trasplantados a tus rodillas, de manera que ahora observases el mundo desde este nuevo lugar privilegiado. ¿Dónde experimentarías ahora que está tu yo? ¿En tu cabeza o más abajo, a la altura de tus rodillas? Puede que tu cerebro todavía esté en tu cabeza, pero esta no es ya el punto central de tu percepción. Ahora mirarías el mundo desde una perspectiva diferente, y podrías imaginar que tu conciencia está en tus rodillas.[7]

Otra razón por la que podríamos suponer que el cerebro produce la conciencia es que hay una fuerte correlación entre la actividad cerebral y la experiencia consciente. Pero eso sigue sin explicar cómo el cerebro *produce* la conciencia. Como afirmó el bioquímico doctor Rupert Sheldrake: «Incluso si comprendemos cómo los ojos y el cerebro responden a la luz roja, la *experiencia* del rojo no queda explicada por nuestra comprensión actual del cerebro»[7] [cursiva en el original].

Supongamos por un momento que el materialismo es correcto y que el cerebro produce la experiencia consciente. Exploremos el milagro que esto implicaría. Piensa sobre tus pensamientos y sentimientos. Sabes que estás experimentándolos, pero no puedes tocarlos. No son físicos. ¿Cómo es que estos pensamientos y sentimientos no físicos, de la mente, surgen mágicamente de la materia física del cerebro? ¿Cómo es posible que trillones de células en el cuerpo humano se unan de modo que permitan que surja la experiencia consciente no física? Esto es justamente lo que hace que el «problema difícil» de la conciencia sea tan complicado de resolver.

No tenemos respuesta. Como afirmó el filósofo Alva Noë: «Tras décadas de esfuerzo concertado por parte de neurocientíficos, psicólogos y filósofos, solo una proposición acerca de cómo el cerebro nos hace conscientes —cómo da lugar a la sensación, el sentimiento, la subjetividad— ha permanecido incuestionada: no tenemos ni idea».[8]

No podemos confiar en la suposición de que la neurociencia algún día proporcione la respuesta. ¿No nos queda más que esperar una respuesta que puede que nunca llegue?

Incluso el premio nobel Francis Crick examinó esta cuestión. Muchos conocen a Crick como el brillante científico que cambió el mundo codescubriendo la estructura de doble hélice del ADN con James Watson. Pocos saben que después dedicó el resto de su vida a intentar demostrar que el cerebro produce la conciencia. No oyes hablar de eso mucho porque fracasó.[9] Pero lo mismo ha sucedido con otros científicos que lo han intentado.

En lugar de asumir que «el cerebro crea la conciencia; todavía no entendemos cómo sucede, pero un día lo haremos», podemos considerar una alternativa. Quizás el cerebro no produce la conciencia, y por eso no podemos dar una respuesta al problema difícil de la conciencia. Quizás la conciencia existe independientemente del cerebro (y del resto del cuerpo) y el cerebro es solo un mecanismo que hace las veces de filtro –un proceso de localización– para la conciencia.

Larry Dossey resume esta postura en la siguiente cita de su libro de 2013 *One Mind* [Una sola mente]:

> Hay muchas razones por las que los científicos han aceptado que el cerebro y la mente son una sola cosa. Cuando el cerebro es dañado por un traumatismo físico o un derrame cerebral, el funcionamiento mental puede verse perturbado como consecuencia. Las deficiencias de vitaminas y la malnutrición pueden provocar daños en los procesos mentales, como pueden hacerlo también varias toxinas ambientales. Los tumores y las infecciones cerebrales pueden causar estragos en la mente. A la vista de estos efectos, ha parecido razonable suponer que la mente y el cerebro eran esencialmente idénticos. Pero ninguna de esas observaciones demuestra que el cerebro produzca la mente, ni que esté confinada a aquel. Piensa en tu aparato de televisión. Aunque puedes dañarlo físicamente y destrozar la imagen de la pantalla, esto no prueba que el aparato de televisión cree la imagen. Más bien sabemos que la imagen se debe a señales electromagnéticas que se originan fuera del aparato, y que este recibe, amplifica y muestra las señales; no las produce. Lo único que observamos son las variaciones o las correlaciones concomitantes entre estados cerebrales y estados mentales [...] [Piensa en la] venerable máxima de la ciencia que afirma: «Correlación no es causación». La noche siempre sigue al día; la correlación es del cien por cien; pero eso no significa que el día cause la noche.[10]

De manera similar, Gary Schwartz, que obtuvo su doctorado en Psicología en la Universidad de Harvard, fue profesor en la Universidad de Yale y actualmente es profesor en la Universidad de Arizona, coincide con la postura del doctor Dossey.

Después de pasar la mayor parte de su carrera manteniendo la visión materialista de «primero el cerebro, luego la mente», el doctor Schwartz concluye ahora: «Primero es la mente. La conciencia existe independientemente de la actividad cerebral. No depende del cerebro para su supervivencia. La mente es antes, luego el cerebro. El cerebro no es el creador de la mente, es una poderosa herramienta de la mente. El cerebro es la antena/el receptor de la mente, como un televisor sofisticado o un móvil».[11]

Diane Powell, doctora en medicina por la Universidad Johns Hopkins, exmiembro de la Facultad de Medicina de la Universidad de Harvard y neuropsiquiatra en ejercicio, ha llegado a una conclusión similar. Cree que la neurociencia materialista se halla en un camino equivocado al centrarse en el cerebro cuando se intenta comprender la conciencia: «Intentar comprender la conciencia investigando la materia gris de nuestro cráneo es como intentar comprender la música descomponiendo reproductores de CD y analizando sus partes».[12]

Dicho de otro modo, compara la neurociencia materialista con «mirar [...] el *hardware* y creer que se va a entender el *software*».[13]

Eben Alexander, que obtuvo su doctorado en Medicina en la Universidad Duke e impartió clases en la facultad de Medicina de la Universidad de Harvard como profesor asociado en Cirugía Cerebral, mantiene la misma concepción. Dice así: «En calidad de neurocirujano, me enseñaron que el cerebro crea la conciencia [...] La verdad es que cuanto más vamos entendiendo el cerebro físico, más nos damos cuenta de que no crea la conciencia. ¡Somos conscientes a pesar de nuestro cerebro! El cerebro sirve más bien de válvula o filtro reductor, limitando la conciencia preexistente hasta el goteo del ilusorio "aquí y ahora"».[14]

Y el psicólogo británico *Sir* Cyril Burt afirmó: «¿Por qué deberíamos suponer que la conciencia necesita un cerebro material que la produzca? Un examen más atento de los hecho hace que sea mucho más probable el que el cerebro sea un órgano para seleccionar y transmitir la conciencia, en lugar de para producirla».[15]

La lista de citas similares podría seguir indefinidamente. De hecho, en 2014 un grupo de más de doscientos científicos y filósofos publicaron *Manifesto for a Post-Materialist Science*,[16] que adopta una postura parecida.

La cuestión es: hay muchas personas bien educadas que desafían el supuesto materialista no demostrado de que «el cerebro produce la conciencia». Puede que no lo supieras hasta ahora. ¡Si hay algo que deberías llevarte de este capítulo (y quizás incluso de este libro) es que no sabemos de dónde procede nuestra mente!

Exploremos ahora varios ejemplos que apoyan la idea de que el materialismo necesita ser cuestionado, ejemplos en los que una menor actividad cerebral se traduce en una experiencia consciente más elevada o enriquecida.[17]

Realidades enriquecidas: psicodélicos y experiencias cercanas a la muerte

Sustancias psicodélicas como la psilocibina de los hongos («mágicos»), el LSD, la ayahuasca y otras, recientemente han ido recibiendo cada vez más atención en las noticias. Durante años, se ha prohibido a los investigadores utilizar psicodélicos en sus experimentos, pero ahora se están volviendo a realizar muchos estudios. Estos estudios revelan descubrimientos potencialmente importantes relacionados con la conciencia.

Los psicodélicos producen un estado alterado de conciencia en el que los usuarios experimentan una realidad hiperreal que puede resultar difícil describir con palabras. Bajo la concepción materialista de la conciencia, podría esperarse que estas experiencias enriquecidas sean provocadas por un aumento de la actividad cerebral. Una experiencia más rica sería causada por una mayor actividad cerebral, ¿verdad?

Bueno, eso no sería así si el cerebro es un filtro, un limitador, de alguna conciencia más amplia, exterior al cuerpo. Si esto es cierto, entonces podríamos esperar que los psicodélicos reduzcan la actividad cerebral. Por esta razón, en 1954 el novelista Aldous Huxley teorizó, tras experimentar con psicodélicos, que lo que hacen es abrir la «válvula reductora» del cerebro.[18] Dicho de otro modo, esta teoría sugiere que el cerebro normalmente limita nuestra percepción a una visión estrecha de la realidad, y los psicodélicos son un modo de abrir el filtro y exponernos a la realidad más amplia.

Nature recogió esta idea en su artículo de 2012 «Psychedelic Chemical Subdues Brain Activity» [Las sustancias psicodélicas reprimen la actividad cerebral]. El artículo describe un estudio realizado ese mismo año por Carhart-Harris *et al*, quienes midieron la actividad cerebral en dos grupos de participantes: a uno de ellos se le inyectó psilocibina –la sustancia química alucinógena hallada en los hongos mágicos– y al otro se le inyectó un placebo. Quienes tomaron psilocibina informaron de una experiencia psicodélica típica. Por ejemplo, dijeron haber experimentado como su entorno cambiaba de maneras inhabituales, ver patrones geométricos, notar sensaciones corporales inusuales, tener imaginaciones vívidas, sentir una percepción alterada del tamaño, el espacio y el tiempo, escuchar sonidos que influían en sus pensamientos, y estar como en un estado onírico. Los participantes a quienes se les dio el placebo no tuvieron estas experiencias.

A pesar de las vívidas experiencias de las que informaron los participantes a los que se les había inyectado psilocibina, los investigadores comentaron: «No hemos observado aumento alguno en el CBF ni en señales del BOLD en ninguna región».[19] (CBF son las siglas en inglés correspondientes a «flujo sanguíneo cerebral» y BOLD las correspondientes a «nivel de oxígeno en sangre dependiendo de las imágenes»).

La concepción materialista de la conciencia podría haber predicho que habríamos visto un aumento en estas mediciones, y no fue así. No solo no aumentaron, sino que en lugar de eso, disminuyeron: las imágenes cerebrales de los participantes mostraron una actividad cerebral reducida comparada con las de los participantes que tomaron el placebo. Como afirmaron los investigadores: «Estos resultados implican contundentemente que los efectos subjetivos de las drogas psicodélicas son causados por la disminución de la actividad y la conectividad de los centros conectores claves del cerebro, posibilitando un estado de cognición sin restricciones».[20]

El doctor Ed Kelly, profesor de Psiquiatría y Ciencias Neuroconductuales de la Universidad de Virginia, y el doctor David Presti, profesor de Biología Molecular y Celular en la Universidad de California, en Berkeley, explican otro descubrimiento significativo: «La intensidad de la experiencia psicodélica se correlacionó de manera notable con la magnitud de esas disminuciones».[21] En otras palabras, las experiencias psicodélicas tendían a ser tanto más intensas cuanto más disminuía la actividad cerebral.

De forma similar, como examinaremos en el capítulo nueve, quienes tienen «experiencias cercanas a la muerte» presentan un funcionamiento cerebral disminuido o nulo, acompañado de experiencias lúcidas, hiperreales que se esfuerzan por poner en palabras. Las narraciones se asemejan a las que vemos en algunos relatos psicodélicos. Algunas experiencias cercanas a la muerte han sido contadas por pacientes que estaban bajo anestesia general. Otras narraciones proceden de pacientes que sobrevivieron a un paro cardíaco durante el cual no pudo medirse ninguna función cerebral. Un estudio dirigido por los profesores de la Universidad de Virginia Emily Kelly, Bruce Greyson y Ed Kelly, halló que el 45% de los sujetos que experimentaron una experiencia cercana a la muerte afirmaron que sus experiencias fueron «más claras de lo habitual», y el 29% dijo que eran «más lógicas de lo usual».[22] Uno tiene que preguntarse: ¿los estados alterados de conciencia son experimentados en viajes psicodélicos, y las experiencias cercanas a la muerte son alucinaciones? ¿O están exponiéndonos a una versión de la «verdadera» realidad que normalmente es ocultada por nuestro limitado cerebro? Volveremos a esto en el capítulo nueve.

El punto clave aquí es: si el cerebro es una «válvula reductora» que filtra y nos impide experimentar una conciencia más amplia, los ejemplos anteriores tienen sentido. Si el cerebro genera la conciencia, como el materialismo supone, entonces los ejemplos anteriores son «paranormales» y «anómalos».

Lucidez terminal

Otro ejemplo es un fenómeno misterioso conocido como «lucidez terminal». El término describe «el inesperado retorno de la claridad mental y la memoria poco antes de la muerte en pacientes que sufren trastornos psiquiátricos y neurológicos graves».[23] El retorno de la claridad se informa que tiene lugar, generalmente, minutos, horas o días antes de la muerte inminente de la persona. Informes de lucidez terminal han tenido lugar en pacientes con alzhéimer y con esquizofrenia; pero también ocurren en pacientes con abscesos, tumores cerebrales, meningitis, derrames cerebrales y trastornos afectivos. En otras palabras, se trata de experiencias lúcidas inexplicadas con cerebros dañados.

El número de casos de los que se ha informado formalmente durante los últimos doscientos cincuenta años ha sido escaso: a partir de un estudio realizado en 2011 por investigadores de la Universidad de Virginia y de la Universidad de Islandia, se documentaron ochenta y tres casos. Pero el número de casos formalmente documentados parece subestimar la frecuencia con que realmente ocurre la lucidez terminal. El estudio concluyó que *siete de cada diez* cuidadores en una residencia de la tercera edad informaron haber observado pacientes con demencia y confusión recobrar la lucidez unos cuantos días antes de la muerte, durante los últimos cinco años» [cursivas añadidas]. El estudio afirma además: «Los entrevistados de todas las unidades [residencias de la tercera edad] ofrecieron relatos de primera mano sobre residentes que anteriormente estaban en un estado de confusión volverse lo suficientemente lúcidos de repente en los últimos días de la vida como para reconocer y decir adiós a sus familiares y cuidadores».

Por ejemplo, pensemos en el caso de una anciana que tenía alzhéimer desde hacía quince años. Durante muchos años apenas respondía a los estímulos y no mostró señales de reconocer a su hija (que cuidaba de ella) ni a ninguna otra persona. Sin embargo, varios minutos antes de su muerte, empezó a tener una conversación normal con su hija, que «no se encontraba preparada [...] y se sintió totalmente confundida» ante lo que había ocurrido.

En otro caso similar, una mujer que había padecido alzhéimer durante años de repente comenzó a hablar a su nieta y a darle consejos para la vida. La nieta dijo: «Era como hablar con Rip Van Winkle».*

¿Por qué estas personas manifiestan una inesperada actitud cognitiva lúcida con un funcionamiento cerebral dañado? Los investigadores están igualmente perplejos: «El retorno inesperado de las facultades mentales plantea cuestiones acerca del procesamiento cognitivo al final de la vida, en especial en enfermedades que implican la degeneración de regiones cerebrales generalmente responsables de la cognición compleja».[24]

El doctor Imants Barušs, psicólogo, y la neurocientífica cognitiva, doctora Julia Mossbridge, realizan un comentario similar: «En neurociencia, generalmente suponemos que la claridad mental requiere un buen funcionamiento cerebral. De ahí que la razón por la que la claridad mental sea inesperada en algunos de estos casos [de lucidez terminal] es la presencia de una patología cerebral, funcional o estructural, obvia [...] que parece suficiente para *impedir* la claridad mental»[25] [cursiva añadida].

Este fenómeno es, ciertamente, difícil de explicar si suponemos que el cerebro produce la conciencia.

---

* Nombre del protagonista de un cuento de Washington Irving, que cuenta la historia de un aldeano que, debido a las continuas regañinas de su esposa, se refugia en un bosque buscando. Tras un misterioso encuentro con unos seres peculiares, se queda dormido a la sombra de un árbol y al despertar descubre que el mundo que conocía ya no existe. (N. del T.)

El síndrome del *savant*

Las personas con el síndrome del *savant* tienen capacidades mentales profundas, pero al mismo tiempo presentan deficiencias cerebrales severas. ¿Suena familiar? El materialismo también se esfuerza por explicar cómo puede ocurrir esto. El síndrome del *savant* se popularizó con la película de 1988, ganadora de un óscar, *Rain Man*, una película basada en la vida de Kim Peek, un hombre mentalmente retrasado, pero brillante. Peek asombró al productor de *Rain Man*, Barry Morrow, cuando supo «[su] fecha de nacimiento y el día de la semana que había nacido, el día de la semana de este año y el día de la semana y el año en que cumpliría sesenta y cinco y podría pensar en jubilarse». Peek también estaba «familiarizado con casi todos los autores y los libros de la biblioteca, citaba una cantidad interminable de curiosidades deportivas, detallaba complejas instrucciones de conducción para llegar prácticamente a cualquier lugar»[26] y era capaz de leer simultáneamente dos libros diferentes: uno con cada ojo.[27]

El doctor Darold Treffert, profesor de Psiquiatría en la Facultad de Medicina de la Universidad de Wisconsin, estudió detenidamente a Peek. En su libro de 2010 *Islands of Genius* [Islas de Genio], el doctor Treffert informó de que «cuando tenía dieciocho meses [Peek] podía memorizar todos los libros que se le leían con una sola ojeada [...] Cuando tenía seis años recitaba párrafos enteros al pie de la letra de un libro con tan solo mencionar el número de página. En esa época había memorizado todo el índice de una serie de enciclopedias».[28]

No obstante, los estudios que el doctor Treffert realizó del cerebro de Peek también revelaron importantes deficiencias y deformidades: «Lo más sorprendente era la ausencia total del cuerpo calloso, la gran estructura que conecta el hemisferio izquierdo y el hemisferio derecho del cerebro. Otras estructuras conectivas como las comisuras anteriores y posteriores, izquierda y derecha, también estaban ausentes. Y había un daño considerable en el cerebelo, especialmente en la parte derecha».[29]

¿Cómo podía Peek realizar esas acciones sobrehumanas con tales deficiencias en el cerebro? El materialismo no ha podido explicarlo.

Pero Peek no es el único *savant* con capacidades inexplicables. El doctor Treffert informa de que hay casi cien *savants* vivos con capacidades verdaderamente prodigiosas.[30] Por ejemplo, el neurólogo Oliver Sacks habló de *savants* autistas que no podían realizar operaciones matemáticas elementales, pero eran capaces de recitar los números primos hasta diez dígitos. Como recuerda el doctor Ed Kelly: «Sacks pudo verificar hasta los diez dígitos, pero solo mediante tablas publicadas, mientras que los gemelos siguieron alegremente intercambiando números de longitud cada vez mayor, llegando finalmente hasta los veinte dígitos. Sacks realiza la intrigante sugerencia de que no pueden estar *calculando* literalmente estos enormes números, sino que quizás puedan *descubrirlos* navegando a través de algún vasto paisaje interno imaginario en el que las relaciones numéricas estén, de algún modo, representadas pictóricamente»[31] [cursivas en el original].

La doctora Diane Powell recuerda un niño con el que trabajó, que a la edad de dos años podía leer y hablar ocho idiomas diferentes.[32] De manera similar, el doctor Larry Dossey recuerda a uno de los pacientes del doctor Treffert: «Un *savant* cuyo vocabulario conversacional se limitaba a unas cincuenta y ocho palabras, pero que podía decir con precisión el número de habitantes de cada ciudad y pueblo de Estados Unidos con más de cinco mil personas: los nombres, número de habitaciones y localidad de dos mil hoteles líderes del país; la distancia desde cualquier ciudad o pueblo hasta la ciudad más grande de su estado; las estadísticas relativas a tres mil montañas y ríos, y las fechas y datos fundamentales de más de dos mil inventos y descubrimientos importantes».[33]

En algunos casos, los individuos nacen con el síndrome del *savant*, y en otros casos se adquiere. Por ejemplo, el doctor Treffert describe una «mujer de mediana edad que tuvo un derrame cerebral del que se recuperó totalmente, excepto que ahora habla con un acento extranjero preciso e inconfundible de un país que nunca había visitado». En otro caso, un cirujano de cincuenta y cuatro años fue golpeado por un rayo y a partir de ahí desarrolló un «interés obsesivo en la música clásica que no estaba presente antes del incidente» y ahora toca el piano profesionalmente.[34]

Los *savants* plantean cuestiones desconcertantes para cualquiera que estudie la relación entre el cerebro y la conciencia. No se entiende cómo individuos con semejante deficiencia cerebral pueden al mismo tiempo poseer capacidades mentales tan notables. Como afirmó el doctor Treffert: «Ningún modelo del funcionamiento cerebral, incluyendo la memoria, será completo hasta que pueda incorporar y explicar totalmente esta perturbadora contradicción entre las capacidades extraordinarias y a veces una discapacidad importante en la misma persona. Hasta que no podamos explicar totalmente al *savant*, no podremos explicarnos plenamente a nosotros mismos ni comprender todas nuestras capacidades».[35]

El doctor Treffert no está seguro de cómo explicar este fenómeno, a pesar de haber estado estudiándolo desde 1962. Y comenta: «No estoy totalmente cerrado a la posibilidad de que haya algún vínculo con un conocimiento universal [...] Da la impresión de que los *savants*, especialmente los *savants* autistas, saben muchas cosas que no han aprendido, y es casi como si hubieran conectado con un conocimiento universal».[36]

En otras palabras, está aludiendo a la conciencia no local. Y como veremos en el capítulo cinco, está saliendo a la luz la evidencia de que algunos *savants* poseen también fuertes capacidades telepáticas.

Estos hallazgos, sumados los unos a los otros, hacen que nos preguntemos: ¿están los cerebros de los *savants* estructurados de tal manera que les permite tener acceso a información que está fuera de sus cuerpos?

Mezclar cerebros animales

Los estudios sobre cerebros de animales plantean más preguntas acerca de la relación entre el cerebro y la conciencia. El trabajo que el neuropsicólogo estadounidense Karl Lashley realizó en la década de 1920 es instructivo. El objetivo del doctor Lashley era entender dónde se almacenan los recuerdos en el cerebro. Entrenó a ratas para que realizaran ciertas tareas, como saltar «atravesando puertas en miniatura para lograr una recompensa de comida».[37] A continuación destruyó sistemáticamente sus cerebros, una parte de este órgano cada vez. Milagrosamente, las ratas todavía podían realizar las tareas.

Como la autora Lynne McTaggart dice: «Sus habilidades motoras podrían verse dificultadas, y podían tambalearse, mostrando cierta falta de articulación, *pero las ratas siempre recordaban la rutina*»[38] [cursivas en el original]. El doctor Lashley no pudo demostrar dónde estaban almacenados los recuerdos, porque destrozó los cerebros por completo y aun así las ratas todavía podían recordar la rutina. ¿Cómo podía ser eso? Quizás sin darse cuenta descubrió que la relación conciencia-cerebro ha de ser examinada más cuidadosamente. Resumiéndolo, dijo: «Si no supiera que es casi imposible, pensaría que la memoria se almacena fuera del cerebro».[39]

Luego vino el psicólogo Karl Pribram, que trabajó con Lashley en la Universidad de Yale y luego pasó a la de Stanford. Pribram estaba intrigado por los hallazgos del doctor Lashley y prosiguió con esos estudios. Descubrió que los monos con un córtex frontal dañado podían realizar tareas con tanto éxito como los monos sin daño alguno.[40] Como el doctor Lashley, el doctor Pribram quedó perplejo por la imposibilidad de aislar la relación entre la actividad cerebral y la conciencia.

Paul Pietsch, profesor de Anatomía de la Universidad de Indiana, se mostró escéptico cuando oyó hablar de las afirmaciones de Lashley y Pribram. Pietsch se considera a sí mismo «materialista», y afirma que «los principios de Lashley le parecían una cortina de humo» y que Lashley simplemente debe de haber «inventado sus doctrinas».[41] Intentó refutar las teorías de ambos dañando los cerebros de salamandras y examinando si todavía exhibían un comportamiento alimentario.[42] Para sorpresa suya, hiciera lo que hiciera a los cerebros de las salamandras, no solo vivían, sino que también mostraban una conducta alimentaria. McTaggart resume así los resultados: «En más de setecientos experimentos, Pietsch extrajo montones de cerebros de salamandras. Antes de volver a colocarlos, comenzó a manipularlos. En sucesivos experimentos los intercambió, los cortó, los hizo rodajas, los mezcló e incluso molió el cerebro de los sujetos de su experimento. Pero no importa lo brutalmente destrozado o reducido en su tamaño, cuando lo que quedaba de los cerebros era devuelto a sus sujetos y las salamandras se habían recuperado, volvían al comportamiento normal».[43]

Tal como Pietsch resume en su libro de 1981 *Shufflebrain* [Revuelto de cerebro]: «Los animales se alimentaban invariablemente en el momento en que se recuperaban del estupor posoperatorio, sin importar qué área se hubiera eliminado. La destrucción masiva del cerebro reducía la alimentación, pero no la detenía».[44] Incluso halló que cuando sustituía parte del cerebro de la salamandra con el cerebro de un renacuajo, todavía mostraba un comportamiento alimentario.[45] En 1973, Pietsch apareció en el programa de televisión *60 Minutos*, donde explicó sus hallazgos.

Pietsch lamenta haber tenido que abandonar su postura materialista firmemente sostenida: «Yo tenía una fe completa en que mi ciencia un día escribiría la historia científica más importante de todas: cómo un cerebro da existencia a una mente. Pero estaba equivocado. Y mi propia investigación, a la que llamo *revuelto de cerebro*, me obligó a desechar los axiomas de mi juventud y comenzar mi vida intelectual de nuevo»[46] [cursivas en el original].

La memoria transmitida vía órganos no cerebrales

Ahora, eliminemos totalmente el cerebro del cuadro que estamos dibujando. En algunos casos de trasplante de órganos, los receptores heredaron recuerdos y características de la personalidad del donante original. Y en ninguno de los casos de los que se ha informado, el órgano donado era el cerebro. El doctor Paul Pearsall, psiconeuroinmunólogo, ha investigado esos casos. En uno de ellos, una niña de ocho años recibió el corazón de otra niña de diez años que había sido asesinada. Ni la receptora del corazón ni la familia sabían de qué modo había muerto la donante. Poco después de realizarse el trasplante, la niña de ocho años comenzó a tener constantes pesadillas; se despertaba en medio de la noche con vívidos detalles de un asesinato. Las pesadillas eran tan graves que su madre la llevó a un psiquiatra, a quien la niña describió el asesinato en detalle (el momento, el arma, la ropa). El psiquiatra estableció contacto con la policía, y esta pudo encontrar al asesino y arrestarlo. La información de la niña mostró ser totalmente precisa.[47]

En otro caso, el doctor Pearsall entrevistó a un hombre de cincuenta y dos años que había recibido un corazón trasplantado de un joven de diecisiete. Después del trasplante, el hombre dijo: «Nunca he podido entenderlo. Me encantaba la música clásica tranquila antes de tener mi nuevo corazón. Ahora me pongo auriculares, enciendo el estéreo y me pongo a todo volumen música *rock*. Amo a mi esposa, pero no puedo evitar fantasear con adolescentes. Mi hija dice que he sufrido una regresión desde que me operaron del corazón, y que me comporto como un adolescente de dieciséis años». Su hija comenta: «A veces resulta realmente embarazoso. Cuando vienen mis amigos, me preguntan si mi padre está pasando su segunda infancia. Es adicto a escuchar música a todo volumen, y mi madre dice que el niño en él por fin ha salido».[48]

La ciencia no entiende cómo puede ocurrir esto. El cardiólogo Pim van Lommel se lamenta: «Desafortunadamente, las reservas de los centros de trasplantes y las organizaciones de trasplantes han impedido hasta ahora cualquier investigación científica sistemática sobre este fenómeno del que de vez en cuando se informa».[49]

En ausencia de la comprensión de cómo ocurren estos fenómenos, no cabe duda de que supone un reto para el materialismo, ya que los recuerdos, las preferencias y las conductas se transmitían sin involucrar al cerebro.

Resumen del capítulo

○ La definición de conciencia depende de a quién preguntes. Para los propósitos de este libro, conciencia se refiere a la mente, el sentido que uno tiene de darse cuenta de algo, una experiencia interna; es el sentido de experimentar la vida.

○ Una pregunta fundamental explorada en este libro es: «¿Es el cerebro el que produce la conciencia?». La ciencia materialista dominante supone que el cerebro produce la conciencia, pero no sabe cómo ocurre esto.

○ No obstante, algunos científicos consideran el cerebro no como el productor, sino más bien como una antena o filtro de ella. En otras palabras, la conciencia existe independientemente del cuerpo.

○ Si el cerebro produce la conciencia, podríamos esperar que la experiencia consciente intensificada se correlacionase con un aumento de la actividad cerebral. Sin embargo, no es eso lo que hallamos:

- Un estudio de 2012 sugiere que los hongos psicodélicos reducen la actividad cerebral, aunque las experiencias resultantes son más ricas e hiperreales. De manera similar, hay personas que informan de experiencias lúcidas hiperreales con un funcionamiento cerebral muy escaso o nulo (las experiencias cercanas a la muerte).

- En casos de lucidez terminal, los pacientes con trastornos cerebrales muestran una claridad súbita e inexplicable en la proximidad del momento de la muerte.
- *Savants* que en algunos sentidos son discapacitados tienen una memoria y unas capacidades sobrehumanas en matemáticas, música y otras áreas. Algunos *savants* pueden ser también altamente telepáticos.
- A veces, pacientes con trasplante de órganos adoptan recuerdos y personalidades de sus donantes, y en estos casos el órgano que han recibido no es el cerebro.

○ En conjunto, la evidencia sugiere que necesitamos repensar la afirmación materialista de que el cerebro produce la conciencia.

Capítulo 3

CAOS CUÁNTICO, RELATIVISTA
Ciencia demostrada y aceptada que desafía al sentido común

La teoría cuántica no permite una descripción totalmente objetiva de la naturaleza.[1]

Werner Heisenberg, físico, ganador del Premio Nobel

En el nivel cuántico, la realidad no existe si no hay alguien observándola.[2]

Andrew Truscott, profesor asociado
de la Universidad Nacional Australiana

La interpretación [de la mecánica cuántica] ha seguido siendo una fuente de conflicto desde sus comienzos. Para muchos físicos reflexivos, ha permanecido como «un esqueleto en el armario».[3]

J. M. Jauch, físico

Para describir lo que ha ocurrido, se tiene que tachar esa vieja palabra observador, y poner en su lugar la nueva palabra participante. En algún sentido extraño, el universo es un universo participativo.[4]

John Wheeler, físico

Pero, obviamente, nuestras acciones presentes no pueden determinar el pasado. El pasado es la «verdad inmutable de la historia». ¿O no lo es?[5]

Bruce Rosenblum y **Fred Kuttner**, físicos

En realidad, la dificultad es psicológica y existe en el tormento perpetuo que resulta de decirse a uno mismo: «Pero ¿cómo puede ser así?», lo cual es un reflejo del deseo incontrolado, pero vano, de verlo en términos de algo familiar [...] No sigas diciéndote [...] «Pero ¿cómo puede ser así?» porque te meterás [...] en un callejón sin salida del que nadie ha escapado todavía. Nadie sabe cómo puede ser así.[6]

Richard Feynman, físico ganador del
Premio Nobel, describiendo la disonancia
entre la física cuántica y la experiencia humana cotidiana

La no localidad universal nos ofrece una evidencia profunda de que nuestro universo está fundamentalmente interconectado como una entidad unificada.[7]

Jude Currivan, cosmóloga

En el capítulo anterior, hemos establecido que hay una pregunta central respecto a la relación entre el cerebro y la conciencia. Quizás necesitemos repensar el materialismo. Mantén esa idea en mente.

Durante este capítulo daremos un rodeo para introducirnos en la rareza de la ciencia demostrada, antes de bucear en conceptos relacionados con las capacidades psíquicas y la supervivencia a la muerte corporal. Esta ciencia es la base de nuestra realidad y tiene que ser tenida en cuenta antes que nada. Mi objetivo es simplificar los temas tanto como sea posible, ya que pueden resultar confusos.

Los pros y los contras de seguir el sentido común

Si hay algo que podemos llevarnos de este capítulo es que nuestras percepciones pueden engañarnos, porque vivimos en una realidad mucho más misteriosa de lo que nuestros sentidos cotidianos nos muestran. Solo el hecho de que algo parezca no «tener sentido» no implica que no sea real. Podemos utilizar nuestras percepciones cotidianas como una aproximación a la realidad, pero no como una imagen cien por cien precisa. El doctor Stephen Hawking y el doctor Leonard Mlodinow, ambos físicos, explican: «El sentido común se basa en la experiencia cotidiana, no en el universo tal como se revela a través de las maravillas de tecnologías como las que nos permiten mirar profundamente en el interior del átomo o retroceder al estado primigenio del universo».[8]

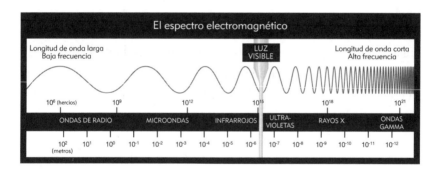

La luz visible es solo una pequeñísima fracción del espectro electromagnético. La mayor parte del espectro existe más allá de lo que nuestra visión ordinaria puede detectar. Nuestros ojos nos muestran solo una parte de la realidad.[9]

Por ejemplo, cuando hablas por tu móvil, se conecta sin hilos con el aparato de otra persona que está físicamente lejos de ti. No puedes ver con tus ojos una conexión entre los teléfonos. Sin embargo, de algún modo, los teléfonos se comunican. Si confiases solamente en tus sentidos cotidianos, quizás no creerías que los móviles pueden comunicarse sin hilos a través de ondas de radio que son invisibles para el ojo desnudo. Pero hoy sabemos gracias a la ciencia que nuestros ojos solo ven una pequeñísima fracción de ondas lumínicas del espectro electromagnético. Hay muchos tipos de luz que nuestros ojos no ven. Pero existen, independientemente (ver la figura anterior).

Como lo formulan el doctor Kelly y el doctor Presti: «Visualmente respondemos a un segmento minúsculo del espectro electromagnético, y oímos un rango de frecuencias que solo puede describirse como empobrecido con relación al oído de nuestros perros y nuestros gatos. Nuestras capacidades quimiosensoriales, el sabor y el olfato, están más radicalmente empobrecidas incluso, respecto a las de muchas otras criaturas. En efecto, nos hemos adaptado por evolución biológica de tal manera que bajo circunstancias cotidianas habitamos un mundo experimentado que *representa solo una ínfima fracción de lo que realmente existe*»[10] [cursivas añadidas].

Para ponernos las cosas más difíciles, nuestro cerebro puede engañarnos. Nuestros cerebros a menudo perciben el mundo de manera imprecisa. Donald Hoffman, profesor de Ciencia Cognitiva en la Universidad de California, Irvine, comparte sus descubrimientos de la teoría de juegos evolutiva:

Si tenemos un organismo que ve la realidad tal como es y compite con un organismo que no ve nada de la realidad, pero está sintonizado con las consecuencias adaptativas de su entorno [...] entonces *el organismo que ve la realidad tal como es nunca puede ganar* [...] La evolución no configura sistemas perceptivos para ver la realidad tal como es. Configura nuestros sistemas perceptivos simplemente para mantenernos vivos el tiempo suficiente para tener hijos [...] Eso significa que no puedo confiar en que mis percepciones del espacio, del tiempo y de los objetos físicos sean intuiciones de la naturaleza de la realidad tal como es. En lugar de eso, lo que la evolución nos dice [...] es que nuestros sistemas perceptivos son adaptaciones específicas de una especie, no diseñadas para mostrarnos la realidad tal como es, sino para ocultar la realidad, porque no necesitamos conocer la realidad; es innecesario.[11] [cursiva añadida].

Así pues, siguiendo simplemente nuestra programación, sin la ayuda de la ciencia y la tecnología, no estamos en la mejor posición posible para opinar sobre qué es «la realidad».

Concepción cuántica versus concepción newtoniana

Con ese prefacio, examinemos un área de la ciencia que desafía nuestros sentidos ordinarios, pero se ha demostrado que es cierta: «la mecánica cuántica» (también llamada «física cuántica»). La mecánica cuántica fue concebida a comienzos del siglo XX. Se ocupa del comportamiento de las partículas elementales —los trocitos más pequeños de la materia física—. Estas no se comportan del modo que esperaríamos basándonos en nuestras experiencias cotidianas. Pero puesto que los objetos grandes, incluyendo nuestros cuerpos, están hechos de grandes cantidades de partículas pequeñas, es importante estudiar cómo se comportan las partículas pequeñas.

La mecánica cuántica ha demostrado ser una teoría muy exitosa. Los físicos Bruce Rosenblum y Fred Kuttner nos recuerdan en su libro *El enigma cuántico*: «La teoría cuántica funciona perfectamente; ninguna predicción de la teoría se ha mostrado errónea. Es la teoría fundamental para toda la física, y por tanto para toda la ciencia. Una tercera parte de nuestra economía depende de productos desarrollados a partir de ella. Para todos los propósitos *prácticos*, podemos estar totalmente satisfechos con la teoría cuántica. Pero si se toma en serio, *más allá* de los propósitos prácticos, tiene implicaciones desconcertantes»[12] [cursivas en el original]. Además, «es la teoría mejor probada en batalla de toda la ciencia. No tiene competidores [...] Niels Bohr, uno de los fundadores de la teoría cuántica, advirtió de que si la mecánica cuántica no te desconcierta, es que no la has entendido».[13]

El físico Brian Greene lo resume bien: «La experiencia ordinaria —las actividades diarias, mundanas, cotidianas—» son «parte de una farsa clásica, ocultando la verdadera naturaleza de nuestro mundo cuántico». Nuestro mundo cotidiano «no es más que un acto mágico invertido, que induce a su audiencia a creer en las concepciones habituales, familiares, del espacio y el tiempo, mientras la sorprendente verdad de la realidad cuántica queda cuidadosamente protegida por los juegos de manos de la naturaleza».[14]

La «farsa clásica» es una referencia a la física «newtoniana», la rama de la física que procede de *Sir* Isaac Newton (1642-1727). Se ocupa de los objetos grandes, visibles, que se comportan más alineados con las percepciones cotidianas. La física clásica, newtoniana, realiza un buen trabajo de aproximación al mundo que nos rodea. Como Hawking y Mlodinow dicen: «Las teorías clásicas, como la de Newton, se construyeron sobre un marco que refleja la experiencia cotidiana, en la que los objetos materiales tienen una existencia individual, pueden ubicarse en lugares definidos, siguen senderos determinados, etcétera».[15] Pero, como veremos, el mundo cuántico no actúa de una manera clásica, newtoniana.

La mayoría de quienes no son físicos están formados bajo una serie de supuestos newtonianos, a pesar de sus limitaciones. Generalmente, las aproximaciones son bastante buenas. Pero si la física newtoniana es imperfecta, ¿qué podrían los no físicos estar perdiéndose al pasar por alto la realidad cuántica? Como afirmó el doctor Daryl Bem, expsicólogo de la Universidad de Cornell: «Los fenómenos de la física cuántica moderna son [...] alucinantes, pero son tan técnicos que la mayoría de los no físicos no los conocen».[16]

Y como más tarde lo expresó el doctor Kelly: «Pocos psicólogos y neurocientíficos que trabajan como tales, por no hablar del público en general, tienen idea del significado fundamental de la teoría cuántica. Los conceptos y las aproximaciones clásicas a menudo son suficientes para satisfacer los intereses de las ciencias físicas especiales, y la mecánica cuántica apenas se menciona en el contexto de la educación general, ni siquiera a nivel universitario. Sin embargo, no puede enfatizarse demasiado que el consenso de la física clásica que subyace a prácticamente todo lo que se hace hoy en psicología, neurociencia y filosofía de la mente, en realidad ha sido completamente socavado por este movimiento tectónico en los fundamentos de la física».[17]

Vayamos, pues, a los propios fenómenos cuánticos. He eliminado los detalles técnicos para que se puedan entender los puntos principales.

El entrelazamiento: «una acción fantasmagórica a distancia»

Uno de los principios más destacados de la mecánica cuántica se conoce como «entrelazamiento»: el descubrimiento de que los estados de dos partículas distantes se reflejan mutuamente de manera instantánea. De modo que las partículas entrelazadas están, de alguna forma, conectadas, aunque estén físicamente separadas, independientemente de lo alejadas que estén en el espacio y el tiempo.[18]

¿Cómo puede ser esto? Las partículas no están cerca la una de la otra, y sin embargo hay un efecto instantáneo. Albert Einstein postulaba que nada puede viajar a mayor velocidad que la luz. La velocidad de la luz es de cerca de trescientos mil kilómetros por segundo. Pero ni siquiera eso es tan rápido como algo «instantáneo». Por esta razón, a Einstein no le gustaba el entrelazamiento, y lo llamó «una acción fantasmagórica a distancia». Era escéptico, y afirmaba: «La mecánica cuántica se está imponiendo, es cierto. Pero una voz interior me dice que todavía no es lo realmente verdadero».[19]

Quizás no sea sorprendente, pues, que Einstein intentase refutar el entrelazamiento cuántico. En 1935 realizó el famoso experimento Einstein-Podolsky-Rosen (conocido como la paradoja EPR).[20] Irónicamente, no solo no pudo refutar el entrelazamiento, sino que su experimento no hizo sino demostrar todavía más su realidad.[21] Desde entonces, la evidencia ha seguido creciendo. Por ejemplo, en 2015 *The New York Times* describió uno de esos estudios en un artículo titulado «Sorry, Einstein. Quantum Study Suggests 'Spooky Action' Is Real» [Lo siento, Einstein. El estudio de la cuántica sugiere que «la acción fantasmagórica» es real].[22]

Los descubrimientos indican que hay una interconectividad fundamental, oculta –llamada también «no localidad»– en el universo, que nuestros ojos no ven. Dicho en otros términos, por los físicos Rosemblum y Kuttner: «Que en el mundo real no hay separabilidad es algo generalmente aceptado ya, aunque se admite que es un misterio. En principio, todos los objetos que han interactuado alguna vez permanecen entrelazados para siempre, y por tanto lo que ocurre a uno influencia al otro. Los experimentos han demostrado ya que tales influencias se extienden sobre más de cien kilómetros. La teoría cuántica afirma que esta conexión se extiende sobre todo el universo».[23]

«Fantasmagórico», desde luego.

El físico David Bohm fue un paso más allá y sugirió una interconectividad de todas las cosas: «Nos vemos llevados a una noción nueva, la de una totalidad integrada que niega la idea clásica de que se puede analizar el mundo en partes que existen de manera separada e independiente [...] Hemos invertido la idea clásica habitual de que las "partes elementales" independientes del mundo constituyen la realidad fundamental, y de que los diversos sistemas son tan solo formas y organizaciones contingentes de esas partes. En lugar de eso, *nosotros decimos que la interconectividad cuántica y la inseparabilidad de todo el universo constituye la realidad fundamental,* y que las partes que actúan de manera relativamente independiente son solo formas particulares y contingentes dentro de este todo»[24] [cursivas añadidas]. El doctor Dean Radin, director científico del Instituto de Ciencias Noéticas, sugiere en su libro *Entangled Minds* [Mentes entrelazadas] de 2006 «que tomamos en serio la posibilidad de que nuestras mentes estén físicamente entrelazadas con el universo». Admite: «No estoy afirmando que el entrelazamiento cuántico explique mágicamente todas las cosas raras. Más bien propongo que el tejido de la realidad consta de "cuerdas entrelazadas"».[25]

Esta noción merece tenerse en cuenta en el contexto de los fenómenos de «conciencia no local» que investigaremos.

El observador afecta a la realidad

El célebre experimento con láser de la doble rendija, llevado a cabo por primera vez en 1927 por Clinton Davidson y Lester Germer en los Laboratorios Bell, ilustra otro fenómeno cuántico extraño.[26] El ganador del Premio Nobel de Física Richard Feynman ha dicho que el experimento es «imposible, *absolutamente* imposible de explicar de cualquier manera clásica» [cursiva en el original], y «contiene el corazón de la mecánica cuántica». Además, añade: «No podemos eliminar el misterio».[27]

Este experimento es difícil de describir por escrito, e incluso más difícil todavía es comprenderlo, porque no tiene sentido. Así que, con la idea de mantener las cosas con cierta simplicidad, omitiré los detalles y me limitaré a una descripción básica.

El primer descubrimiento extraño es que las partículas (es decir, «masas compactas»[28] –trozos de materia que tienen una ubicación determinada–) pueden actuar como ondas de probabilidad (esto es, tienen una ubicación distribuida, incierta; quizás aquí, quizás allí). Mi experiencia cotidiana me dice que las partículas sólidas son siempre partículas sólidas. ¿Cómo puede actuar a veces como una partícula y otras veces como una onda? Cuando miro mi mesa, parece tener una localización determinada. Está en mi cocina. No está «a veces en mi salón», «a veces en mi dormitorio». Así que ¿cómo es que las partículas de materia se comportan como ondas?

Pero es todavía más extraño.

El que la partícula se comporte como partícula o como onda depende de si es observada. Cuando el experimentador «mira» la doble rendija del experimento, las partículas se comportan como partículas. Cuando el observador no mira, las partículas actúan como ondas.

Esto se conoce como «el colapso de la función de onda»: cuando un observador «mira», la onda «colapsa», y el observador ve una partícula. Por alguna razón desconocida, el simple acto de mirar cambia el comportamiento de una partícula.

Rosemblum y Kuttner explican: «Si alguien miraba un punto particular y veía el átomo [es decir, la partícula] allí, esa mirada "colapsaba" la propagación ondulatoria de ese átomo para estar totalmente en un lugar particular [...] Sin embargo, la ondulatoriedad de ese átomo existía en ese lugar distinto inmediatamente antes de que el [...] observador lo colapsara». Dicho de otro modo, la partícula se comporta como onda hasta que es observada, momento en el que pasa a comportarse como una partícula. Rosemblum y Kuttner preguntan retóricamente, como podrías estar preguntándote también tú: «¿Observar un átomo que está en un lugar particular crea el hecho de que esté allí? Sí».[29]

El físico Brian Greene reconoce igualmente la extrañeza de este efecto: «Entiendo perfectamente que esto [...] te haga sacudir la cabeza [...] Imagina a Lucille afirmando que es rubia, hasta que alguien mira, momento en el que inmediatamente se transforma en pelirroja».[30]

El simple acto de observar cambia el comportamiento de la materia física. Las partículas se comportan como partículas cuando son observadas y como ondas cuando no son observadas. El físico John Wheeler lo resume así: «Ningún fenómeno es un fenómeno real hasta que es un fenómeno observado».[31] Dicho de otro modo, por el propio Wheeler: «Nada [...] existe hasta que es observado».[32]

Pero ¿qué quieren decir los físicos con «observar»? Parece un término vago. ¿Es necesario que alguien mire con sus propios ojos para convertir el comportamiento ondular en comportamiento de partícula? ¿O el colapso de la función de onda ocurre porque el observador utiliza un aparato de medición electrónico, y ese aparato de algún modo impacta en el experimento?

Si la primera explicación –simplemente «mirar» con los propios ojos– es lo que causa el colapso de la función de onda, entonces quizás está implicada la conciencia. El acto de mirar implica que la mente consciente entra en el cuadro.

Ahora bien, muchos físicos rechazan la idea de que la conciencia tenga que entrar en el cuadro. Por ejemplo, el físico doctor Stephen Hawking afirmó: «Me siento incómodo cuando la gente, especialmente los físicos teóricos, hablan de la conciencia».[33] El físico Neil deGrasse Tyson comenta: «Me pregunto si en realidad existe la conciencia».[34] La conciencia es un tema que generalmente no se enfatiza demasiado en el ámbito de la física. Normalmente es investigado por los neurocientíficos, los psicólogos y los filósofos. Los físicos no están formados para pensar sobre ella. Está fuera de su campo como expertos.

Por esta razón, el matemático y astrónomo Bernard Carr afirma: «Aunque los *contenidos* de la conciencia son, desde luego, de interés para la ciencia, la mayoría de los físicos asume que el estudio de la conciencia en sí misma está más allá de su competencia, ya que los físicos se encargan de dar cuenta del mundo desde la "tercera persona", en lugar de hacerlo desde la "primera persona"»[35] [cursiva en el original].

Pero algunos físicos destacados no se han precipitado tanto en descartar la conciencia como posible «causante» del colapso de la función de onda. El físico, ganador del Premio Nobel, Eugene Wigner, dijo: «El ser que tiene conciencia debe de tener un papel diferente en la mecánica cuántica que el aparato inanimado de medición».[36] También comentó lo siguiente: «Es la entrada de una impresión en nuestra conciencia lo que altera la función de onda»,[37] a lo que añade que «es en este momento cuando la conciencia entra en la teoría de manera inevitable e inalterable».[38]

El físico cuántico Amit Goswami coincide con ello: «No podemos entender la física cuántica sin introducir la conciencia».[39] Otros físicos destacados, como John von Neumann y Henry Stapp, han adoptado una postura similar.[40] Roger Penrose, que fue coautor con el doctor Stephen Hawking, habla también de la conciencia. Penrose, con su colaborador, el anestesiólogo doctor Stuart Hameroff, declaró: «Concluimos que la conciencia desempeña un papel inherente al universo».[41]

Y quizás de manera más significativa, Max Planck, uno de los fundadores de la física cuántica, afirmaba en 1931: «Yo considero que la conciencia es fundamental. Y veo la materia como algo derivado de la conciencia. No podemos ir por detrás de la conciencia. Todo lo que decimos, todo lo que consideramos existente, postula la conciencia».[42]

El debate continúa. La ciencia no está segura de si la conciencia desempeña un papel a la hora de afectar al comportamiento ondular de la partícula. El físico Lucien Hardy propuso un estudio que podría demostrar directamente esta idea, como escribió en un artículo de mayo de 2017 en *New Scientist*. El artículo observa lo significativos que serían los resultados: «Si tal experimento mostrase desviaciones de la mecánica cuántica, podría proporcionar los primeros atisbos de que nuestra mente es posiblemente inmaterial».

El físico suizo Nicolas Gisin está de acuerdo con eso: «Si alguien realiza el experimento y obtiene un resultado sorprendente, la recompensa es enorme. Sería la primera vez que nosotros, como científicos, podemos participar en este problema de la conciencia o problema de la relación mente-cuerpo».[43]

El diseño pediría a los participantes que «enfocaran su mente» en la doble rendija. Si sus mentes, por sí solas, pudieran afectar al comportamiento ondulatorio, entonces quizás es que la conciencia está involucrada. Era de esperar que un experimento como este fracasaría. ¿Cómo podría la atención mental hacer algo fuera de la mente? Siguiendo esta línea de pensamiento, Gisin comentaba que para un estudio como este: «Hay una enorme probabilidad de que no ocurriese nada especial y de que la física cuántica no cambiase».[44]

Lo que Hardy y Gisin no saben es que la prueba que proponían se ha llevado a cabo ya. Y contrariamente a la afirmación anterior de Gisin, hasta ahora los resultados muestran que sí sucede algo especial.

Diversos estudios sobre esta cuestión se han realizado recientemente en el Instituto de Ciencias Noéticas (IONS), en Petaluma, California, dirigidos por el director científico, el doctor Dean Radin. Durante un período de dieciocho años efectuó diecisiete estudios. Evidentemente, como evidenciaba el artículo de *New Scientist*, el mensaje no ha llegado a la comunidad convencional de físicos.

Vayamos ahora a los detalles de los estudios del IONS. En las primeras ocasiones, el doctor Radin pedía a los meditadores simplemente que centrasen su atención mental en el experimento. ¿Adivinas qué sucedió? Que impactaron en la función de onda, evidentemente solo con sus mentes.

Más tarde, el doctor Radin pidió a personas que se hallaban muy lejos del lugar del experimento que hicieran lo mismo. El equipo con la doble rendija estaba en un laboratorio de California, pero quienes participaban en el estudio estaban en todo el mundo. De algún modo, solo centrándose mentalmente en el experimento, los participantes producían un impacto en la función de onda en el laboratorio de California, independientemente de lo lejos que estuviera. Resulta interesante saber que el doctor Radin probó también si un ordenador basado en Linux podría producir un impacto sobre la función de onda. No produjo ningún efecto (¿qué dice esto acerca de si las máquinas de inteligencia artificial tienen conciencia?).[45]

Los asombrosos resultados del doctor Radin se han publicado en dos revistas científicas revisadas por pares: *Physics Essays* (2012 y 2013)[46] y *Quantum Biosciences* (2015).[47] Sus resultados fueron significativos estadísticamente y no de una manera meramente marginal. Fueron extremadamente significativos. Dependiendo del modo como se combinasen los datos, obtuvo resultados de entre cuatro-y-ocho-sigma en los estudios (es decir, muy contundentes). Las estadísticas fueron confirmadas por dos evaluadores independientes, uno de los cuales publicó sus resultados en *Physics Essays*. En una conferencia de 2016, el doctor Radin observó que la Organización Europea para la Investigación Nuclear (CERN, por sus siglas en inglés) obtuvo el Premio Nobel por su descubrimiento innovador de la partícula de Higgs. El CERN obtuvo unos resultados estadísticos de cinco-sigma. El doctor Radin comentó en tono de broma: «Nosotros obtuvimos también un resultado cinco-sigma, pero aún no he oído al Comité del Premio Nobel». Sin embargo, como consuelo, el doctor Radin sí que ganó el Premio de Investigación Nascent Systems Inc 2015. Cuando tuiteó sobre su premio (en diciembre de 2015), ¡el tuit solo recibió diecisiete «me gusta»![48] Estos estudios pioneros no han recibido la atención que merecen.

Gabriel Guerrer, de la Universidad de São Paulo, es el primer científico en intentar replicar los resultados de manera independiente. Cuando fueron llegando los resultados, le comentó al doctor Radin: «Estos últimos días han sido una mezcla intensa de sentimientos. Oscilo entre "¡OH DIOS MIO!" y "espera, algo debe de estar equivocado"».[49]

Guerrer resume sus descubrimientos en un artículo de marzo de 2018: «Una combinación *post hoc* de las puntuaciones de los experimentos formales [...] proporcionaron resultados estadísticamente significativos que favorecen la existencia de interacciones anómalas entre agentes conscientes y un sistema físico. Se requieren estudios posteriores para probar formalmente la hipótesis *post hoc*».[50] ¡Vaya!

Si los resultados del doctor Radin pueden replicarse de manera consistente, probablemente merece un Premio Nobel. Estaría dirigiendo la ciencia hacia una respuesta a uno de sus mayores misterios. Los descubrimientos confirmarían las afirmaciones hechas por Planck, Wigner y otros, poniendo patas arriba la mayor parte del mundo de la ciencia.

Una inferencia que podría hacerse a partir de estos hallazgos es que la conciencia de algún modo crea partículas de materia a partir de ondas de probabilidad. Esa idea encajaría con el marco general presentado en el prefacio: la materia es un producto de (y está influenciada por) la conciencia. Se necesita una mayor investigación para arrojar luz sobre esta teoría.

La materia no es lo que parece

El experimento de la doble rendija plantea, además, preguntas acerca de qué es realmente la «materia». Nuestra experiencia humana cotidiana nos dice que la materia es algo fácil de definir: es simplemente el material sólido que constituye el universo. Mi brazo, que está hecho de muchos átomos de materia, ciertamente me parece «sólido». Pero la ciencia nos cuenta una historia diferente. La ciencia muestra que los átomos son en un 99,99999999% espacio vacío. Como afirmó la doctora Diane Powell: «El núcleo de un átomo ocupa tanto espacio en el átomo como una hormiga en un campo de fútbol».[51] O como dijo el físico británico Sir Arthur Eddington: «La materia es fundamentalmente espacio vacío fantasmal».[52]

Si confiase simplemente en mi experiencia diaria, habría dicho que mi brazo es sólido, y no en su mayor parte vacío. Pero es, en su mayor parte, vacío. Y el restante 0,000000001% que no es exactamente vacío, tampoco es exactamente sólido. Como hemos visto en el experimento de la doble rendija, a veces las partículas se comportan como trozos de materia, y otras veces lo hacen como ondas de probabilidad. Así que esa cosa que llamamos «materia» y suponemos que es sólida en realidad no tiene nada de sólida.

Como afirmó el físico Peter Russell: «Con el desarrollo de la teoría cuántica, los físicos han descubierto que incluso las partículas subatómicas están lejos de ser sólidas. De hecho, no son nada parecido a la materia tal como la conocemos. No se pueden fijar y medir con precisión. La mayor parte del tiempo parecen más ondas que partículas. Son como nubes borrosas de existencia potencial, sin localización definida. Sea lo que sea la materia tiene poca, si es que alguna, sustancia».[53]

Por esta razón, el físico alemán Hans-Peter Dürr dijo: «La materia no está hecha de materia».[54] O como señala el físico Fritjof Capra: «Los átomos constan de partículas y estas partículas no están hechas de ninguna sustancia material».[55]

Además, el principio de incertidumbre de Heisenberg (1927), concebido por el ganador del Premio Nobel Werner Heisenberg, muestra que no podemos conocer al mismo tiempo la localización de una partícula y su *momentum*. Si medimos su localización, no podemos saber su *momentum* exacto.[56] De modo que estamos intrínsecamente limitados respecto a lo que podemos saber de la materia. Capra lo resume bien: «El punto importante ahora es que esta limitación no tiene nada que ver con la imperfección de nuestras técnicas de medición Es una limitación por principio, que es inherente a la realidad atómica».[57]

Estos conceptos no coinciden con las aproximaciones newtonianas de la realidad. La física newtoniana plantea una visión simplista que concuerda con el modelo de la realidad conocido como el de las «bolas de billar», propuesto por el filósofo del siglo XVIII David Hume. Ese modelo supone que las interacciones de materia son como las de las bolas de billar. Estas tienen localizaciones concretas, y podemos medir las propiedades cuando las bolas interactúan. El modelo implica que «si supiéramos todas las ecuaciones que gobiernan las posiciones espaciales de las partículas fundamentales como una función del tiempo, junto a sus condiciones iniciales, entonces conoceríamos todo lo que hay que conocer sobre la realidad».[58]

Pero, como hemos visto, esta imagen simplista de las bolas de billar no se sostiene ya. La realidad cuántica es mucho más extraña de lo que hemos supuesto durante mucho tiempo. Como lo resume Capra: «En la teoría cuántica hemos llegado a reconocer la probabilidad como un rasgo fundamental de la realidad atómica que gobierna todos los procesos, e incluso la existencia de la materia. Las partículas subatómicas no existen con certeza en lugares determinados, sino que más bien muestran "tendencias a existir", y los sucesos atómicos no ocurren con certidumbre en momentos definidos y de modos definidos, sino que más bien muestran "tendencias a ocurrir"».[59]

El tiempo no es lo que parece

Una de las teorías más célebres de Albert Einstein tiene que ver con la «relatividad», que sugiere que el tiempo, lo rápido o lento que va nuestro «reloj», no es algo fijo. En lugar de eso, es relativo.[60] El tiempo se mueve más rápida o más lentamente dependiendo de: a) lo rápido que uno se esté moviendo, y b) lo fuerte que sea la fuerza gravitatoria experimentada. El efecto se conoce como «dilatación del tiempo».

¿Por qué no experimentamos diariamente el «tiempo relativo»? Parece que el tiempo se mueve a la misma velocidad para mí y para todos los demás. Mi reloj actúa igual que el reloj de mi vecino. Normalmente no experimentamos los efectos, porque en nuestras vidas cotidianas viajamos más o menos a la misma velocidad y experimentamos más o menos la misma fuerza gravitacional sobre la Tierra. Sin embargo, el efecto existe en nuestras vidas diarias; lo que sucede es que es tan pequeño que nuestros sentidos ordinarios no lo perciben. Por ejemplo, un experimento realizado en 1971 demostró que un reloj situado en un avión que iba volando a altas velocidades se movía más lentamente que los relojes que estaban en la superficie de la Tierra, pero solo en aproximadamente ciento ochenta mil millonésimas de segundo.[61] De modo que si viajas muy frecuentemente, técnicamente envejeces más despacio que el resto de nosotros (pero no mucho).

Hay casos en los que los efectos son más espectaculares. Un ejemplo lo encontramos en la película de ciencia ficción *Intereste-lar*. El personaje de Matthew McConaughey viaja a un planeta con una fuerza gravitatoria mayor que la de la Tierra, de manera que experimenta el tiempo más lentamente que quienes están en nuestro planeta. Vuelve a la Tierra sin haber envejecido mucho, pero encuentra que su hija, que antes era joven, ahora es una anciana en su lecho de muerte.

Pero, al menos, la «dilatación del tiempo» conserva la dirección de la flecha del tiempo. El tiempo va del pasado al presente y de este al futuro, aunque la velocidad del reloj difiera. La física cuántica hace que nos cuestionemos incluso esta suposición básica. ¿Es cierto que el tiempo solo se mueve del pasado al presente y hacia el futuro?

Quizás no.

En los experimentos mentales de «elección retardada» originalmente concebidos por John Wheeler, la elección del presente teóricamente cambia el pasado. El comportamiento de una partícula recibe un impacto cuando los experimentadores toman una decisión acerca de qué experimento realizar, después de que una partícula haya tomado ya un camino particular. La decisión futura impacta en el comportamiento pasado de las partículas.[62]

En 2015, físicos de la Universidad Nacional Australiana parece que confirmaron este efecto empíricamente; afirman que las mediciones futuras impactan en el pasado de un átomo. Como aseguraron los investigadores: «Los átomos no viajaron de A a B. Solo cuando fueron medidos al final del viaje su comportamiento ondular o corpuscular vino a la existencia».[63] Como resume Wheeler: «Tenemos una extraña inversión del orden normal del tiempo».[64]

Si bien se necesita confirmación adicional, las implicaciones potenciales son profundas. Sugieren que las relaciones entre pasado, presente y futuro son menos claras de lo que nuestra experiencia cotidiana nos enseña. Como descubriremos más tarde en este libro, a veces la conciencia muestra rarezas similares respecto al tiempo.

Con esta nueva comprensión del tiempo, veamos la postura del doctor Carl Buchheit, psicólogo transpersonal: «El presente es el pasado del futuro, y por tanto es lo que ha ocurrido ya en el camino hacia una realización futura (ahora) preexistente [...] Es el futuro que está creando un pasado congruente consigo mismo y es el presente que se elige a sí mismo para ser coherentemente el pasado de un futuro particular».[65]

E incluso Einstein dijo: «Las personas como nosotros, que creemos en la física, sabemos que la distinción entre pasado, presente y futuro es solo una ilusión obstinadamente persistente».[66]

El espacio no es lo que parece

También hemos aprendido de la teoría de la relatividad de Einstein que el espacio no es fijo. Esta idea es totalmente contraintuitiva. Mi mesa mide dos metros. Esperaría que midiera dos metros en todas las circunstancias (a menos que alguien la rompiera). Pero en la teoría de la relatividad, la longitud se contrae. El efecto es conocido como «contracción de la longitud».

Imagina que mi mesa de dos metros se halla en una nave espacial que se mueve a una velocidad cercana a la de la luz. Desde la perspectiva de un observador inmóvil, la longitud de la mesa parecerá ser de menos de dos metros.[67] Normalmente no percibimos este efecto porque en nuestra vida diaria nadie viaja a una velocidad cercana a la de la luz.

Así pues, la relatividad nos enseña que tanto el tiempo como el espacio son relativos. No son fijos. La concepción newtoniana de un «universo con un escenario rígido, inmutable» no refleja bien cómo funcionan las cosas. Como nos recuerda Brian Greene: «Según Newton, el espacio y el tiempo suministraban un andamiaje invisible que daba al universo forma y estructura».[68] En la realidad cuántica, relativista, no es así.

La teoría del caos

No son solo la física cuántica y la teoría de la relatividad las que muestran fallos en nuestras percepciones cotidianas de la realidad. Tenemos que tener en cuenta también la teoría del caos. Como afirmó James Gleik en su libro *Caos: La creación de una ciencia* (publicado originalmente en 1987): «Donde el caos comienza, la ciencia clásica se detiene»[69] y: «El caos socava los principios de la física newtoniana».[70]

La teoría del caos fue descubierta por el meteorólogo Edward Lorenz en 1961. Mientras predecía patrones del tiempo, redondeó uno de los números de sus ecuaciones matemáticas, pasándolo de 0,506127 a 0,506. No es gran cosa, ¿verdad? Los números son bastante parecidos. Sin embargo, simplemente por redondear el número por una cantidad mínima, las predicciones meteorológicas que sus ecuaciones arrojaban fueron muy diferentes.[71] Lo que Lorenz descubrió, mediante el uso avanzado de la informática, fue que los pequeños cambios iniciales pueden tener un efecto enorme en los resultados finales. Esta idea se conoce como el «efecto mariposa»: «La idea de que una mariposa que agita el aire hoy en Pekín puede transformar los sistemas de tormentas el mes siguiente en Nueva York».[72] Matemáticamente, así puede suceder con cambios asombrosamente pequeños en las condiciones iniciales.

El efecto mariposa es una metáfora que podemos utilizar para ilustrar uno de los principios claves de la teoría del caos: el mundo opera de una manera no lineal. Si el mundo funcionase linealmente, el efecto aparentemente menor del aleteo de una mariposa en China, moviendo las partículas de aire a su alrededor tan ligeramente, produciría un efecto pequeño proporcional sobre el tiempo. Pero no es así como funcionan las matemáticas. En lugar de eso, el movimiento de la mariposa tiene un efecto no proporcional, no lineal, sobre el tiempo. Como el médico y filósofo *Sir* David Hawkins dijo: «Todos los procesos de la vida son, de hecho, no lineales».[73]

Si siguiéramos nuestras percepciones cotidianas, creeríamos que el mundo es lineal, newtoniano y fijo. Pero la ciencia demostrada sugiere, en lugar de eso, que nuestra realidad es no lineal, cuántica y relativista.

Teniendo en mente esta realidad contraintuitiva, estamos preparados ya para explorar los fenómenos contraintuitivos de la conciencia.

Resumen del capítulo

○ Seguir nuestros sentidos ordinarios puede ser peligroso: dan una buena aproximación de la realidad, pero pierden de vista la totalidad del cuadro.
○ La física clásica, newtoniana, proporciona aproximaciones útiles de la realidad.
○ El campo de la física cuántica y el campo de la relatividad, ideados a principios del siglo XX, no coinciden con la experiencia cotidiana, pero se aceptan como reales.

- Partículas que están físicamente distantes pueden tener conexiones invisibles (conocidas como «entrelazamiento»).
- Un «observador» puede cambiar el comportamiento de una partícula, simplemente observando.
- La materia no es sólida.

○ El tiempo se mueve a diferentes velocidades, dependiendo del marco de referencia que uno adopte. Por ejemplo, a altas velocidades, los relojes se ralentizan («dilatación temporal»). Además, está en cuestión si solo va del pasado al presente y al futuro.

- La longitud cambia dependiendo del propio marco de referencia. Por ejemplo, a altas velocidades, la longitud se reduce («contracción de la longitud»). Como el tiempo, el espacio no es una cantidad fija.

○ La teoría del caos nos enseña que diferencias minúsculas en las condiciones iniciales pueden tener un impacto masivo en los resultados finales: una idea conocida como dinámica no lineal.

○ Contrariamente a lo que nuestras percepciones ordinarias nos enseñan, el universo es no lineal, cuántico y relativista, en vez de ser líneal, newtoniano y fijo.

Sección III

¿Habilidades mágicas?
Evidencia científica

Esta sección analiza áreas de investigación independientes que tratan de fenómenos psíquicos. La evidencia acumulada sugiere que los humanos (y los animales) tienen habilidades psíquicas, aunque a veces sean sutiles.

Capítulo 4

VISIÓN REMOTA
Percibir desde una ubicación distante

Nunca me ha gustado entrar en polémica con los escépticos, porque si no creías que la visión remota era real, es que no te habías documentado. No sabíamos cómo explicarlo, pero nosotros no estábamos tan interesados en explicarlo como en determinar si tenía alguna utilidad práctica.[1]

Mayor general **Edmund R. Thompson**, jefe adjunto de personal del Ejército de Estados Unidos para la Inteligencia, 1977-1981; subdirector de Gestión y Operaciones, DIA, 1982-1984

Mientras trabajábamos para el programa de la CIA en nuestro laboratorio de Menlo Park, los sujetos capaces de visión remota con los que trabajamos pudieron encontrar un bombardero ruso derribado en África, describir la salud de los rehenes estadounidenses en Irán y localizar a un general secuestrado en Italia. También describieron fábricas de armas soviéticas en Siberia y una prueba de una bomba atómica china tres días antes de que tuviera lugar, y realizaron otras muchas tareas asombrosas: todas ellas utilizando la habilidad que nuestro colega Ingo Swann denominó visión remota.[2]

Russell Targ, físico especialista en láser, cofundador del programa de veinte millones de dólares del Stanford Research Institute para explorar habilidades psíquicas en las décadas de 1970 y 1980; posee dos premios de la NASA por inventos con rayos láser

No puedes estar involucrado en esto durante un cierto tiempo y no estar convencido de que aquí hay algo.[3]

Norm J., exoficial de la CIA que dirigió la unidad de visión remota Fort Meade del Ejército de Estados Unidos

Hubo momentos en que querían apretar botones y lanzar bombas a partir de nuestra información.[4]

Hal Puthoff, exdirector del programa de visión remota del Gobierno de Estados Unidos

Todo lo que puedo decir es que si los resultados eran falsos, nuestro sistema de seguridad no funciona. Lo que estas personas «vieron» fue confirmado mediante fotografía aérea. No hay manera de que pudiera haber sido falso [...] Algunas de las personas inteligentes con las que he hablado saben que la visión remota funciona, aunque todavía bloquean posibles investigaciones posteriores al respecto, ya que afirman que aún no es tan buena como la fotografía desde satélite. Pero me parece que sería un sistema de radar muy barato. Y si los rusos la tienen y nosotros no, tenemos un serio problema.[5]

Charles Rose, excongresista de Estados Unidos, presidente del subcomité de la Cámara de Evaluación y Supervisión de Inteligencia (~1979)

Ella entró en trance, y mientras permanecía en ese estado dio algunas cifras referentes a la latitud y la longitud. Enfocamos hacia allí las cámaras de nuestro satélite y el avión [perdido] estaba allí.[6]

Jimmy Carter, expresidente de Estados Unidos, describiendo a una persona que posee visión remota y ayudó a la Fuerza Aérea de Estados Unidos y a la CIA a localizar un bombardero ruso Tupolev-22 perdido, que se había estrellado en una selva de África

Según los criterios de cualquier otra área de la ciencia, la visión remota está demostrada.[7]

Richard Wiseman, editor consultor de
la revista *Skeptical Inquirer* y profesor de Comprensión Pública
de la Psicología en la Universidad de Hertfordshire

La visión remota (a veces llamada «percepción remota») se refiere a la capacidad de percibir algo, con la propia mente, a distancia.

Sí, así es: la visión remota es el acto de ver y sentir algo sin estar allí físicamente para experimentarlo. Y lo que es más asombroso es que puede hacerse independientemente del tiempo. Los sujetos que tienen visión remota pueden percibir a distancia y en el presente, el pasado y el futuro.

El doctor Claude Swanson, un físico que es también doctor en Filosofía por la Universidad de Princeton, describe su asombro cuando supo de la visión remota:

Me topé [sic] con información que no podía descartar y tampoco podía explicar. Estaba viajando en coche con un par de científicos de Washington D. C. Estaban hablando de algo de lo que nunca antes había oído hablar. Se llamaba «visión remota». Me contaron la historia de un hombre que podía entrar en trance en una habitación blindada y lanzar su mente hacia el mundo. Mencionaron experimentos en los que podía ver en habitaciones cerradas, mirar cajas fuertes cerradas y leer documentos secretos en cualquier parte del mundo [...] ¡todo ello sin abandonar su silla en la habitación blindada!

Los científicos que me decían esto eran personas que yo conocía y respetaba. No se trataba de algún rumor que hacían circular. Era un proyecto del que tenían conocimiento directo. No pude desestimar esta información, y sin embargo violaba todo lo que me habían enseñado sobre física.

Los experimentos se habían realizado en una habitación fuertemente blindada [...] No había ninguna fuerza conocida que pudiera explicar estos experimentos.

Más perturbador incluso era el modo como se realizó. El sujeto con visión remota no recibía una señal procedente de alguien del exterior. Describía el experimento como si realmente abandonara su cuerpo y fuese al lugar en cuestión. Una vez allí podía moverse por los alrededores. Atravesaba paredes de acero como si no estuvieran. En algunos casos, describía sucesos media hora antes de que ocurriesen. Esto era algo nuevo. Si fuera cierto, era una revolución en física. Quería decir que se necesitaba una nueva teoría.

Me molesté en seguir investigando acerca de esto para verificar lo que había escuchado. Descubrí que se habían publicado artículos sobre este tema, de hecho había una gran cantidad de investigación que lo confirmaba, pero yo nunca lo había sabido antes. Probablemente no lo habría creído. Una vez reconocí que en la física «antigua» faltaba algo importante, empecé a buscar más información. Intenté mantener una mente abierta sin dejar de ser, al mismo tiempo, rigurosamente objetivo.

Mi educación, así como la influencia de los medios de comunicación, hizo que fuera escéptico sobre todas las afirmaciones que tenían que ver con lo paranormal, los psíquicos y otros fenómenos poco convencionales. Los medios de comunicación habían presentado todos estos temas como si se debieran a engaños y alucinaciones. Pero, a medida que investigaba más profundamente, iba quedando sorprendido por cómo muchos investigadores de la más alta calidad, médicos y filósofos de instituciones importantes habían realizado investigaciones sobre los fenómenos psíquicos. Y a diferencia de lo que siempre me habían enseñado, hallaron efectos muy reales, resultados experimentales sólidos que pedían a gritos una explicación científica.[8]

Bajo el supuesto convencional, materialista, de que «el cerebro produce la conciencia», la visión remota parece paranormal e imposible. Pero, como se analizó en el prefacio, si la conciencia es como una corriente de agua y un cerebro individual es un remolino localizado, entonces tener acceso a otras partes de la corriente (es decir, la visión remota) es posible.

Los investigadores a menudo informan de que los sujetos de visión remota entran en un trance meditativo durante la visión remota. Puesto en el contexto del capítulo dos, esto podría tener sentido: si, en el trance, se reduce su actividad cerebral, calmando la mente, quizás están eliminando el ruido que ordinariamente impide el acceso a la corriente más amplia.

Instituto de Investigación de Stanford (SRI)/ Proyecto Stargate (~1972-1995)

La visión remota ha sido probada ampliamente, incluyendo un programa de veinticuatro años patrocinado por el Gobierno de Estados Unidos. Este programa ha sido conocido por muchos nombres («Grill Flame», «Center Lane», «Sun Streak»...), pero más recientemente se ha llamado «Stargate». Durante años los detalles se mantuvieron clasificados, pero con el tiempo la información se ha publicado.

¿No has oído hablar de Stargate antes? Quizás puedas dejar por unos instantes este libro, buscar en Google «Stargate Project» y ver la página de Wikipedia que dice: «Nunca resultó útil en ninguna operación de inteligencia. La información proporcionada por el programa era vaga, incluyendo datos irrelevantes y erróneos, y había razones para sospechar que los directores del proyecto habían alterado los informes para que encajaran con lo que se pretendía».[9]

Una exploración de las fuentes primarias cuenta una historia diferente.

Los investigadores principales fueron los respetados físicos especialistas en láser Russell Targ y Hal Puthoff, del Instituto de

Investigación de Stanford (SRI). Conocían algo del supuesto fenómeno de visión remota y querían explorarlo con mayor profundidad, pero necesitaban fondos. De modo que establecieron contacto con la CIA, concretamente con John McMahon, entonces director adjunto de Inteligencia, «que era bien conocido por no hacer concesiones ni soportar tonterías».[10] McMahon los atendió porque Targ y Puthoff eran ya conocidos en la agencia. Les dijo que apoyaría su trabajo si pudieran utilizar a los sujetos con visión remota para proporcionar información útil sobre un lugar de la Unión Soviética. Y tuvieron éxito. El investigador en visión remota Stephan A. Schwartz comenta: «Ya el hecho de que un programa así llegase a existir en el SRI es algo notable».[11] Targ y Puthoff recibieron financiación de la CIA, que pudieron utilizar para su propia investigación y para investigación gubernamental, aunque la involucración del Gobierno tenía que mantenerse clasificada.

El programa se estuvo desarrollando durante muchos años e incluyó estudios que demuestran que la visión remota es real. Hay varios ejemplos sorprendentes que merece la pena traer a colación. Uno incluye a un psíquico con talento llamado Ingo Swann. Como afirma Targ en su libro de 2012 *The Reality of ESP: A Physicist's Proof of Psychic Abilities* [La realidad de la percepción extrasensorial: una prueba de la física de las habilidades psíquicas]: «¿Por qué creo en la percepción extrasensorial (PES)? Dos de mis razones principales proceden de las oportunidades que he tenido de sentarme con Ingo Swann en nuestro laboratorio de California. La primera fue cuando dibujó imágenes de un lugar secreto criptográfico de Estados Unidos en Virginia y la segunda cuando ofreció una deslumbrante descripción de la prueba de una bomba atómica china tres días antes de que tuviera lugar, con solo las coordenadas geográficas como guía».[12]

Targ y Puthoff estudiaron las capacidades de Swann de cerca. Targ recuerda lo que ocurrió: «Pusimos un láser en una caja y le pedimos a Ingo que nos dijera si estaba encendido o apagado. Le pedimos que describiera imágenes o fotos ocultas en sobres opacos o en una habitación lejana. Ingo realizó todas estas actividades excelentemente, pero le parecieron muy aburridas. Nos dijo muchas veces que, si no le dábamos algo más interesante que hacer, se volvería a Nueva York y reanudaría su vida de pintor».[13]

Así que le dieron una tarea más interesante. Querían entender los límites físicos de la visión remota, de modo que le pidieron «ver» el planeta Júpiter desde donde él estaba sentado en California. Luego, compararían su descripción con la que más tarde se mostraría a través de las sondas espaciales que rodean ese planeta. En el momento de la sesión del 27 de abril de 1973, la humanidad no conocía todavía los detalles de la apariencia de Júpiter. Targ nos recuerda que en aquel entonces, «la sabiduría científica convencional sostenía que Júpiter no poseía ningún anillo».[14] Según la transcripción que hizo Targ de la grabación oficial, Swann informó de lo siguiente: «Hay un planeta con franjas o con rayas [...] Muy arriba en la atmósfera hay cristales [...] que brillan. Quizás las franjas son como bandas de cristales, quizás como los anillos de Saturno, aunque no tan alejados como en ese caso. Muy cerca, dentro de la atmósfera. Apuesto a que reflejarán sondas de radio».[15] Luego, dibujó lo que estaba «viendo».[16]

Seis años después (1979), los resultados de la sonda Voyager 1 fueron publicados por la revista *Time*. «Y lo más sorprendente de todo, [la Voyager 1] reveló la presencia de un anillo delgado y plano alrededor del gran planeta. El astrónomo Bradford Smith, de la Universidad de Arizona, dijo: "Aquí estamos, con las bocas abiertas, negándonos a irnos de aquí"».

Targ comenta: «A diferencia de los anillos de Saturno, que son claramente visibles desde la Tierra, incluso a través de pequeños telescopios, los anillos de Júpiter son difíciles de ver. En realidad, tan difíciles que no se descubrieron hasta que no fueron confirmados antes por la nave espacial Voyager 1, en 1979».[17] ¡¿Él pudo ver Júpiter «con su mente»... mientras estaba en California?! ¿Puede alguien más hacer esto?

Sí, hay otros. Por ejemplo, Joe McMoneagle trabajó con el Gobierno y ayudó a localizar remotamente un bombardero Tupolev-22 ruso que había sido derribado y que los satélites estadounidenses eran incapaces de encontrar. Como describe Targ:

> Se le dio a Joe un mapa grande de África en el que pudiera intentar situar y registrar las imágenes mentales a medida que iban surgiendo en él. Lo primero que vio en su pantalla mental fue un río que fluía hacia el norte. Trabajando con sus ojos alternando entre cerrados y abiertos, siguió el río hasta que fluyó entre unas colinas onduladas. Tras media hora de trabajo, trazó un círculo en el mapa y dijo que el avión estaba entre el río y un pueblecito indicado por un punto. En dos días, el TU-22 fue encontrado por nuestras fuerzas terrestres dentro del círculo que Joe había trazado.

El entonces presidente Jimmy Carter confirmó este suceso en un discurso pronunciado ante los estudiantes del Emory College en septiembre de 1995: «Los satélites espías estadounidenses fracasaron en el intento de localizar alguna señal de los restos [...] Sin mi conocimiento, el director de la CIA [el almirante Stansfield Turner] se dirigió a una mujer [sic] reputada por tener poderes psíquicos». Carter comentó también que la persona que poseía visión remota «dio unos datos de la latitud y la longitud. Centramos las cámaras de nuestro satélite en ese punto y el avión [perdido] estaba allí».[18]

Pero eso no fue todo. En resumen de Larry Dossey: «Dos años después, McMoneagle describió en detalle la construcción única, secreta, de un submarino soviético de tipo Tifón, de ciento cincuenta y dos metros que se estaba construyendo en un edificio de bloques específico, a cuatrocientos metros del mar, seis meses antes de su lanzamiento».[19] El director del Proyecto Stargate, el físico doctor Ed May, dijo de McMoneagle: «Joe McMoneagle es un muy buen psíquico».[20] Por sus contribuciones, McMoneagle recibió un premio al mérito de la Legión, concedido por las Fuerzas Armadas de Estados Unidos.[21]

El doctor Dean Radin añade que «McMoneagle ha sido probado una y otra vez en numerosos experimentos de laboratorio de doble ciego y ha mostrado tener una capacidad de describir objetos y sucesos a distancia y en el futuro, a veces con un detalle espectacular».[22]

¿Están mintiendo acerca de las habilidades de McMoneagle el expresidente Jimmy Carter, Targ, May, Radin y otros? ¿O puede que sea cierto? Y si es así, ¿cómo puede explicarse la visión remota a menos que la conciencia no esté confinada en el cerebro físico?

Informes de la CIA hechos públicos en 2017

En enero de 2017, la CIA publicó los resultados de los estudios realizados sobre el psíquico israelí Uri Geller en el Instituto de Investigación de la Universidad de Stanford.[23] Estos documentos se pueden descargar ahora públicamente en www.cia.gov y muestran que Geller demostró realmente capacidades psíquicas en entornos controlados, en 1973 (ver un documento de la CIA, a modo de ejemplo, en la página siguiente). A Geller se le pidió que dibujara lo que «veía» en su mente cuando los experimentadores sostenían una imagen seleccionada al azar fuera de la habitación en la que él estaba sentado. La habitación tenía doble pared y estaba aislada eléctricamente. Los experimentadores comentan en el documento de la CIA que se aseguraron de que la habitación estuviera sellada: «En nuestro examen minucioso de la habitación blindada [...] no se encontró ninguna fuga sensorial».[24] Geller pudo describir y dibujar exitosamente las imágenes que estaban fuera de la habitación blindada.

Approved For Release 2003/03/28 : CIA-RDP79-00999A000300030027-0

EXPERIMENTS - Uri Geller at SRI, August 4-11, 1973

OBJECTIVE

The objective of this group of experimental sessions is to
verify Geller's apparent paranormal perception under carefully
controlled conditions and to head toward an understanding of the
physical and psychological variables underlying his apparent
ability.

EXPERIMENTAL PROGRAM

In each of the eight days of this experimental period we conducted
picture drawing experiments. In these experiments Geller was separated
from the target material either by an electrically isolated shielded room
or by the isolation provided by having the targets drawn on the East Coast.
We have continued to work with picture drawing tasks in an effort to achieve
repeatability so that we could meaningfully vary the experimental conditions
to determine the effect of physical parameters on the phenomena. As a re-
sult of Geller's success in this experimental period, we consider that he
has demonstrated his paranormal perceptual ability in a convincing and
unambiguous manner.

Saturday, August 4. Two drawing experiments were conducted this day.
In both of these, Geller was closeted in an opaque, acoustically and
electrically shielded room. This room is the double-walled shielded room
used for EEG research in the Life Sciences Division of SRI. It is locked
by means of an inner and outer door, each of which is secured with a re-
frigerator-type locking mechanism. Figure 1.

The two drawings used in this experiment were selected by randomly
opening a large college dictionary and selecting the first word which
could reasonably be drawn. The first word obtained in this manner was

Por ejemplo, una imagen seleccionada al azar fue un racimo de veinticuatro uvas. A Geller se le pidió que describiera el aspecto de la imagen, solo basándose en lo que veía en su mente, y dijo que veía «círculos púrpura». Y a continuación pasó a dibujar veinticuatro círculos conectados (que se muestran a continuación).

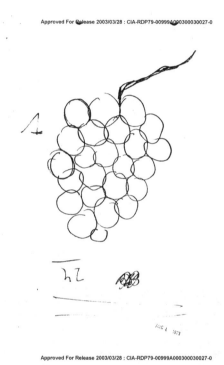

La conclusión del informe de la CIA es clara: «Como resultado del éxito de Geller en este período experimental, consideramos que ha demostrado su capacidad perceptiva paranormal de una manera convincente y sin ambigüedad».[25]

Antes de la publicación de estos informes, Geller había sido objeto de una gran controversia. El exmago James Randi incluso escribió un libro en 1982 llamado *The Truth About Uri Geller* [La verdad sobre Uri Geller], que pretendía desacreditar las habilidades de Geller. No obstante, Targ (que trabajó directamente con Geller) confirmó sus habilidades diciendo: «Muchas personas creen que Geller es un fraude total y que nos engañó con sus trucos. Eso no es cierto. Tuvimos más supervisión técnica y administrativa de nuestros experimentos [con Geller] que en cualquier otra fase de nuestra investigación. Hal Puthoff y yo hallamos que en experimentos cuidadosamente controlados [Geller] podía percibir psíquicamente y copiar imágenes que un artista y yo seleccionábamos al azar y él las dibujaba en una habitación opaca y eléctricamente blindada [...] Geller era un sujeto con una visión remota excelente».[26]

La visión remota es un fenómeno real[27]

Otros documentos de la CIA hablan de la visión remota de manera más general. Afirman explícitamente que la visión remota es real. Ver abajo y las dos páginas siguientes para fragmentos de uno de esos documentos.

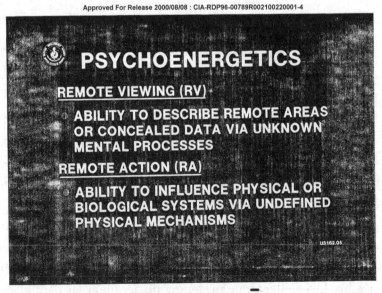

Approved For Release 2000/08/08 : CIA-RDP96-00789R002100220001-4

PSYCHOENERGETICS

REMOTE VIEWING (RV)

ABILITY TO DESCRIBE REMOTE AREAS OR CONCEALED DATA VIA UNKNOWN MENTAL PROCESSES

REMOTE ACTION (RA)

ABILITY TO INFLUENCE PHYSICAL OR BIOLOGICAL SYSTEMS VIA UNDEFINED PHYSICAL MECHANISMS

U3162.05

Approved For Release 2000/08/08 : CIA-RDP96-00789R002100220001-4

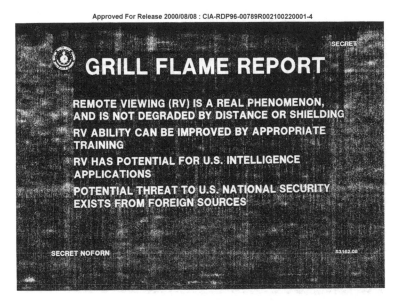

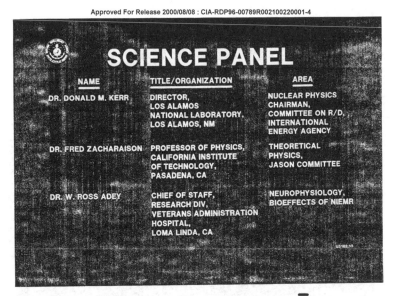

111

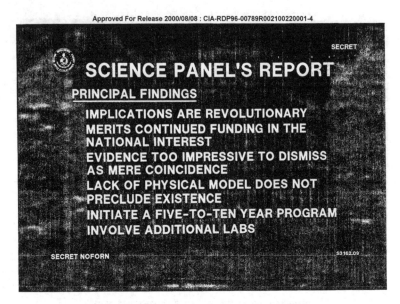

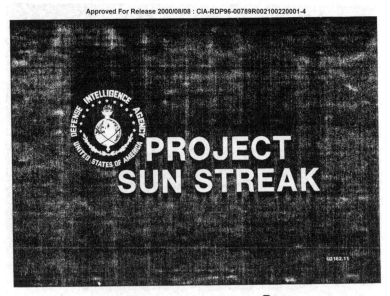

Evaluación formal del programa del Gobierno

Tras finalizar el Proyecto Stargate, el Congreso y la CIA pidieron a dos estadísticos que evaluasen los resultados del programa. Una de las personas que hicieron la revisión fue Jessica Utts, una estadística de la Universidad de California, en Davis, y presidenta durante 2016 de la Asociación Americana de Estadística.[28] En su revisión de 1995, afirma:

> Utilizando los criterios aplicados a cualquier otra área de la ciencia, concluimos que el funcionamiento psíquico ha sido bien establecido. Los resultados estadísticos de los estudios examinados están más allá de lo que es esperable por azar. Los argumentos de que estos resultados podrían deberse a fallos metodológicos en los experimentos se han refutado de manera sólida. Efectos de magnitud similar a los encontrados en la investigación financiada por el gobierno en el SRI y el SAIC se han replicado en un número suficiente de laboratorios de todo el mundo. Tal consistencia no puede explicarse fácilmente pretendiendo que hay fallos o fraude [...] Nadie de los que han examinado todos los datos de los laboratorios, tomados en su conjunto, ha podido insinuar que haya problemas metodológicos o estadísticos que expliquen los resultados consistentes y que hasta la fecha siguen aumentando.

Observa también: «Hay evidencia convincente de que la precognición, en la que se selecciona el objetivo *después* de que el sujeto haya dado la descripción, es también exitosa»[29] [cursiva añadida; más sobre precognición en el capítulo seis].

En su evaluación de los estudios del programa desde 1973 hasta 1988, la doctora Utts observa: «Los resultados estadísticos fueron tan abrumadores que resultados tan extremos solo ocurrirían una vez de cada 10^{20} si el azar fuera la explicación».[30] Para expresarlo con claridad, está diciendo que la probabilidad de que los éxitos psíquicos fueran solo suerte era de 1 entre

100.000.000.000.000.000.000.000. Dicho de otro modo, la visión remota muy probablemente es real.

Además, la doctora Utts ha mostrado que la evidencia estadística para los fenómenos psíquicos es *mucho más contundente* que la evidencia de que la aspirina evita los ataques al corazón[31] [cursiva en el original].

A Ray Hyman, que en aquel momento era profesor de Psicología en la Universidad de Oregón y escéptico respecto a los fenómenos paranormales, se le pidió también que revisara los datos. Después de estudiar la revisión de la doctora Utts, informó de lo siguiente: «[Utts y yo] estamos de acuerdo en que los [...] experimentos parecen estar libres de los fallos más obvios y mejor conocidos que pueden invalidar los resultados de las investigaciones parapsicológicas. Coincidimos en que el tamaño de los efectos informados en los experimentos en el SAIC es demasiado amplio y consistente para ser descartados como una casualidad estadística».[32]

De modo que, además de los contundentes resultados estadísticos de la doctora Utts, tenemos aquí a un célebre escéptico reconociendo que las estadísticas sugieren que la visión remota es real. Como comenta Stephan A. Schwartz: «Este reconocimiento es importante porque lo que Hyman concede es que el modo en que los tipos de experimentos de laboratorio descritos en el informe [del Gobierno] han sido realizados, y el modo en que han sido analizados, ya no son asunto de disputa».[33]

El Laboratorio de Investigación de Anomalías en Ingeniería de Princeton (PEAR), 1979-2007

El PEAR fue fundado en 1979 por el doctor Robert Jahn, exdecano de Ingeniería de la Universidad de Princeton, y codirigido por Brenda Dunne. El objetivo general del PEAR era examinar fenómenos de conciencia anómalos.

En una serie de estudios, el PEAR examinó si un sujeto con visión remota (conocido como el «perceptor») podía conocer dónde estaría otra persona (el «agente») en algún momento del futuro. La futura ubicación del agente se seleccionaba al azar *después* de que el perceptor diera su impresión psíquica a través de visión remota. Dicho de otro modo, al perceptor se le pedía que predijese el futuro de un lugar lejano. He aquí un ejemplo de lo que describió un perceptor, cuarenta y cinco minutos *antes de que un agente seleccionase un lugar* que estaba a tres mil quinientos cuarenta kilómetros de distancia: «Una imagen persistente, más bien extraña del agente dentro de un recipiente grande, una hendidura hemisférica en el suelo hecha de materiales lisos como hormigón o cemento. Sin color. Posiblemente cubierta con una cúpula de cristal. Una sensación inhabitual de simultaneidad interior/exterior. Eso es todo. Es un recipiente grande. ¡Si estuviera llena de sopa [el agente] sería del tamaño de una gran albóndiga!».[34]

Sin saber nada acerca de lo que el perceptor describía, el agente fue llevado al azar a visitar el radiotelescopio de Kitt Peak, Arizona, realmente muy parecido a la descripción del perceptor.

En otro ejemplo, un perceptor de Vermont dijo: «Lo veo [al agente] sentado en una mesa de un café al aire libre o en la mesa de un café interior brillantemente iluminado. Está con dos o tres más, bebiendo algo, [sic] (¿té o cerveza?), y hablando. Alrededor hay hojas y vegetación, quizás están sentados entre árboles, o hay muchas plantas alrededor. La situación es animada, y la gente se lo está pasando bien».[35]

El perceptor captó bien la situación. El agente estaba en un café, en la acera, en Hungría. Y el perceptor supo esto nueve días antes de que el agente estuviera allí. Como informa la transcripción del PEAR, el agente describió la escena: «Fui a un café en la calle con estudiantes alrededor de las 15:30 h. Bebimos cerveza y vino y nos sentamos debajo de unos árboles. Había muchos turistas alemanes a nuestro alrededor. Más tarde fui a la casa de veraneo y bebí más cerveza y vino».[36]

Para recapitular: el perceptor (el sujeto que tiene visión remota) vio correctamente una escena nueve días antes de que el agente estuviera en un lugar específico, a ocho mil kilómetros de distancia.

Exactamente seiscientas cincuenta y tres de tales sesiones se realizaron en la Universidad de Princeton. El análisis estadístico sugiere firmemente que la visión remota, en estos estudios, era real y que los «aciertos» no eran simplemente casos fortuitos. La probabilidad estadística de que los resultados se debieran al azar fue de uno entre treinta y tres millones.[37]

Hemos visto ya dos evidencias significativas de la visión remota procedentes de dos fuentes legítimas: el Gobierno de Estados Unidos y la Universidad de Princeton. Por ello, quizás no sea totalmente sorprendente que incluso Richard Wiseman, el editor consejero de la publicación *Skeptical Inquirer*, reconozca: «Según los criterios de cualquier otra área de la ciencia, la visión remota está demostrada».[38]

Stephan A. Schwartz

Puede que estés pensando en todas las cosas que la gente podría hacer con la visión remota (si es realmente cierta). Abordaremos esto en la sección quinta, cuando analicemos las implicaciones.

De momento, consideremos un caso más: Stephan A. Schwartz, ex asistente especial del jefe de Operaciones Navales, que ha estado investigando la visión remota desde 1966. Es conocido por utilizar la visión remota para descubrir yacimientos arqueológicos.

El doctor Larry Dossey resume así la obra de Schwartz:

[Schwartz] es quizás más conocido por su papel en el desarrollo de la visión remota [...] para localizar y reconstruir yacimientos arqueológicos en todo el mundo, muchos de los cuales han eludido el descubrimiento durante siglos. Entre estos se hallan expediciones a Grand Bahama Bank para hallar la ubicación del bergantín Leander, a Jamaica con el Instituto de Arqueología Náutica para examinar la bahía de Santa Ana y localizar el lugar de la carabela hundida de Colón desde su cuarto y último viaje; y a Alejandría, Egipto, que dio como resultado el primer mapa moderno del puerto oriental de Alejandría y el descubrimiento de numerosos naufragios. La aventura egipcia tuvo como resultado también el descubrimiento del palacio de Marco Antonio en Alejandría, el complejo del Palacio Ptolemaico de Cleopatra y los restos del Faro de Alejandría, una de las siete maravillas del mundo antiguo.[39]

¿Puede esto ser real?

Bajo los paradigmas científicos dominantes hoy, bien entrado el siglo XXI, la visión remota es imposible y escandalosa. Por tanto, probablemente un escéptico afirmaría que no es real. Pero ¿qué creemos, qué es más probable, que todos estos casos hayan sido inventados o malinterpretados? ¿Vamos a suponer que los sujetos que poseen visión remota, oficiales de gobiernos de Estados Unidos, el expresidente Jimmy Carter, los físicos expertos en láser de la Universidad de Stanford, el exdecano de Ingeniería de la Universidad de Princeton, la presidenta de la Asociación Americana de Estadística y Stephan Schwartz están todos mintiendo?

Personalmente yo soy escéptico respecto a que todos estos ejemplos puedan haber sido inventados.

Resumen del capítulo

- ○ La visión remota se refiere a la capacidad de «enviar la propia mente» a un lugar lejano en cualquier momento del tiempo (pasado, presente y futuro) y «ver» qué hay allí.
- ○ Unos físicos expertos en láser dirigieron un programa de visión remota desde el Instituto de Investigación de Stanford, en nombre del Gobierno de Estados Unidos. Unos individuos con talento tuvieron éxito en la visión remota

de objetos lejanos y fueron capaces de lograr hazañas aparentemente milagrosas, como encontrar un avión perdido en una selva africana (una hazaña confirmada por el expresidente Jimmy Carter).

○ A petición del Congreso y de la CIA, una estadística de renombre examinó los datos y concluyó que el funcionamiento psíquico parece existir. Un escéptico estuvo de acuerdo en que la evidencia era demasiado significativa para descartarla como una casualidad.

○ Unos estudios en la Universidad de Princeton, dirigidos por el exdecano de Ingeniería, sugieren también que la visión remota es real.

○ Independientemente, Stephan Schwartz ha utilizado con éxito la visión remota para localizar y reconstruir yacimientos arqueológicos.

Capítulo 5

TELEPATÍA
Comunicación de mente a mente

[El experimento ganzfeld de telepatía] ha sido repetido por docenas de investigadores de todo el mundo durante cuatro décadas, incluyendo a escépticos confesos que, para su consternación y sorpresa, replicaron con éxito el efecto.[1]

Dean Radin, director científico del Instituto de Ciencia Noéticas

Creemos que la tasa de replicación y los tamaños de los efectos logrados por un método experimental concreto, el procedimiento ganzfeld [telepatía], bastan ya para garantizar que este cuerpo de datos llame la atención de la comunidad psicológica más amplia.[2]

Doctor **Daryl Bem**, de la Universidad Cornell,
y doctor **Charles Honorton**, de la Universidad de Edimburgo

Supongo que el lector está familiarizado con la idea de la percepción extrasensorial y el significado de sus cuatro elementos, a saber, la telepatía, la clarividencia, la precognición y la telequinesia. Estos fenómenos perturbadores parecen negar todas nuestras ideas científicas habituales. ¡Cómo nos gustaría desacreditarlos! Desafortunadamente, la evidencia estadística, al menos para la telepatía, es abrumadora.[3]

Alan Turing, considerado ampliamente como el padre de la informática, y también responsable de ayudar a descifrar los códigos alemanes en la Segunda Guerra Mundial

Actualmente estoy trabajando con varios savants *que tienen capacidades telepáticas.*[4]

Doctor **Darold Treffert**, psiquiatra, especialista en *savants* y profesor de la Facultad de Medicina de la Universidad de Wisconsin

Sí, yo creo que la telepatía existe [...] y creo que la física cuántica nos ayudará a comprender sus propiedades fundamentales.[5]

Brian Josephson, físico ganador del Premio Nobel

La telepatía se refiere a la comunicación de mente a mente. Eso quiere decir comunicarse sin palabras habladas ni escritas. Significa comunicar solo a través de la mente.

La telepatía a menudo es rechazada por la ciencia dominante. Se considera una ficción. Por ejemplo, el físico convencional Michio Kaku afirma: «La verdadera telepatía [...] no es posible sin ayuda externa».[6] Eso podría ser cierto bajo la visión materialista de la conciencia. Pero si la conciencia no está localizada en el cuerpo de un individuo, entonces ciertamente la telepatía es posible.

Brian Josephson, físico ganador del Premio Nobel, evidentemente piensa que es real. Y el científico pionero de la informática Alan Turing, pensó que había una fuerte evidencia. Pero ¿qué quería decir en esta cita cuando afirmó que la «evidencia estadística» es «abrumadora»?

El análisis estadístico: «el tamaño del efecto»

Algo dijimos de estadística en el capítulo cuatro, pero establezcamos algunas bases más aquí. La estadística puede decirnos si un fenómeno observado es probable que ocurra. Además, puede decirnos si el fenómeno es probable que ocurra solo por suerte. Dicho de otro modo, si vemos un efecto estadístico, entonces está sucediendo algo no aleatorio o más allá del azar. Algo está potencialmente ejerciendo un efecto sobre los resultados experimentales. En la mayoría de los estudios a los que se hace referencia en este libro, este «algo» es la conciencia.

Un hecho importante que hay que entender es que las desviaciones estadísticas de la aleatoriedad pueden ser pequeñas, pero aun así estadísticamente convincentes. En algunos de los estudios comentados en este capítulo y más adelante en el resto del libro, veremos efectos que son «pequeños, pero estadísticamente significativos». Eso quiere decir que algo más allá de la aleatoriedad está ejerciendo un efecto, pero el efecto es sutil. Muchos científicos reconocen la importancia de cualquier efecto estadístico, independientemente de lo grande o pequeño que sea.

Como afirmó el doctor Dean Radin: «A veces uno se imagina que cuanto menor es un efecto, más probable es que se deba a un error más que a un fenómeno real. ¿Quién va a preocuparse de algo tan pequeño que apenas puede verse ni medirse? [...] Bueno, la próxima vez que tengas un virus del resfriado, que solo tiene treinta milmillonésimas de metro de diámetro y está hackeando tus pulmones, quizás sea útil volver a plantearse esta cuestión. Cuando se trata de preguntas como "¿es real?", el tamaño definitivamente *no* importa»[7] [cursiva en el original].

En este libro, intentamos comprender «si es real». De modo que tengamos en mente la advertencia del doctor Radin.

Además, el físico doctor Ed May afirma: «Lo cierto es que solo porque sea un efecto débil y pequeño no implica que no sea importante o no sea real. Quiero decir [...] algunas de las cosas más importantes en física y en otras áreas de la ciencia, tienen un tamaño del efecto muy pequeño, pero sin embargo son extremadamente importantes».[8] Y dado que se trata de un asunto tan importante, veamos una cita más, esta vez de los físicos Bruce Rosenblum y Fred Kuttner. Respecto a las habilidades psíquicas, comentan: «Cualquier confirmación, *por débil que sea su efecto*, forzaría un cambio radical en nuestra concepción del mundo»[9] [cursivas en el original].

Con este prefacio, comencemos nuestro estudio de la evidencia sobre la telepatía observando experimentos que descansan en la estadística..., en la que los efectos a veces son pequeños pero altamente significativos.

El experimento *ganzfeld*

La telepatía ha sido estudiada en laboratorios durante décadas. El experimento clásico se conoce como el procedimiento «ganzfeld». ¿Recuerdas cuando en el capítulo uno vimos que Carl Sagan dijo que hay tres áreas de la percepción extrasensorial que merecen «estudio serio»? Una de ellas era que «personas bajo privación sensorial moderada pueden recibir pensamientos o imágenes que se les proyectan». Estaba describiendo el experimento ganzfeld.

Parece extraño que Sagan, un conocido escéptico, hallase estos estudios interesantes, y sin embargo la página de Wikipedia sobre «el experimento ganzfeld» proclama: «No se han logrado replicaciones consistentes e independientes de los experimentos ganzfeld».[10] Veamos la evidencia.

En el experimento ganzfeld, una persona (el «receptor») se sienta con media pelota de *ping-pong* en cada uno de sus ojos y utiliza auriculares por los que oye sonidos relajantes, mientras el experimentador enciende una luz en su rostro. Este entorno induce un estado relajado, de semisueño. El receptor se sienta en este estado, en una habitación blindada del laboratorio. Mientras tanto, otra persona (el «emisor»), que está situada en una habitación separada, aislada, mira una imagen seleccionada al azar que el receptor no ha visto. Al emisor se le pide que «envíe» mentalmente las impresiones de la imagen al receptor durante un período de treinta minutos.

Sí, has leído correctamente: alguien trata de «enviar» una imagen mental a otra persona utilizando solo la mente.

Al terminar el período establecido, al receptor se le muestran cuatro imágenes, solo una de las cuales es la que el emisor miraba.

El receptor tiene una posibilidad entre cuatro de elegir la imagen correcta (una probabilidad del 25%). Los investigadores ganzfeld examinan si los receptores aciertan más del 25%, de una manera estadísticamente significativa. Y si lo hacen, los estudios sugieren que tiene que estar implicado algún tipo de comunicación de mente a mente, o comunicación «telepática».

Los experimentos ganzfeld pasaron desapercibidos durante años, hasta 1994, cuando el doctor Daryl Bem, de la Universidad Cornell y el doctor Charles Honorton, de la Universidad de Edimburgo, publicaron los resultados de un metaanálisis de muchos experimentos ganzfeld previos. Hallaron que los experimentos pasados considerados en conjunto mostraban evidencia estadística de la telepatía con una probabilidad de uno entre cuarenta y ocho mil millones.[11] Dicho de otro modo, la probabilidad de que los resultados ocurriesen al azar era minúscula, lo cual implica que era muy probable que ocurriesen debido a una comunicación de mente a mente. Estos resultados se publicaron en el muy respetado *Psychological Bulletin*.[12]

En otro metaanálisis de ochenta y ocho experimentos ganzfeld (3.145 pruebas) realizados entre 1974 y 2004, los estudios mostraron «un índice de aciertos» del 32%, en lugar del 25% esperado. Estadísticamente, esta diferencia del 7% se traduce en una probabilidad de que esto ocurra por azar de «uno entre veintinueve millones de trillones». Cuando el estudio se actualizó durante 2010 para incluir 4.196 pruebas, el índice de aciertos fue del 31,5%. Una vez más, este resultado estaba por encima del 25% esperado. Los resultados se traducen en una probabilidad de que sea por casualidad de uno entre «trece mil millones de trillones».[13]

Si la telepatía *no* tuviese lugar, esperaríamos que los resultados se aproximasen al 25% a medida que aumentasen las pruebas. Esperaríamos que el receptor «adivinase» una de cada cuatro veces. Pero no es eso lo que los datos muestran. En lugar de eso, los resultados están constantemente de un 6 a un 7% por encima de la casualidad. Recuerda: solo porque un efecto sea pequeño (desde la métrica subjetiva) eso no quiere decir que no sea significativo. Los resultados sugieren que los receptores en un estado relajado, con medias bolas de *ping-pong* en los ojos, pueden recibir información que está siendo mandada desde la mente de otra persona.

Acusaciones de manipulación de archivos

¿Qué ocurriría si los resultados fuesen sesgados porque los investigadores ocultaron los estudios que no funcionaron y presentaron solo los que mostraban un efecto? Quizás fueron deshonestos y ocultaron los resultados que no querían que la gente viera. Esta es una acusación muy grave contra los experimentadores. Implica un fraude masivo y una conducta sin escrúpulos. Sin embargo, la acusación se hace a menudo contra estudios como ese y se conoce formalmente como «efecto manipulación de archivos» (es decir, los experimentadores esconden los resultados negativos en un archivador para que nadie los vea, y publican solo los resultados favorables, inflando la fuerza de sus datos). Puesto que las acusaciones de manipulación de archivos se han planteado con tanta frecuencia, los experimentadores se han visto forzados a mostrar que el efecto manipulación de archivos no explica los resultados positivos. Los análisis de los experimentadores muestran que para que el efecto manipulación de archivos sea una explicación de los resultados positivos, cada uno de los treinta investigadores del primer metaanálisis mencionado habría tenido que dejar de informar de sesenta y siete estudios más. Como dice el doctor Radin: «Producir esta cantidad de sesiones significaría estar constantemente realizando sesiones ganzfeld veinticuatro horas al día, siete días a la semana, durante treinta y seis años, y que ni una sola de esas sesiones viese la luz. Eso no es plausible».[14]

Debemos tener en mente también que tales «prácticas investigadoras cuestionables» (PIC) se ha mostrado que son más frecuentes allí donde hay en juego más fondos para la investigación.

La investigación de fenómenos psíquicos (a veces denominados «psi»), como la telepatía, tiende a estar muy mal financiada. El psicólogo doctor Imants Barušs y la neurocientífica cognitiva doctora Julia Mossbridge afirman: «La investigación psi ha estado relativamente poco financiada; de hecho, un investigador ha calculado que el gasto mundial total en psi desde 1882 equivale a menos de dos meses del gasto en investigación psicológica convencional».[15] Dada esta tendencia, la manipulación de los archivos parece menos probable incluso.

Si rechazamos las acusaciones de manipulación y aceptamos los abrumadores efectos, significativos desde un punto de vista estadístico, de tales estudios, entonces tendremos que concluir que la telepatía es real. Y recuerda lo que eso significaría. Como comentó el biólogo Richard Dawkins, «pondría patas arriba las leyes de la ciencia».[16]

¡Esto es un gran problema! Tan grande que podemos esperar que la controversia y las acusaciones continúen. Pero el experimento ganzfeld es solo una de las muchas demostraciones experimentales de la telepatía.

Telepatía en sueños

En una serie de experimentos realizados entre 1966 y 1972 por investigadores del Centro Médico Maimónides en Brooklyn, Nueva York, los investigadores Montague Ullman y Stanley Krippner examinaron si los mensajes telepáticos podrían transmitirse a alguien que estuviera durmiendo.

Los participantes (los «receptores») fueron colocados en un «laboratorio de sueños insonorizado» en el que el receptor dormiría con la cabeza conectada a la máquina que medía las ondas cerebrales y los movimientos de los ojos (los movimientos rápidos de los ojos indican estados de sueño). En cuanto los ojos del receptor se movían rápidamente y se suponía que estaba soñando, otra persona (el «emisor») abriría un paquete sellado con un cuadro seleccionado al azar entre ocho imágenes. El emisor intentaría entonces «enviar» (con su mente) las imágenes del cuadro al receptor mientras este soñaba. En algunos casos, el emisor y el receptor estaban a setenta y dos kilómetros de distancia.[17]

En cuanto la máquina indicaba que el receptor había alcanzado probablemente un estado en el que dormía sin soñar, era despertado y se le pedía que describiese sus sueños. Las descripciones del receptor fueron grabadas y luego transcritas. A un panel independiente de jueces —ninguno de los cuales sabía qué cuadro había mirado el emisor— se le pidió que dijera cuál de los ocho cuadros veía el emisor a partir de lo que el receptor describió de su sueño.

Los datos fueron claros. Según el bioquímico doctor Rupert Sheldrake: «Combinando los cuatrocientos cincuenta ensayos de telepatía en sueños de los que se ha informado en revistas científicas, la tasa de aciertos general fue positiva y estadísticamente muy significativa, con una probabilidad de que este resultado fuera debido al azar de uno entre setenta y cinco millones».[18] En otras palabras, como los experimentos ganzfeld, estos experimentos «en el sueño» sugieren que la telepatía es real.

En algunos casos, los sueños descritos estaban inconfundiblemente cerca de la imagen que el emisor miraba. Por ejemplo, en un caso el emisor miraba el cuadro de un combate de boxeo, y el receptor recordó haber tenido un sueño «relacionado con ir al Madison Square Garden, en Nueva York, y comprar entradas para un combate de boxeo».[19]

La sensación de ser mirado

La evidencia de la telepatía no termina ahí. La gente informa también del hecho de sentirse observada.

En varias encuestas realizadas en Estados Unidos y en Europa, entre el 70 y el 97% de las personas sentían que tenían experiencias durante las que sabían que estaban siendo miradas desde detrás.[20] Curiosamente, en las ocupaciones en las que esto es importante, los profesionales son entrenados formalmente para no mirar.[21]

○ A los *detectives* se les dice que no miren a la espalda de las personas que sigan porque esta podría darse la vuelta y descubrir que las están siguiendo.

○ Los *francotiradores* informan de que sus objetivos parecen percibir que se los está mirando, incluso si es a través de prismáticos. Un francotirador estadounidense en Bosnia, a quien se le había encargado disparar a terroristas, recuerda: «Un segundo antes de que terminase, el objetivo de algún modo parecía realizar contacto visual conmigo. Estoy convencido de que esas personas, de alguna manera, sentían mi presencia a una distancia de un kilómetro y medio. Lo hacían con una precisión asombrosa, hasta mirar justo hacia donde yo me encontraba».

○ Los *paparazzi* se dan cuenta de este efecto cuando intentan fotografiar a los famosos. Por ejemplo, un fotógrafo observa que las celebridades a veces «se giran y miran justo hacia la cámara [...] Estoy hablando de hacer fotografías a distancias de más de setecientos metros, en situaciones en las que es bastante imposible que la gente me vea, aunque yo pueda verlos. Son tan conscientes que resulta extraño».

○ Los *cazadores de animales* perciben este efecto justo antes de ir a disparar a su presa. Un cazador de ciervos observa: «Si esperas una fracción de segundo más, se alejan. Ellos te sienten».[22]

○ Los instructores de *artes marciales* enseñan a sus estudiantes a «aumentar su sensibilidad al ser mirados desde detrás». Intuitivamente, la sensación de ser mirado fijamente es algo que muchos de nosotros podemos reconocer. Y parece un fenómeno fácilmente comprobable. El doctor Sheldrake así lo ha hecho. Ha realizado estudios para examinar si se trata de un efecto real que pueda detectarse en entornos controlados.

El diseño del doctor Sheldrake es sencillo: una persona (el «observado») le da la espalda a otra persona (el «observador») y se le pregunta si está siendo observado o no. En ensayos aleatorios, el observador o está mirando o no está mirando. En algunos casos, el observador está separado del observado por un espejo de una sola dirección. En otros estudios, los participantes no están en la misma habitación, y el observador «mira fijamente» al observado a través de un circuito cerrado de televisión (CCT). Y en algunas versiones del experimento, el observado lleva una venda en los ojos para eliminar la posibilidad de señales visuales.

Los resultados sugieren un fuerte efecto, es decir que «la sensación de ser mirado fijamente» es real. El doctor Radin lo resume así: «Hallé sesenta experimentos de esa clase, que implicaban un total de 33.357 ensayos en publicaciones citadas por Sheldrake y otros. La tasa general de éxitos en estos experimentos era del 54,5%, allí donde la expectativa por azar es del 50% [...] La probabilidad general de que se deba al azar es de 1 entre un asombroso 2×10^{59}».[23]

Una vez más estamos viendo resultados pequeños, pero desde el punto de vista estadístico altamente significativos. Sugieren que la mente transmite algo que otra persona capta sutilmente. ¿Están nuestras mentes «entrelazadas», como el doctor Radin sugiere?

Telepatía telefónica

¿Has recibido alguna vez una llamada telefónica de alguien en quien justamente en ese momento estabas pensando? Lo descartas como una casualidad y sigues adelante con tu día. Pero te sorprende que antes de que esa persona te llamase estabas pensando en ella.

Esta es una experiencia muy común. En un estudio, el 92% de los encuestados de todo el mundo informaron haber experimentado esto.[24] ¿Podría ser telepatía en acción?

El doctor Sheldrake demostró este fenómeno más formalmente. Para cada participante en el experimento, los experimentadores recogieron cuatro nombres y números de teléfono de personas que el participante conocía bien. Luego, filmaban al participante (el «receptor») cuando se sentaba él solo en una habitación. En momentos seleccionados al azar, los experimentadores pedían a una de las cuatro personas que llamase al receptor. Inmediatamente antes de responder a la llamada, el receptor decía ante la cámara quién creía que estaba llamando. El teléfono no tenía un sistema de identificación de llamadas. El receptor no tenía modo conocido de saber quién llamaba.

La probabilidad de adivinarlo correctamente basándose en la pura casualidad es de uno entre cuatro (el 25%). Sin embargo, la tasa media de aciertos entre los receptores del experimento fue del 45%. Esto es masivamente significativo desde una perspectiva estadística. Indica que está ocurriendo algo mucho más allá de la suerte. El experimento del doctor Sheldrake ha sido replicado en universidades de Alemania y de Holanda.[25]

Otras versiones del mismo experimento examinaban si el efecto se acentúa si quien llama es alguien emocionalmente cercano al receptor. En estos experimentos, el receptor acertaba mucho más en las llamadas. El efecto no resultaba afectado por la distancia a la que se hallaba quien llamaba, sino que se relacionaba exclusivamente con la proximidad emocional de la persona.

Experimentos similares se han realizado con correos electrónicos y mensajes de texto. Los resultados experimentales son estadísticamente significativos (incluso cuando las dos personas que se comunican están alejadas físicamente) y parecen estar afectados por la cercanía emocional.[26]

Telepatía entre gemelos y sucesos telesomáticos

La telepatía entre individuos «emocionalmente cercanos» se muestra también entre gemelos. Por ejemplo, los experimentos sugieren que el alcance de «la sensación de estar siendo mirados fijamente» es más fuerte entre gemelos. En los experimentos anteriores, aciertan más que los hermanos no gemelos. Y, por supuesto, mejor que las personas que no tienen ninguna relación.[27]

Pero hay otros muchos casos de conducta telepática entre gemelos. El libro del psicólogo británico Guy Playfair *Twin Telepathy* [Telepatía entre gemelos] documenta muchos casos en los que esta telepatía está presente. Afirmó que su investigación incluía «rastrear todas las referencias al tema de la telepatía entre gemelos que se habían registrado desde el siglo XVIII y que pude encontrar, entrevistando a muchos gemelos y padres de gemelos, formulando una hipótesis, verificándola una y otra vez, invitando a otros a replicarla y arreglándoselas para persuadir a una de las unidades de investigación sobre gemelos más grande del mundo de que esta es un área que merece un mayor estudio».[28]

¿Halló que los gemelos fueran telepáticos? Dijo lo siguiente: «Sí y no; algunos sí y otros no [...] en algunas ocasiones entre el 30 y el 40% lo son, algunos de estos podríamos decir que lo son ocasionalmente, invariablemente en tiempos de crisis, otros regularmente, y una pequeña minoría lo es de manera casi permanente. Es esa pequeña minoría [...] la que merece un mayor estudio. Para demostrar más allá de toda duda razonable que la telepatía existe, algo que actualmente parece posible si se financia adecuadamente, y sería un descubrimiento merecedor de un Premio Nobel».[29]

Recordemos: bajo los actuales paradigmas de la ciencia, nadie tendría que ser telepático. El hecho de que cualesquiera gemelos sean presuntamente telepáticos es, ciertamente, significativo.

Según lo informado por Playfair, la doctora Lynn Cherkas, del Departamento de Investigación de Gemelos y Epidemiología Genética del King's College de Londres, comenzó a observar muchos casos de extrañas incidencias telepáticas entre gemelos. Envió una encuesta a unos nueve mil pares de gemelos en la que les preguntaban si experimentaban «la capacidad de saber lo que le estaba pasando a su pareja gemela». De los 5.513 que respondieron, más del 50% dijo que estaban convencidos de que o tenían esas experiencias o creían que «podían» haber tenido esas experiencias. En otra encuesta, el 15% de los gemelos idénticos informó de haber experimentado «sueños compartidos».[30]

Un ejemplo captó la atención de los medios de comunicación. En marzo de 2009, Leanne, una joven de quince años, estaba bañándose mientras su hermana gemela, Gemma, estaba en el piso de abajo escuchando música. Gemma «sintió de repente el impulso de comprobar cómo estaba su hermana Leanne. Era como una voz que le decía: "Tu hermana te necesita"». Gemma subió a comprobarlo y la salvó. Resultó que Leanne estaba teniendo un ataque epiléptico y se estaba ahogando en la bañera. En otro caso, Gemma avisó a Leanne de que iba a tener un ataque epiléptico. Efectivamente, ese mismo día, más tarde, Leanne tuvo un ataque.[31]

La madre de un par diferente de gemelas escribió a Playfair afirmando que el 75 o el 80% del tiempo, una de sus hijas gemelas idénticas predice correctamente cuándo la otra tendrá un ataque epiléptico. «Simplemente decía: "Mamá, va a tener un ataque", o incluso: "Mamá, está teniendo un ataque», antes incluso de que se produjera. Le he preguntado cómo sabe cuándo va a venir un ataque, y ella dice: "Simplemente lo sé"».[32]

Playfair observaba que los gemelos también pueden transmitirse «emociones, sensaciones físicas e incluso síntomas como quemaduras y contusiones».[33] Aproximadamente el 30% de los gemelos idénticos tienen esas experiencias conocidas como sucesos «telesomáticos».[34] Los estudios sugieren que los sucesos telesomáticos ocurren más frecuentemente cuando se trata de algo negativo: «accidentes, operaciones, dolores del parto, y "emociones negativas compartidas"».[35]

En un ejemplo, un padre accidentalmente golpeó con una puerta la mano de uno de sus hijos gemelos. El otro gemelo gritó de dolor, aunque su mano no había sido aplastada. Ese mismo gemelo cuya mano *no* había sido aplastada desarrolló un hematoma.[36]

En un ejemplo similar, con otros gemelos distintos, un gemelo dijo: «Sentí "este agudo dolor en mi dedo", un par de minutos *antes* de que mi hermana recibiese el golpe de una puerta en su dedo, [diciendo]: "Lo sentí antes de que le ocurriese a ella"»[37] [cursiva en el original].

El doctor Larry Dossey observa ejemplos similares: «Un gemelo idéntico de cinco meses de edad se despierta cuando suenan las diez en el reloj, y de repente comienza a llorar. Tras quince minutos se detiene, como si se hubiese apagado un interruptor. En un hospital a varios kilómetros de distancia, su hermano está recibiendo una inyección muy dolorosa. Su madre observa que son las diez de la noche. En un informe similar, la madre de otro par de gemelos idénticos de cinco meses de edad informa de que cuando uno de ellos es vacunado se lo toma con calma, pero el otro "grita con fuerza"».[38]

Si se examinan estos informes a través de la lente de la ciencia materialista convencional, sería fácil descartarlos como casos fortuitos o relatos imprecisos. Pero en el contexto de una realidad interconectada —un universo entrelazado no localmente— en el que la conciencia no está confinada en el cerebro, las historias parecen plausibles y dignas de atención.

La telepatía en *savants* autistas

Una telepatía más extrema se pone de manifiesto en experimentos con *savants* autistas. Por ejemplo, la doctora Diane Powell, que obtuvo su graduación médica en la Universidad Johns Hopkins y que fue miembro del claustro de la Facultad de Medicina de la Universidad de Harvard, ha realizado experimentos sobre ello. Actualmente es neuropsiquiatra en ejercicio. En abril de 2017 informó de descubrimientos referentes a un niño que puede leer la mente de su madre simplemente cuando la mira y ella piensa en números o palabras generados al azar. En estos casos, el niño no los ve. Y sin embargo sabe los números y las palabras en los que su madre piensa.

Como dice la doctora Powell: «En junio de 2016 experimenté con un niño autista de quince años llamado Akhil, que escribía de forma independiente y era [...] [telepáticamente] preciso. En abril de 2017 volví a hacerle pruebas [...] Utilizamos números aleatorios de cinco dígitos, palabras y palabras sin sentido elegidas de antemano [...] y las sellamos en sobres antes de entregárselos a la madre para que los abriera de uno en uno y los mirase mientras el niño escribía lo que "veía en su mente". También probamos palabras generadas al azar por un programa de ordenador en tiempo real. Sus respuestas contenían errores de mecanografiado, pero aparte de eso fueron cien por cien precisas».[39]

Mientras que los experimentos ganzfeld, los experimentos con sueños, la sensación de ser observado experimentalmente y los experimentos de telepatía telefónica fueron todos *estadísticamente significativos*, lo que la doctora Powell muestra dinamita las estadísticas. Está hablando de una precisión de hasta el cien por cien.

No obstante, este efecto está lejos de haber quedado demostrado. Se necesitarán muchas reproducciones más bajo condiciones estrictamente controladas. Por ejemplo, hay que tener mucho cuidado para asegurar que el niño y la madre estén lo suficientemente separados, para que no haya duda de que la madre no esté dando señales al niño. Esto supone un reto, ya que algunos niños autistas sufren un ataque cuando se los separa de su cuidador.

Pero la doctora Powell no es la única investigadora que ha observado este fenómeno. Es quizás incluso más significativo que un psiquiatra tradicionalmente convencional como el doctor Darold Treffert (el especialista en *savants* al que hicimos referencia en el capítulo dos) dice que ve capacidades telepáticas en los *savants* autistas. En una entrevista de agosto de 2017 afirma:

Actualmente estoy trabajando con varios *savants* que tienen capacidades telepáticas [...] Cuando conocí a estos individuos era muy escéptico al respecto [...] Un buen número de *savants* son mudos. Simplemente no hablan. Y ahora, con la tableta que habla [...] en la que pueden pulsar los números de la tableta, eso les permite tener voz [...] Varios pacientes [...] tienen habilidades telepáticas [...] [Una paciente] puede leer la mente de su terapeuta. Solo funciona entre ella y su terapeuta. Doy a la terapeuta la tarjeta con la palabra *sinestesia* [...] o alguna otra palabra que probablemente no ha oído y con toda seguridad la paciente no ha oído. Y la paciente escribe debidamente «sinestesia», letra a letra [...] Todo este viaje me ha llevado a zonas en las que ordinariamente no me habría aventurado.[40]

Viniendo de un experto mundial en *savants*, esto es muy significativo.

El doctor Larry Dossey informa de otro ejemplo: «En un caso, George, un *savant* autista que no podía escribir su nombre ni una sola frase, sabía cuándo sus padres decidían inesperadamente recogerlo de la escuela (habitualmente él tomaba el autobús). Decía a su maestro que sus padres estaban viniendo, y cuando llegaban, estaba en la puerta».[41]

¿Explicaciones biológicas de la telepatía?

La doctora Powell formula una teoría general de la telepatía a partir de su trabajo con *savants* autistas. Sugiere que estos individuos poseen una habilidad excepcional en telepatía porque sus cerebros están fijos en un estado que es, de manera innata, más «receptivo» para captar formas de conciencia externas al cuerpo. A partir de la metáfora de la antena, podría decirse que la antena receptora del autista *savant* está mejor configurada para captar la señal. La doctora Powell observa en una entrevista de mayo de 2017 que muchos *savants* tienden a ser autistas o ciegos, y por tanto tienen discapacidades en determinadas áreas cerebrales en relación con los humanos que no sufren este síndrome: «En lugar de que sus cerebros estén más conectados [...] lo que sucedería es que sus cerebros están desconectados en algunas áreas y esas áreas pueden funcionar juntas de un modo más parecido a un superordenador». Considera esto una «descentralización de la inteligencia».

La doctora Powell sigue diciendo: «Si tienes un modelo que cree que la memoria tiene que ver con el número y la complejidad de las conexiones sinápticas [en el cerebro] y [...] ves un cerebro que tiene *muchas menos* conexiones [...] y al mismo tiempo la memoria más fenomenal de todas, entonces realmente tienes que cuestionar el paradigma»[42] [cursivas añadidas]. Observa la similitud entre esta afirmación y los ejemplos analizados en el capítulo dos, en el que vimos una relación entre la actividad cerebral reducida y la experiencia intensificada.

La doctora Powell observa que el cerebro en vigilia de un *savant* autista se parece más al cerebro de una persona no autista mientras sueña. Se parece mucho también al de los participantes en los experimentos ganzfeld y en la telepatía en sueños. Y también se parece mucho al de los sujetos que tienen visión remota y que entran en trance o en un estado meditativo cuando reciben información. Además, algunos médiums psíquicos, los individuos que afirman comunicarse con los fallecidos, también entran en estados de trance (ver el capítulo diez).

Quizás los cerebros de los *savants* simplemente están estructurados de manera que les permite de algún modo captar «la señal», mientras que los no *savants* (la mayoría de la población) tienden a ahogar la señal con sus cerebros dominados por la lógica. Esta teoría implicaría que todos tenemos habilidades psíquicas, y simplemente no estamos entrenados (o configurados) para percibirlas a todas horas. Y por tanto, tendría sentido que los *savants* puedan ser cien por cien telepáticos, mientras que un no *savant* que participe en el experimento ganzfeld solo consigue un porcentaje de aciertos un poco mejor que lo que sucedería por azar.

No hay duda de que se necesita más investigación en esas teorías. Pero la evidencia colectiva de la telepatía tendría que producirnos asombro. Quizás la conciencia no esté localizada en el cerebro, ni sea producida por este.

Resumen del capítulo

○ La «telepatía» se refiere a la comunicación mente a mente.

○ Experimentos en laboratorio, como el ganzfeld, muestran fuerte evidencia estadística de la existencia de capacidades telepáticas sutiles en personas ordinarias.

○ Además, los estudios muestran que las personas saben cuándo están siendo observadas desde detrás y cuándo alguien las está mirando fijamente incluso si es a través de una cámara de vídeo en otra habitación.

○ Las personas saben, más allá de la casualidad, quién las llama por teléfono cuando quien llama se elige aleatoriamente. Un efecto similar se encuentra en el caso de correos electrónicos y mensajes de texto.

○ Muchos gemelos son telepáticos y saben cuándo el otro gemelo está en peligro, incluso cuando están separados. A veces un gemelo siente el dolor del otro gemelo.

○ Casos anecdóticos de muchos investigadores sugieren que algunos *savants* autistas son altamente telepáticos. Se necesita mucha mayor investigación en esta área antes de poder extraer conclusiones.

PRECOGNICIÓN
Conocer las cosas antes de que ocurran

La precognición, en cuyo caso nadie sabe la respuesta hasta un momento futuro, parece funcionar bastante bien.[1]

Jessica Utts, profesora de la Universidad de California, en David, y presidenta en 2016 de la Asociación Americana de Estadística, en su informe de 1995 sobre el funcionamiento psíquico (a petición del Congreso y la CIA)

La evidencia acumulada es clara: la precognición existe.[2]

Doctor **Dean Radin**, director científico del Instituto de Ciencias Noéticas

Hemos dedicado especial atención a este tema [...] y nuestra sensación colectiva es que la precognición auténtica [...] es un fenómeno genuino.[3]

Doctor **Edward Kelly**, profesor de Psiquiatría y Ciencias Neuroconductuales en la Universidad de Virginia y doctor en Filosofía por la Universidad de Harvard

¿Quién dice que la separación que tenemos entre personas en el espacio y la separación de sucesos en el tiempo en el mundo físico tiene que aplicarse al mundo mental?[4]

Doctora **Julia Mossbridge**, neurocientífica cognitiva
y destacada investigadora de la precognición

La precognición (o presentimiento) se refiere a la capacidad de conocer o sentir algo que ocurrirá en el futuro. Esto no tiene sentido si nos basamos en nuestra experiencia cotidiana, ordinaria. ¿Cómo podría conocerse un suceso futuro que todavía no ha ocurrido?

Pero recuerda lo que la física cuántica nos enseña: el tiempo funciona de maneras misteriosas. Si la conciencia es fundamental, quizás exista más allá del espacio y el tiempo. Eso posibilitaría la precognición.

Los primeros estudios sobre la precognición

Los primeros experimentos sobre la precognición fueron realizados en los años treinta del siglo XX en la Universidad Duke, por Joseph B. Rhine. En la versión básica de su estudio, a los participantes se les pedía que eligieran una de cinco tarjetas que más tarde serían seleccionadas por un proceso aleatorio. A lo largo de muchos ensayos, los participantes deberían «acertar» el 20% de las veces, ya que tenían una probabilidad entre cinco de que su elección fuese correcta. Pero en muchas pruebas la tasa de aciertos estuvo alrededor del 29%.[5]

Estos estudios atrajeron la atención de algunos científicos hace décadas. Como Pascual Jordan, colega del ganador del Premio Nobel Wolfgang Pauli, afirmó en el *Journal of Parapsychology* en 1955: «La evidencia de los fenómenos psi, de la que a menudo han informado anteriores autores, ha sido establecida con toda la exactitud de la ciencia moderna por el doctor Rhine y sus colaboradores, y nadie puede negar ya la necesidad de tomar el problema en serio y ponerlo en relación con otros hechos conocidos».[6] ¡Esto fue en 1955!

El doctor Radin llevó a cabo una revisión completa de todas las pruebas con tarjetas que se habían realizado desde 1882 hasta 1939. Como él afirma, respecto a los datos «de los que se ha informado en ciento ochenta y seis publicaciones, por docenas de investigadores de todo el mundo, los resultados combinados de esta base de datos de cuatro millones de ensayos se traducen en una tremenda probabilidad contraria a la casualidad, una probabilidad de uno entre mil millones de trillones».[7]

Además, entre 1935 y 1987 fueron realizados unos trescientos nueve estudios por sesenta y dos investigadores, y se publicaron ciento trece artículos en revistas revisadas por pares. Más de cincuenta mil personas contribuyeron a unos dos millones de ensayos.[8] Los investigadores doctores Charles Honorton y Diane Ferrari realizaron un metaanálisis estadístico de todos estos estudios. Tal como lo resume el doctor Radin: «Los resultados combinados mostraron un efecto pequeño pero reproducible, con una probabilidad de que se debiese al azar de 1 entre 1.025. Eso es de uno entre diez mil millones de millones de millones».[9]

Como hicimos con los experimentos ganzfeld de telepatía, tenemos que explorar si el efecto de manipulación de archivos podría estar funcionando aquí. ¿Ocultaron los experimentadores los resultados negativos en un archivo y no informaron de ellos para que no se mostrasen los resultados positivos? Los análisis estadísticos demuestran que si esta explicación fuese cierta, tendría que haber cuarenta y seis estudios no publicados por cada experimento conocido del que se informó.[10] Eso implicaría un número insensatamente alto de científicos sin escrúpulos durante décadas de estudio independiente. Esto parece muy poco probable.

Si aceptamos los resultados como exactos, entonces parece que de alguna manera las personas pueden predecir sucesos futuros aunque sea vagamente. Conocen el futuro sutilmente antes de que ocurra. La física nos dice que el tiempo no es exactamente lo que parece, de manera que quizás este efecto sea un síntoma.

Respuestas de la piel

El doctor Radin examinó si la conductividad de la piel de los participantes cambiaría antes de ver una imagen evocadora de una emoción sin que ellos supieran que iba a llegar. Y resume así el diseño experimental de un estudio que realizó en 1993 (en el que denominaba al efecto «presentimiento» en lugar de «precognición»): «Mientras se monitoriza la conductividad de la piel, el participante aprieta un botón. Cinco segundos después, el ordenador realiza una selección al azar para mostrar o una imagen emocional [por ejemplo, erótica, violenta o escenas de un accidente] o una imagen de tranquilidad [por ejemplo, paisajes, escenas de la naturaleza o gente en calma]. El presentimiento se manifiesta como un aumento en la conductividad de la piel ante las imágenes emocionales, pero no ante las imágenes de calma».[11]

En otras palabras, el doctor Radin realiza las mediciones para ver si el cuerpo reacciona fisiológicamente a una imagen, antes de que la imagen sea seleccionada aleatoriamente por un ordenador. Sí, antes.

En la mayoría de los estudios, primero se presenta un estímulo y luego se miden las reacciones fisiológicas. ¿Quién pensaría en realizar las mediciones antes de que se presente el estímulo?

Aparentemente, el cuerpo responde, de hecho, antes de que se presente el estímulo. Los resultados fueron claros en los cuatro primeros experimentos del doctor Radin: «Las probabilidades combinadas contrarias a la casualidad en estos cuatro experimentos fue de 125.000 a 1, a favor de un efecto presentimiento auténtico. Estos estudios sugieren que cuando la persona promedio *está a punto de ver* una imagen emocional, responde antes de que la imagen aparezca (en condiciones doble ciego)»[12] [cursivas en el original].

Repitámoslo: la piel de los participantes reaccionaba antes de que una imagen emocionalmente provocativa fuese generada aleatoriamente, cuando los participantes no sabían que la imagen emocionalmente provocativa iba a llegar.

Desde 1998 hasta 2000, el doctor Radin replicó los resultados de los experimentos en el laboratorio de aparatos electrónicos de Paul Allen (cofundador de Microsoft) en Silicon Valley, Interval Research Corporation. El premio nobel de bioquímica Kary Mullis visitó el laboratorio y participó en el experimento del doctor Radin. Después de su participación, Mullis observó durante una entrevista en el programa *Viernes de ciencia* de la National Public Radio:

Pude ver unos tres segundos en el futuro [...] Es escalofriante. Te sientas allí y observas este pequeño trazo, y unos tres segundos, de media, antes de que llegue la imagen, tienes una pequeña respuesta en la conductividad de tu piel, que se halla en la misma dirección que la respuesta más amplia que tiene lugar después de ver la imagen. Algunas imágenes hacen que aumente tu conductividad, algunas que descienda. Radin ha realizado eso una y otra vez con multitud de personas. Para mí, eso se encuentra en el límite de la propia física, respecto al tiempo. Hay algo chocante respecto al tiempo que no entendemos porque eso no debería ser posible [...].[13]

¿Está mintiendo el premio nobel de bioquímica Kary Mullis? ¿Está el doctor Radin inventando las estadísticas? ¿O puede que esto sea cierto?

Respuestas de los ojos

Aparentemente, no solo la piel reacciona al futuro. El doctor Radin midió la dilatación de la pupila y los niveles de parpadeo espontáneo del ojo como indicadores de excitación antes de un suceso futuro desconocido. Una vez más, encontró resultados estadísticamente significativos: «Este experimento demostró que el sistema nervioso autónomo en su conjunto, reflejado en la pupila y en los movimientos de los ojos, responde de manera inconsciente a sucesos futuros. Esto es, se confirma que no había nada mágicamente único acerca de las mediciones de la conductividad de la piel, como se utilizaba en los primeros experimentos sobre el presentimiento».[14] Así pues, no es solo la piel lo que reacciona al futuro. También los ojos reaccionan.

Respuestas del cerebro

El psicólogo Dick Bierman, de la Universidad de Ámsterdam, investigó la precognición midiendo la actividad cerebral, utilizando un sistema de imagen por resonancia magnética funcional (fMRI) para examinar los niveles de oxigenación en sangre. Presentó a los participantes una combinación de imágenes eróticas generadas aleatoriamente y de imágenes menos excitantes. Los resultados mostraron un efecto estadísticamente significativo. Según el doctor Radin: «Los cerebros, tanto de hombres como de mujeres, se activaban en áreas específicas *antes* de que aparecieran las imágenes eróticas, aunque nadie sabía de antemano que esas imágenes podían ser seleccionadas. Dicho de otro modo, *el cerebro responde a sucesos futuros*»[15] [cursivas en el original].

El doctor Radin midió también las señales eléctricas de la región occipital (visual) del cerebro cuando los participantes veían destellos de luz aleatorios. Un ordenador generaba las luces, de modo que nadie podía saber cuáles serían los estímulos que iban a llegar. El doctor Radin halló un efecto estadístico en las mujeres participantes. Había más actividad cerebral un segundo antes de que la luz brillase.[16]

Respuestas del corazón

El doctor Rollin McCraty, director de Investigación en el Instituto HeartMath, y sus colegas examinaron el papel del corazón en la precognición. Aparentemente, el corazón también conoce el futuro. En un artículo de 2004 en el *Journal of Alternative and Complementary Medicine*, hallaron cambios en la frecuencia cardíaca de los participantes antes de que se mostraran imágenes emocionales aleatorias. El doctor McCraty lo resume así: «De la mayor importancia aquí es nuestro descubrimiento principal: a saber [...] la evidencia de que el corazón se halla directamente implicado en el procesamiento de información acerca de futuros estímulos emocionales segundos antes de que el cuerpo experimente realmente el estímulo [...] Lo que resulta verdaderamente sorprendente de este resultado es el hecho de que el corazón parezca desempeñar un papel directo en la percepción de sucesos futuros; como mínimo, implica que el cerebro no actúa solo en este sentido».[17]

Los estudios del doctor Bem

No hay duda de que algo está en marcha: diferentes partes del cuerpo parecen predecir el futuro. El efecto es sutil, de manera que no somos claramente conscientes de él.

No obstante, a pesar de toda esta evidencia, el efecto no había atraído mucha atención en la comunidad científica convencional. Eso cambió en 2011 cuando el doctor Daryl Bem, destacado científico y exprofesor de la Universidad Cornell, publicó su estudio sobre la precognición en la muy respetada *Revista de Psicología de la Personalidad y Psicología Social* de la Asociación Americana de Psicología.

Durante un período de ocho años, y con más de mil participantes en sus estudios, el doctor Bem halló efectos de la precognición con una probabilidad contra la casualidad de setenta y tres mil millones a uno.[18] En otras palabras, como otros investigadores han demostrado antes de él, conocemos el futuro antes de que suceda.

El doctor Bem observa sobre su estudio: «La investigación y este artículo se dirigen especialmente a mis colegas, los psicólogos sociales [...] Diseñé los experimentos para ser lo suficientemente convincentes, sencillos y transparentes para animarlos a intentar replicar estos experimentos por sí mismos». Su enfoque era «tomar fenómenos bien conocidos en psicología e invertir el curso del tiempo [...] Tu fisiología salta cuando ves [una imagen erótica] después de observar una serie de paisajes o imágenes neutras [...] Pero el hallazgo notable es que tu fisiología salta antes de que la imagen provocativa aparezca realmente en la pantalla: incluso antes de que el ordenador decida qué imagen mostrarte. Lo que se muestra es que tu fisiología puede anticipar un suceso que está por llegar aunque tu yo consciente no pueda hacerlo».[19]

The New York Times escribió un artículo sobre este tema en 2011 titulado «Journal's Paper on ESP Expected to Prompt Outrage» [Artículo del diario acerca de la percepción extrasensorial que se espera que provoque indignación]. El autor resume uno de los procedimientos del doctor Bem: «En un experimento de memoria clásico [...] los participantes estudian cuarenta y ocho palabras y luego dividen un subconjunto de veinticuatro de ellas en categorías, como alimento o animal. El hecho de categorizar refuerza la memoria, y en las pruebas siguientes es más probable que las personas recuerden las palabras que practicaron que aquellas con las que no lo hicieron. En su versión, el doctor Bem pasó a cien estudiantes universitarios un test antes de que realizaran la categorización, y halló que era significativamente más probable recordar las palabras que más tarde practicarían».[20]

El artículo de Bem afirma: «Los resultados muestran que practicar una serie de palabras después del test de memoria, de hecho, lo que hace es que uno se remonte en el tiempo para facilitar el recuerdo de esas palabras».[21]

Su estudio *futuro* ayudaba a su *pasado* rendimiento en el test. Reconozco que esto suena muy extraño.

The New York Times decía que el artículo del doctor Bem «puede hacer las delicias de los creyentes en los llamados sucesos paranormales, pero está mortificando ya a los científicos».[22] Por ejemplo, Douglas Hofstadter, científico cognitivo de la Universidad de

Indiana, dijo: «Si cualesquiera de las afirmaciones [de Bem] fuera cierta, entonces todas las bases subyacentes a la ciencia contemporánea se derrumbarían y tendríamos que repensar todo acerca de la naturaleza del universo».[23] Y Ray Hyman, profesor emérito de Psicología de la Universidad de Oregón, señaló: «Es una locura, pura locura. No puedo creer que uno de los principales periódicos permita este artículo en sus páginas [...] Creo simplemente que es una vergüenza para todo ese campo».

Pero el editor del diario en el que se publicó el estudio afirmó que el artículo del doctor Bem pasó por el proceso habitual de revisión: «Cuatro revisores hicieron comentarios sobre el manuscrito [...] y estas son personas muy fiables». Añadió que los cuatro revisores decidieron que el artículo satisfacía los criterios editoriales del diario, aunque «no hubiera mecanismo mediante el cual pudiéramos entender los resultados».[24]

Sigue el debate acerca de si los resultados pueden ser replicados y qué metodología de comprobación estándar tendría que utilizarse. Sin embargo, Bem y sus colegas realizaron un metaanálisis en 2015 de noventa de tales experimentos procedentes de treinta y tres laboratorios situados en catorce países diferentes. Los estudios contenían una mezcla de éxitos y de fallos. Pero las estadísticas colectivas sugieren, una vez más, que la precognición es real. Los autores observan en su metaanálisis: «Así pues, el hecho de que replicaciones exactas y modificadas de los experimentos de Bem produjesen resultados comparables, estadísticamente significativos, implica una generalización a través de los estímulos, los protocolos, las muestras de sujetos y las culturas nacionales».[25]

El metaanálisis de Mossbridge y sus colegas

El doctor Daryl Bem no fue el único experimentador en informar de resultados desconcertantes sobre este tema. La neurocientífica cognitiva doctora Julia Mossbridge y sus colegas el doctor Patrizio Tressoldi y la doctora Jessica Utts publicaron también un controvertido hallazgo en 2012. Examinaron veintiséis informes de entre 1978 y 2010, respecto a si el cuerpo anticipa de manera claramente impredecible sucesos futuros seleccionados al azar. ¿Adivinas qué sucedió? Igual que vimos en los otros experimentos, este análisis reveló: «El efecto global es pequeño, pero estadísticamente significativo».[26] Por estos hallazgos tan destacados, el estudio de Mossbridge y sus colegas ganó el Premio de Contribuciones Integrativas Charles Honorton de la Asociación Parapsicológica, y fue reseñado por *ABC News 20/20*, *Wall Street Journal Ideas Market*, *Fox News* y otros medios de comunicación.[27]

Sueños precognitivos: anécdotas

Los efectos descritos hasta aquí han sido sutiles. Solo han sido detectados por las estadísticas. Sin embargo, existen multitud de casos anecdóticos que son mucho más llamativos. Por ejemplo, el doctor Larry Dossey, exjefe de personal del Medical City Dallas Hospital, escribió en 2009 todo un libro sobre el tema, con el título *El poder de las premoniciones*. Originalmente fue inspirado por sus propias premoniciones, que le llegaron en sueños, como se describe en detalle a continuación:

> Todo comenzó de manera inocente, con un sueño que tuvo lugar durante mi primer año de ejercicio de la medicina. En él, el hijo de cuatro años de uno de mis colegas médicos estaba acostado bocarriba sobre la mesa de una habitación estéril para realizar pruebas. Un técnico de bata blanca intentaba colocar un aparato médico en su cabeza. Justin se desesperaba, gritando, peleando e intentando quitarse el aparato a pesar de los esfuerzos persistentes del técnico. En la cabecera de la mesa se encontraba de pie la madre de Justin, intentando calmarlo y darle apoyo. El técnico intentaba una y otra vez realizar su tarea, pero no lo conseguía, ya que Justin se enfadaba cada vez más. Exasperado, levantó las manos y se fue.

Me desperté en la luz de esa mañana gris sintiéndome conmocionado, como si fuera el sueño más vívido que hubiera experimentado: profundo, numinoso, «más real que lo real». Pero, a la vista del contenido del sueño, mi reacción no tenía sentido. No comprendía por qué me sentía más conmovido. Pensé en despertar a mi esposa y contárselo, pero decidí que era mejor no hacerlo. ¿Qué sentido tendría para ella? Hacía muy poco que habíamos conocido a Justin, y lo habíamos visto solo tres o cuatro veces.

Me vestí y fui al hospital a realizar las rondas de las primeras horas de la mañana. A medida que avanzaba el ajetreado día, me olvidé del sueño hasta el mediodía. Entonces, mientras comía en la zona para el personal del hospital con el padre de Justin, la madre del niño entró en la habitación llevándolo en brazos. Estaba visiblemente enfadado, con el cabello húmedo y despeinado, con lágrimas que le caían por las mejillas. La mamá de Justin le explicó a su marido que venían del laboratorio donde se realizan los electroencefalogramas (EEG), y que allí la técnica sanitaria había intentado realizar una prueba de ondas cerebrales al niño. La técnica sanitaria se enorgullecía por su habilidad para obtener registros encefalográficos en los niños, algo que puede ser una tarea exigente, y su historial era prácticamente impecable [...] hasta que se encontró con Justin. Tras contar a su marido cómo su hijo se había rebelado y había frustrado la prueba, la mamá de Justin se fue con el desconsolado niño en sus brazos. Su marido los acompañó fuera del comedor y fue a su despacho.

Me vino el recuerdo de mi sueño. Estaba aturdido. Había soñado la secuencia de los sucesos con detalles casi exactos antes de que ocurrieran. Fui a ver al padre de Justin a su despacho y le pedí que compartiera conmigo los sucesos que habían llevado hasta el EEG abortado. Me contó que su hijo había desarrollado fiebre el día anterior, y a continuación tuvo una breve convulsión.

Aunque él estaba seguro de que las convulsiones se debían a la fiebre y no a una enfermedad grave como la epilepsia o un tumor cerebral, pidió consulta con un neurólogo.

El especialista fue tranquilizador; no era necesario hacer nada inmediatamente [...]

«¿Hay alguien más que pudiera haber conocido estos sucesos?», pregunté. Quería saber si alguien podía haberme filtrado información que yo pudiera haber olvidado y que hubiese influido en mi sueño. «Desde luego que no», dijo el papá de Justin; nadie lo sabía excepto la familia inmediata y el neurólogo.

En una semana soñé dos veces más con sucesos que ocurrieron al día siguiente, y eso no era posible que lo supiera antes de que tuvieran lugar.[28]

El doctor Dossey describe uno de sus casos favoritos:

Amanda, una joven madre del estado de Washington, se despertó una noche a causa de un sueño horrible. Soñó que la lámpara de la habitación contigua se había caído del techo sobre la cuna de su bebé mientras este dormía y lo había aplastado. En el sueño vio un reloj en la habitación del bebé que marcaba las 4:35, y que el viento y la lluvia golpeaban las ventanas. Extremadamente alterada, despertó a su esposo y le contó el sueño. Él dijo que era una tontería y que se volviese a dormir. Pero el sueño era tan terrorífico que Amanda fue a la habitación del bebé y se lo llevó con ella a su cama. Pronto se despertó por un fuerte estruendo en la habitación de su hijo. Fue corriendo y vio que la lámpara había caído y aplastado la cuna, y que el reloj de la habitación marcaba las 4:35; el viento y la lluvia aullaban en el exterior. La premonición de su sueño tenía el detalle de una cámara de grabación, incluyendo el suceso específico, el momento exacto e incluso un cambio en el clima.[29]

El doctor Dossey observa también que la gente informa de haber visto en sueños números de lotería ganadores. Un ejemplo reciente: en enero de 2018, Victor Amole, residente en Virginia, soñó en los números «3-10-17-26-32». Y afirmó: «Nunca había tenido un sueño como ese antes». A continuación compró cuatro boletos idénticos con esos números, que terminaron siendo los números ganadores. Ganó cuatrocientos mil dólares.[30]

Sueños precognitivos: estudios controlados

Además de los muchos casos anecdóticos como los que he contado, también se han realizado algunos estudios controlados. Caroline Watt, psicóloga de la Universidad de Edimburgo, ha sido pionera en la investigación de sueños precognitivos bajo condiciones controladas. Algunos de sus resultados son prometedores. En un estudio de 2014, los participantes presentaban informes en los que detallaban sus sueños; luego, veían un video seleccionado al azar. A un grupo de jueces, que no sabían qué video veían los participantes, se les pidió que juzgasen si las descripciones que hacían de los sueños coincidían con el video que se les mostraba posteriormente. El análisis estadístico de las evaluaciones de los jueces sugiere un efecto precognitivo.[31] Dicho de otro modo, los sueños de los que informaban eran ligeramente predictivos del video que los participantes verían después del sueño. No obstante, no todos los estudios controlados sobre sueños precognitivos mostraron resultados estadísticamente significativos.[32] Se necesitan más datos antes de poder extraer conclusiones definitivas.

Prevención de desastres

La precognición puede funcionar también para salvar vidas. Por ejemplo, la doctora Diane Powell examinó los datos de ocupación de vuelo el 11 de septiembre de 2001. La ocupación de cada uno de los cuatro aviones que se estrellaron fue del 51, el 31, el 20 y el 16%. La ocupación media de los vuelos en un avión normal es del 71%. ¿Por qué había tan poca gente en esos aviones respecto a la media? ¿Acaso algunas personas tuvieron la sensación de que ocurriría algo malo? Una de las pacientes de la doctora Powell sí. Estaba programado que fuera en uno de los aviones, pero por razones poco claras decidió no salir de Boston. Como consecuencia, siguió viva.[33] En otro estudio, tal como se cuenta en el libro de Michael Talbot *El universo holográfico* (publicado originalmente en 1991), el investigador William Cox estudió las tasas de ocupación de trenes durante veintiocho accidentes ferroviarios graves. Halló que un número significativamente menor de personas tomó esos trenes los días en que ocurrieron los accidentes frente a ese mismo día en semanas anteriores.[34]

¿Cómo podemos explicar la precognición?

En conjunto, la evidencia acumulada procedente de los estudios sobre precognición hace que uno se pregunte si nuestros modelos convencionales de la conciencia se están perdiendo algo importante. ¿Cómo podemos tener acceso al futuro antes de que ocurra? ¿Es posible realmente que nuestra conciencia exista más allá del espacio y el tiempo, y por tanto pueda percibir sucesos «futuros»? Si es así, cuesta imaginar que el modelo materialista de «el cerebro crea la conciencia» sea adecuado. Ese modelo esperaría que la conciencia estuviese limitada al presente.

Una explicación de cómo ocurre esto la proporciona la doctora estadística Jessica Utts. Ella comenta lo siguiente acerca de la visión remota precognitiva, en la que las personas pueden percibir el aspecto de una ubicación distante en el futuro: «La precognición, en la que la respuesta no es conocida por nadie hasta que el futuro se haga presente, parece funcionar bastante bien. Experimentos recientes sugieren que si hay un sentido psíquico, entonces funciona de manera muy parecida a los otros cinco sentidos, detectando cambios. Dado que los físicos actualmente están lidiando con la comprensión del tiempo, puede que exista un sentido psíquico que escanee el futuro para percibir los cambios principales, de manera muy similar a como nuestros ojos escanean el entorno para detectar cambios visuales o nuestros oídos nos permiten responder a cambios súbitos del sonido».[35]

Una hipótesis fascinante, pero se necesita más información acerca de cómo podría funcionar la precognición.

Resumen del capítulo

○ La precognición (o presentimiento) se refiere a saber o percibir que algo ocurrirá antes de que suceda realmente: en otras palabras, conocer el futuro.

○ Algunos estudios muestran que diferentes partes del cuerpo reaccionan a sucesos futuros en experimentos de laboratorio, antes de que los participantes sepan lo que va a venir.

· La piel reacciona antes de que llegue el futuro.
· Los ojos reaccionan antes de que llegue el futuro.
· El cerebro reacciona antes de que llegue el futuro.
· El corazón reacciona antes de que llegue el futuro.

○ Estudios de esta naturaleza obtuvieron atención en la ciencia convencional en 2011 cuando el destacado psicólogo de la Universidad Cornell, el doctor Daryl Bem presentó sus hallazgos en una revista científica convencional revisada por pares. Sus resultados confirmaban que la precognición es real.

○ El metaanálisis llevado a cabo por Moossbridge y sus colegas de veintiséis estudios muestra también un fuerte efecto precognitivo.

○ Los sueños premonitorios también se han estudiado en laboratorio, pero los resultados han sido mixtos; se necesitan más datos antes de poder extraer conclusiones.

○ Los científicos han observado que algunas personas advierten desastres (como el 11 de septiembre y accidentes de trenes), quizás por «conocer» el futuro.

Capítulo 7

LOS ANIMALES
Habilidades psíquicas

A lo largo de quince años de intensa investigación sobre los pode-
res inexplicados de los animales, he llegado a la conclusión de que
muchas de las historias contadas por los propietarios de masco-
tas están bien fundamentadas. Algunos animales realmente pare-
cen tener poderes de percepción que van más allá de los sentidos
conocidos.[1]

Rupert Sheldrake, bioquímico que perteneció
a la Universidad de Cambridge

Los fenómenos psíquicos analizados hasta aquí se han centrado
en los seres humanos. No obstante, uno se pregunta: si los humanos pueden hacerlo, ¿qué sucede con los animales? Si la conciencia
es fundamental y el cerebro es simplemente una lente a través de
la cual se experimenta la conciencia, entonces ¿no deberían otros
seres con cerebro (como los animales) tener capacidades similares?

Desafortunadamente, se dedica muy poco dinero a la investigación sobre habilidades psíquicas en los animales. Los datos que
tenemos son limitados, y en este breve capítulo mostraré los más
destacados. Los datos indican que merece la pena una mayor investigación, porque se ajusta a lo que vemos en los humanos. Al menos

deberíamos considerar la posibilidad de que las habilidades psíquicas funcionen en lugar de los sentidos ordinarios.

Animales que saben cuándo sus amos están llegando a casa

El doctor Rupert Sheldrake ha sido el investigador pionero en el
campo de los animales psíquicos. Su libro *De perros que saben que
sus amos están camino a casa y otras facultades inexplicadas de los animales* (publicado originalmente en 1999) es el libro más completo
escrito sobre este tema. Uno de sus hallazgos más notables es que
algunos animales saben cuándo sus dueños están llegando a casa:
posiblemente a través de medios no ordinarios.

Sheldrake afirma: «Muchos perros saben cuándo sus amos están llegando a casa, también los gatos y un buen número de otros
animales, ocasionalmente conejos, conejillos de Indias, muy a menudo loros y otros animales domésticos lo hacen. Parecen anticipar
la llegada de la persona yendo hacia una puerta o ventana y esperando allí, o en el caso de los loros a veces anuncian realmente de
manera verbal quién va a venir. A veces lo saben diez minutos antes
o más. La razón por la que creo que se trata de telepatía es porque
realmente hemos hecho experimentos para probarlo».[2]

El caso más famoso del doctor Sheldrake es un perro llamado
Jaytee que a menudo sabía cuándo su dueña, Pam Smart, estaba
llegando a casa. Generalmente, Jaytee esperaba junto a la ventana
cuando Pam estaba volviendo a casa, pero de otro modo rara vez
se ponía allí.[3] En el sitio web del doctor Sheldrake puede verse un
ejemplo en un video de cinco minutos, y parece mostrar un efecto
telepático claro.[4]

El diseño del estudio es como sigue:

En casa de Pam se han instalado cámaras para monitorizar el
comportamiento de Jaytee. Los padres de Pam están en casa con el
perro mientras ella va con el experimentador a un pueblo cercano.
Solo los experimentadores saben cuándo Pam regresará a casa. Ella

no lo sabe, sus padres no lo saben y el cámara que observa al perro no lo sabe. Mientras Pam está ausente, Jaytee descansa a los pies de la madre de Pam en casa. Ambas cámaras indican el tiempo, de modo que pueden verse las actividades de Jaytee en relación con las de Pam. A los once segundos de que el experimentador informe a Pam de que es momento de encontrar un taxi y volver a casa, Jaytee se despierta y camina hacia la ventana, donde permanece esperando hasta que Pam llega. Ella ni siquiera había llegado al taxi cuando Jaytee reaccionó. Parece que en cuanto Pam tuvo la intención de ir a casa, Jaytee caminó hacia la ventana. Mentalmente ella decidió que era hora de volver a casa, y fue esa decisión lo que aparentemente desencadenó el movimiento de Jaytee hacia la ventana. Es como si Jaytee leyese la mente de Pam.

Es difícil explicar los resultados por medios ordinarios. El viaje de Pam no formaba parte de su horario normal; no conducía su coche y estaba lejos. Ni siquiera había subido al coche cuando Jaytee reaccionó, y nadie en la casa sabía cuándo iba a volver.

Los resultados se han replicado. El doctor Sheldrake realizó unos doscientos experimentos con Jaytee y Pam, y mostró un fuerte efecto estadístico, que sugiere que la telepatía animal-humano es real. Sus resultados se publicaron en el *Journal of Scientific Exploration*, revisado por pares.[5]

La controversia sobre Jaytee

Con resultados tan increíbles e innovadores, ¿por qué no se habla más de esto? Si buscas este tema en Google puedes encontrar que los resultados fueron refutados por Richard Wiseman, el editor asesor de la revista *Skeptical Inquirer*.

Merece la pena analizar esta historia, porque permite destacar la batalla que sigue teniendo lugar entre los experimentadores y los escépticos. He aquí lo que se supone que sucedió. Wiseman no se creía los resultados de Sheldrake, así que este le permitió, en 1995, que realizara él mismo experimentos con Jaytee y Pam. Wiseman proporcionó a Sheldrake los datos de sus cuatro ensayos con Jaytee y Pam, ¡y esos datos coincidían con el amplio cuerpo de datos que Sheldrake había reunido!

Entonces ¿por qué hay controversia en ello? Aparentemente, Wiseman no informó de que obtuvo los mismos resultados que Sheldrake, aunque así fue. De hecho, desestimó las habilidades de Jaytee en su libro *¿Esto es paranormal?* Además, en palabras de Sheldrake, Wiseman «anunció al mundo a través de comunicados en prensa que habían *refutado* las habilidades de Jaytee»[6] [cursiva en el original].

Sheldrake afirma que posteriormente Wiseman admitió que sus refutaciones públicas no eran precisas: «Solo en 2009 Wiseman concedió finalmente que sus resultados mostraban el mismo patrón que los míos». Pero el daño a la reputación de Sheldrake ya estaba hecho.

Sheldrake recuerda la historia:

Wiseman reiteró sus conclusiones negativas en un artículo publicado en el *British Journal of Psychology* [...] en 1998. Este artículo se anunció en la prensa titulándolo «El perro místico no puede darles una pista a los científicos», junto con una cita de Wiseman: «Mucha gente cree que su mascota podría tener habilidades psíquicas, pero cuando lo comprobamos se vio que lo que estaba sucediendo es normal, no paranormal». Hubo una avalancha de publicidad escéptica, incluyendo informes en los periódicos [en 1998] con titulares como «Las mascotas no tienen un sexto sentido, dicen los científicos» (*The Independent*, 21 de agosto) y «Se muestra que las mascotas psíquicas son un mito» (*The Daily Telegraph*, 22 de agosto). [El ayudante de Wiseman, Matthew Smith] fue citado diciendo: «Intentamos todo lo que pudimos para captar esta habilidad y no encontramos evidencia alguna que la apoye». Las agencias de noticias contaron la historia en todo el mundo [...] Wiseman siguió saliendo en programas de televisión e impartiendo conferencias públicas donde declaraba que había refutado las habilidades de

Jaytee. Desafortunadamente, sus presentaciones eran deliberadamente engañosas. No mencionaba el hecho de que, en sus propias pruebas, Jaytee esperaba junto a la ventana mucho más cuando Pam estaba volviendo a casa que cuando no lo estaba haciendo, ni se refería a mis propios experimentos.[7]

De modo que cuando Wiseman admitió que sí que había replicado los resultados de Sheldrake, el daño público ya estaba hecho. El doctor Dean Radin analizó la situación de cerca. Después de examinar los datos, se puso del lado de Sheldrake. Y observó:

Sheldrake [...] realizó varios cientos de sesiones experimentales [con Jaytee] que demostraban con un nivel muy alto de certeza que Jaytee anticipaba el retorno de Smart de modos que no podían explicarse por medios ordinarios. Por el contrario, Wiseman llevó a cabo simplemente cuatro sesiones experimentales, y sin embargo declaraba que no había evidencia que respaldase la habilidad de Jaytee. Ignorar la base de datos mucho más grande de Sheldrake era cuestionable, pero incluso más preocupante era el hecho de que Wiseman obtuviese exactamente el mismo patrón de resultados que Sheldrake, algo que dejó de mencionar. En 2002, le pedí a Sheldrake si podía ver los datos de sus experimentos y los de Wiseman, y él amablemente me los proporcionó. Pude confirmar que los resultados eran ciertamente contundentes a favor de las conclusiones de Sheldrake, a saber, que el comportamiento de Jaytee cambiaba espectacularmente cuando Pam estaba volviendo a casa desde muchos kilómetros, y que la señal que indicaba la vuelta se determinaba aleatoriamente y era desconocida para todos los que estaban cerca de Jaytee. Los diseños de Sheldrake habían evolucionado para excluir todos los agujeros de bucle conocidos, y los resultados observados permanecieron siendo los mismos. El libro de Wiseman no menciona nada de este lado verdaderamente excepcional de la historia.[8]

Las implicaciones de los experimentos con Jaytee son profundas. Si se mira el video publicado en el sitio web de Sheldrake, es difícil explicarlo de una manera que no sea a través de la telepatía o por fraude. Quizás no resulte sorprendente que los resultados hayan tenido que hacer frente a los desafíos de la mirada pública, ya que implican la necesidad de un cambio de paradigma en la ciencia.

Y en un sentido más general, este caso es ilustrativo de los tipos de retos a los que se enfrentan los investigadores de la conciencia. Ha sido la desafortunada realidad durante mucho tiempo, pero cabe esperar que la evidencia creciente comience a cambiar la dinámica. Pero la investigación de animales no termina aquí. Otros animales muestran un comportamiento potencialmente telepático.

Caballos entrelazados

El entrenador británico de caballos, Harry Blake, llegó a convencerse, a través de sus muchas interacciones con caballos, de que eran telepáticos. De manera que realizó un experimento aparentemente fácil y replicable. Primero, separó dos caballos hermanos que habían pasado bastante tiempo juntos. En el diseño de Blake, los caballos no podían verse ni oírse entre ellos. A continuación, observó el comportamiento de ambos animales en diferentes escenarios. Por ejemplo, los alimentaba en momentos diferentes, irregulares. En veintiún casos de veinticuatro en los que un caballo estaba siendo alimentado y el otro no, el que no estaba recibiendo comida «se excitaba y pedía comida, aunque no podía ver ni oír al primero». En otros casos, Blake mostraba mucha atención a un caballo, y el otro caballo, separado del primero, actuaba como si se sintiera molesto o celoso.

Blake llevó a cabo un total de ciento diecinueve experimentos y obtuvo resultados positivos en el 68% de ellos, mientras que en el grupo de control solo el 15% había tenido resultados positivos. Desafortunadamente, los experimentos no se han repetido.[9] Los resultados parecen sorprendentemente similares al comportamiento telepático entre gemelos, como hemos analizado en el capítulo cinco. Si los gemelos humanos son telepáticos, ¿por qué no podrían serlo los caballos?

Mascotas que encuentran a sus amos hallándose muy lejos

En algunos casos sorprendentes, las mascotas se pierden y hallan a sus dueños estando a muchos kilómetros de distancia. Resulta difícil imaginar que los sentidos tradicionales como el olfato o el oído puedan dar cuenta de estos asombrosos resultados. Debería tenerse en cuenta, como posible explicación, algún mecanismo de conciencia no local.

El doctor Sheldrake ha reunido una base de datos con tales casos. Además, investigadores de la Universidad Duke estudiaron este fenómeno en los años sesenta. El doctor Sheldrake dice: «La historia más notable de gatos se centra en Sugar, un gato persa de color crema perteneciente a una familia de California. Cuando se fueron de California a vivir a una casa nueva en Oklahoma, Sugar saltó del coche, estuvo unos cuantos días con los vecinos y luego desapareció. Un año después el gato apareció en el nuevo hogar de la familia en Oklahoma, tras haber viajado más de mil seiscientos kilómetros a través de territorio desconocido. Sugar era reconocible no solo por su apariencia y su comportamiento familiar, sino también por una deformidad ósea en su cadera izquierda».[10]

¿Pudo haber ocurrido esto por suerte? ¿Olía o escuchaba Sugar a sus dueños desde tan lejos? ¿O se trata de otro ejemplo de telepatía?

En un caso similar evocado por el doctor Sheldrake: «Tony, un perro de raza mixta perteneciente a la familia Doolen, de Aurora, Illinois, fue abandonado cuando la familia se trasladó a más de trescientos kilómetros, a East Lansing, alrededor del extremo sur del lago Míchigan. Seis semanas después, Tony apareció en East Lansing y se acercó emocionado al señor Doolen en la calle. El resto de la familia también reconoció a Tony, y él a ellos. Su identidad quedó confirmada por el collar, en el que el señor Doolen había cortado una muesca cuando estaban en Aurora».[11]

Desastres naturales

Como los humanos (tal como hemos visto en el capítulo anterior), los animales a veces conocen el futuro antes de que ocurra. Parecen saber cuándo van a golpear los terremotos u otros desastres. Por ejemplo, como cita el doctor Sheldrake: «Antes del terremoto de Agadir, en Marruecos, en 1960, los animales callejeros, incluidos los perros, fueron vistos corriendo desde el puerto antes del movimiento de tierras que mató a quince mil personas».[12]

En otro caso, la bióloga británica Rachel Grant estaba estudiando las conductas de apareamiento de sapos en Italia, y se dio cuenta de que el número de sapos macho en el grupo de reproducción cayó de noventa a cero: y esto fue durante la temporada de apareamiento. Grant comentó: «Esto es una conducta muy inusual para los sapos; una vez que los sapos han aparecido para reproducirse, generalmente permanecen activos en grandes cantidades en el sitio de reproducción hasta que el desove ha terminado».[13] Algo parecía sospechoso. He aquí que seis días después hubo un terremoto de magnitud 6,4. Se ha observado un comportamiento similar en animales antes de tsunamis, avalanchas y ataques aéreos.[14]

¿Cómo hacen esto los animales? ¿«Conocen» de algún modo el futuro antes de que suceda? ¿O hay alguna otra explicación? Independientemente de la explicación, la ciencia debería profundizar en este tema. Podrían salvarse muchas vidas mediante el desarrollo de sistemas de aviso, por ejemplo (más sobre este particular en el capítulo trece).

¿Un presagio de muerte?

Otro caso de precognición que merece mencionarse tiene que ver con un gato llamado Oscar que vivía en una unidad de salud mental en Rhode Island. Parecía saber cuándo iba a morir la gente. Su comportamiento normal era hostil, pero varias horas antes de que alguien muriera, se sentaba «a su lado hasta que moría, a menudo ronroneando y acariciándolo amablemente». ¡Oscar era más preciso, cuando se trataba de predecir la muerte, que los propios médicos! ¿Es posible que utilizara habilidades psíquicas en lugar de los sentidos ordinarios?

Por ejemplo, como dice el doctor Sheldrake: «En su decimotercera llamada, un médico pensó que una paciente estaba a punto de morir: respiraba con dificultad y sus piernas tenían un tinte azulado. Oscar no se quedó en la habitación con ella, así que el médico pensó que el gato por esta vez se había equivocado. Pero, para sorpresa del médico, la paciente vivió diez horas más. Oscar volvió a estar junto a la mujer durante las dos últimas horas».

En 2007, Oscar fue mencionado en *The New England Journal of Medicine* por el doctor David Dosa, quien afirmó: «Desde que fue adoptado por los miembros del personal cuando estaba recién nacido, Oscar el gato tiene la habilidad de predecir cuándo los residentes están a punto de morir. Hasta ahora ha presidido la muerte de más de veinticinco residentes [...] Su sola presencia junto al lecho de muerte es considerada por los médicos y por las enfermeras como un indicador casi absoluto de muerte inminente, lo que permite a los miembros del personal notificarlo adecuadamente a las familias».[15]

Pollos y conejos psicoquinéticos

Un último ejemplo que presento profundiza en la psicoquinesia: la capacidad de la mente (a través de la intención) para influir en la materia física. En el capítulo siguiente analizaremos la evidencia que existe a favor de la psicoquinesia en humanos. Pero aparentemente hay cierta evidencia en animales.

El doctor René Peoc'h, investigador francés, realizó estudios sobre polluelos en los años ochenta y noventa del pasado siglo.[16] Los polluelos se acercan a sus madres para estar pegados a ellas a una edad muy temprana. Pero si la madre está ausente, el polluelo se acerca a cualquier cosa que se halle a su alcance (aunque sea inanimada).

En el estudio del doctor Peoc'h, expuso a los polluelos recién nacidos a un pequeño robot para que permanecieran junto a él. El robot se movía aleatoriamente, determinado por un generador de números aleatorios (RNG, por sus siglas en inglés). Los RNG, por ejemplo, disparan secuencias de ceros y unos al azar, de modo que cabría esperar que los robots que se movían en función de los resultados del RNG lo hicieran de una manera totalmente impredecible.

El doctor Peoc'h tenía dos versiones del estudio: una en la que observaba el movimiento del robot cuando no había polluelo en una jaula cercana (el control), y otra en la que había un polluelo en una jaula próxima. En el último caso, el polluelo podía ver al robot. Pues bien, el polluelo creaba un vínculo emocional con el robot.

Cuando el polluelo estaba en una caja cercana, el robot se movía de manera no aleatoria. El robot pasaba una cantidad significativa de tiempo cerca de la jaula del polluelo (el patrón B en la figura siguiente). Era como si el deseo emocional del polluelo por la proximidad del robot influenciase el movimiento de este. Cuando no había polluelo en la jaula, el robot se movía de manera aleatoria (patrón A en la figura). Los estudios sugieren que los polluelos pueden ejercer influencia sobre el comportamiento de los RNG, utilizando tan solo su intención mental.

El doctor Peoc'h también realizó experimentos con conejos. Al principio, los conejos estaban aterrorizados. En esos casos, el movimiento del robot *se alejaba* de la jaula. Con el tiempo, los conejos fueron perdiendo el miedo y quizás apegándose al robot. Este parecía ser atraído hacia los conejos, como vimos con los polluelos.[17]

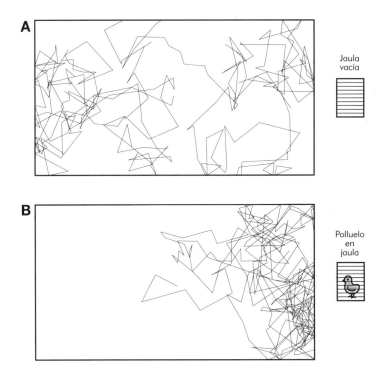

La figura de aquí arriba traza el movimiento de un pequeño robot en los experimentos del doctor Peoc'h. En A, la jaula está vacía. El robot se mueve de manera aleatoria porque su movimiento está dirigido por un generador de números aleatorios. En B hay un polluelo en una jaula cercana. El robot pasa más tiempo cerca de la jaula cuando el polluelo está presente. Los resultados sugieren que el polluelo muestra una influencia mental sobre el generador de números aleatorios, es decir, un efecto psicoquinético. (Figuras reproducidas a partir de la obra del doctor Rupert Sheldrake *Dogs That Know When Their Owners Are Coming Home*, página 297).

Los resultados sugieren que la naturaleza de las intenciones mentales de los animales puede influenciar el comportamiento de un robot que, de otro modo, se mueve de manera aleatoria. El doctor Sheldrake no conoce a nadie que haya repetido los experimentos, y ciertamente se necesitan replicaciones independientes antes de poder extraer conclusiones.

Ahora bien, como veremos en el capítulo siguiente, hay muchos estudios (entre ellos los realizados por el exdecano de Ingeniería de la Universidad de Princeton) que sugieren que los humanos pueden afectar a los RNG con sus mentes. Si eso fuera cierto, entonces ¿por qué no podrían hacerlo los animales?

Resumen del capítulo

○ El doctor Rupert Sheldrake realizó unos doscientos ensayos, bajo condiciones controladas, con un perro telepático que sabía cuándo su dueña estaba volviendo a casa. Los resultados fueron replicados por el escéptico Richard Wiseman (aunque tardó unos cuantos años en admitirlo).

○ Como vimos con gemelos humanos, los caballos hermanos pueden mostrar conductas telepáticas.

○ Algunos animales encuentran a sus dueños cuando estos se hallan muy lejos. Muchos casos resultan difíciles de explicar a través de medios convencionales.

○ Los animales parecen saber cuándo hay desastres naturales a punto de ocurrir.

○ En *The New England Journal of Medicine* se describió a un gato por su habilidad para predecir la muerte de los pacientes de una unidad de salud mental.

○ En experimentos realizados por el doctor René Peoc'h, los pollos y los conejos aparentemente dirigían el movimiento de generadores de números aleatorios utilizando tan solo su mente.

Capítulo 8

PSICOQUINESIA
La mente que afecta la materia física

Según cualquier criterio estadístico razonable, la probabilidad de que esta concatenación de resultados [de psicoquinesia] ocurra por azar es infinitesimalmente pequeña.[1]

Doctor **Robert Jahn**, exdecano de Ingeniería
en la Universidad de Princeton,
y **Brenda Dunne**, directora del laboratorio PEAR

No hay duda de que el experimento [del Proyecto Conciencia Global] ha demostrado una anomalía estadística.[2]

Doctor **Dean Radin**, director científico
del Instituto de Ciencias Noéticas

Él permanecía de pie en una esquina del restaurante y al mismo tiempo doblaba las cucharas de todos los que estaban allí.[3]

Benjamin Netanyahu, primer ministro israelí
recordando un ejemplo de la capacidad
de doblar cucharas que tenía Uri Geller

Durante los últimos cuatrocientos años, una suposición no declarada de la ciencia es que la intención humana no puede afectar a lo que llamamos «realidad física». Nuestra investigación experimental de la década pasada muestra que, para el mundo actual y bajo las condiciones adecuadas, esta suposición ya no es correcta.[4]

Doctor **William Tiller**, exdirector del Departamento de Ciencias Materiales de la Universidad de Stanford

La mayor parte de la evidencia de los capítulos cuatro al siete sugiere que la conciencia podría ser no local respecto al cerebro. Pero, aparte de los estudios que realizó Peoc'h con pollos y conejos, no hemos dirigido la mirada para ver si la conciencia puede tener un efecto sobre el mundo físico. ¿Hay una «energía» relacionada con las intenciones y los pensamientos? La física clásica diría «de ninguna manera». La ciencia materialista convencional dice que la conciencia es un subproducto de la actividad cerebral y que no interactúa con la realidad física.

Pero la ciencia de la psicoquinesia –el impacto de la mente sobre la materia física– sigue desafiando esa suposición.

Si la conciencia es el canal fundamental de la realidad, entonces podemos esperar que la mente tenga tales poderes.

El Laboratorio de Investigación de Anomalías en Ingeniería de Princeton (PEAR), 1979-2007

Hemos analizado el laboratorio PEAR en nuestra presentación de la visión remota en el capítulo cuatro. El laboratorio estaba dirigido por el exdecano de ingeniería de Princeton, el doctor Robert Jahn, y era administrado por la investigadora Brenda Dunne.

Además de estudiar la visión remota, el PEAR investigó la psicoquinesia. Descubrió que la intención mental puede impactar sobre los procesos psíquicos, como en el resultado de los generadores de números aleatorios (RNG). Como he mencionado en el capítulo anterior, los RNG producen ceros y unos a partir de procesos aleatorios. Por ejemplo, los ceros y los unos podrían estar dictados por el ruido de los diodos eléctricos o por la desintegración radiactiva.[5] El patrón de ceros y unos que se produce, teóricamente debería ser totalmente aleatorio e impredecible.

Pero recordemos cómo en su libro de 1996 *El mundo y sus demonios,* Carl Sagan decía que esta área merecía «un estudio serio»: «Hay tres afirmaciones en el campo de la percepción extrasensorial que, en mi opinión, merecen un estudio serio: (1) que por el solo pensamiento los humanos pueden afectar (ligeramente) a los generadores de números aleatorios por ordenador [...]».[6]

A los participantes en los estudios del PEAR simplemente se les pedía que centrasen su atención mental en los RNG y en hacer que produjeran más unos que ceros, por ejemplo. Es parecido a pedir a alguien que influya en la frecuencia de «caras» o «cruces» en el lanzamiento de una moneda.

Algunos de los participantes en estos experimentos a veces ni siquiera están en el lugar. El físico doctor Claude Swanson afirma que la mayoría de los participantes «son estadounidenses típicos que tienen sus vidas y sus casas en otras partes del país. A determinadas horas del día, como se ha acordado, dirigirán su atención mental al RNG, que está en el laboratorio de Princeton, y comenzará una sesión. Durante un período de veinte años, el laboratorio PEAR ha acumulado cientos de miles de sesiones de este modo».[7]

Una versión de ese estudio se realizó con treinta y tres operadores durante un período de siete años en dos máquinas diferentes. Los resultados: los RNG se comportaban de manera no aleatoria cuando los participantes centraban sus intenciones mentales sobre ellos. Aunque los efectos eran pequeños, una y otra vez se producía un efecto más allá de lo que es predecible estadísticamente por azar.[8]

Resulta interesante que el físico convencional Michio Kaku reconozca el efecto, en su libro *Física de lo imposible* (publicado originalmente en 2008). Afirma: «El PEAR realizó miles de experimentos, con más de un millón setecientos mil ensayos [...] Los resultados parecen confirmar que los efectos de la psicoquinesia existen; pero los efectos son muy pequeños».[9] Irónicamente, esta concesión procede de un capítulo en su libro sobre psicoquinesia en el que sugiere que la psicoquinesia es problemática porque «no se ajusta fácilmente a las leyes conocidas de la física».[10]

Recuerda: un efecto, aunque sea pequeño, es significativo. Para repetir una cita de los físicos Bruce Rosenblum y Fred Kuttner: «Cualquier confirmación [de los fenómenos psíquicos], *por débil que fuera un efecto*, obligaría a un cambio radical en nuestra concepción del mundo»[11] [cursivas en el original].

Lo que es más extraño, incluso, es que las personas pueden afectar al comportamiento pasado y futuro de los RNG utilizando sus mentes.[12] El doctor Swanson comenta algo verdaderamente notable: «Desde luego, la idea misma de utilizar la intención para afectar a un proceso aleatorio radiactivo [...] va en contra de toda la física conocida. La idea de hacerlo alejados unos tres mil kilómetros es incluso un insulto a la física actual. Pero, para colmo, el laboratorio PEAR a menudo pide al operador que haga que sean diferentes los resultados de ayer. Y lo peor de todo, para quienes quieren mantener el actual paradigma científico, están obteniendo resultados positivos. Están hallando que, incluso bajo estas extrañas e inverosímiles circunstancias, la intención mental afecta al proceso aleatorio».[13]

No es de extrañar que Sagan estuviera interesado en esto.

Brenda Dunne resume los descubrimientos del PEAR:

En estos experimentos nos preguntábamos si la intención humana puede realmente afectar al comportamiento físico de varios tipos de aparatos de ingeniería. Por pura intencionalidad quiero decir que no hay conexiones físicas ni contacto sensorial entre el operador humano y las máquinas. La pregunta es si nuestra conciencia puede interactuar con estos dispositivos para marcar una diferencia en un proceso físico que puede medirse y evaluarse en términos científicos estándar [...] Si uno mira todos los experimentos que hemos realizado en los últimos veintisiete años, y hace una especie de metaanálisis, estamos hablando de una probabilidad muy pequeña de que se deba al azar. ¿Qué significa esto en términos sencillos? Significa que [los] efectos muy probablemente son reales.[14]

El doctor Jahn y la doctora Dunne observaron también un patrón relacionado con el rendimiento en estos estudios. Cuando los participantes se relajan, lo hacen mejor. Cuando se están «esforzando por hacerlo», no lo hacen tan bien. Dunne afirma: «Parece que cuanto menos intentas conectar con las máquinas [RNG], más éxito tienes [...] Al principio, la mayoría de las personas consiguen el efecto, por pequeño que sea. Luego, casi siempre se reduce significativamente. Si lo intentan esforzándose cada vez más, se frustran y el efecto permanece elusivo. Si simplemente dejan que suceda, se relajan, se divierten y animan a la máquina suavemente a que coopere, el efecto vuelve y a menudo es más pronunciado».[15]

Conciencia grupal

Si la intención mental de un individuo puede afectar a los objetos físicos, ¿qué sucede si un grupo de personas tiene la misma intención al mismo tiempo? Esto es lo que el Proyecto Conciencia Global busca examinar (y sigue haciéndolo), a partir de 1997.

El proyecto está dirigido por Roger Nelson, doctor en Filosofía, que perteneció al laboratorio PEAR de Princeton. Estableció por todo el mundo RNG que medían patrones de ceros y unos en momentos determinados. Halló que cuando ocurren sucesos importantes, los RNG se comportan de manera no aleatoria. En estos estudios, Nelson mide simplemente las propias máquinas, sin pedir a las personas que centren sus intenciones en ellas. La mayoría de la gente ni siquiera sabe que los RNG están colocados. El doctor Nelson está probando simplemente si las máquinas se comportan de manera diferente cuando personas de todo el mundo centran colectivamente su atención en una cierta dirección, respecto a temas sin ninguna relación con los RNG.

El Proyecto Conciencia Global proporciona un breve resumen de su configuración y sus sorprendentes hallazgos:

Cuando la conciencia humana se vuelve coherente, el comportamiento de sistemas aleatorios puede cambiar. Los generadores de números aleatorios (RNG) basados en túneles cuánticos producen secuencias completamente impredecibles de ceros y unos. Pero cuando un gran suceso sincroniza los sentimientos de millones de personas, nuestra red de RNG se vuelve sutilmente estructurada. Calculamos una entre un trillón la probabilidad de que el efecto se deba a la casualidad. La evidencia sugiere una noosfera emergente o un campo de conciencia unificado descrito por los sabios de todas las culturas.

El Proyecto Conciencia Global es una colaboración internacional, multidisciplinaria, de científicos e ingenieros. Recogemos datos constantemente a partir de una red global de generadores físicos de números aleatorios situados en hasta setenta sitios anfitriones en todo el mundo, en momentos determinados. Los datos se transmiten a un archivo central que ahora contiene más de quince años de datos aleatorios en secuencias paralelas de ensayos sincronizados de 200 bits generados por segundo.

Nuestro propósito es examinar las correlaciones sutiles que puedan reflejar la presencia y la actividad de la conciencia en el mundo. Nuestra hipótesis es que habrá estructura en lo que deberían ser datos aleatorios, asociada a sucesos globales importantes que comprometen nuestras mentes y nuestros corazones.

Los efectos de la conciencia, sutiles pero reales, son importantes científicamente, pero su verdadero poder es más inmediato. Nos anima a realizar cambios esenciales, saludables, en los grandes sistemas que dominan nuestro mundo. La conciencia grupal a gran escala tiene efectos en el mundo físico. Sabiendo esto, podemos trabajar intencionadamente hacia un futuro más consciente, más brillante.[16]

Algunos ejemplos que merecen citarse: los RNG actuaban aleatoriamente durante sucesos con un foco global, como la medianoche del paso del año 1999 al 2000 (Y2K), o como el 11M, o en el festival Burning Man, así como durante los días del funeral del papa Juan Pablo II.[17] El alejamiento de los RNG de la aleatoriedad en el 11 de septiembre es especialmente notable. La salida de la aleatoriedad comenzó unas horas antes de que la primera torre recibiese el impacto. Los resultados hacen que uno se pregunte: ¿hubo una premonición global de lo que iba a ocurrir el 11 de septiembre?[18]

Colectivamente, los estudios con los RNG implican que la mente puede afectar al mundo físico que nos rodea. Eso no es lo que la ciencia materialista nos enseña. Como resume el doctor Nelson: «Esto es evidencia de que la conciencia y la emoción humanas son parte del mundo físico [...] Interactuamos para producir una conciencia masiva, aunque generalmente no seamos conscientes de que esto es posible».[19]

¿Doblar cucharas?

Los experimentos con RNG muestran efectos estadísticos pequeños que nunca sabríamos que existen sin hacer los cálculos. ¿Puede la psicoquinesia tener lugar a escalas más amplias? Un ejemplo famoso es el de Uri Geller, un psíquico israelí. Demostró habilidades psíquicas en experimentos patrocinados por el gobierno, y sus éxitos fueron verificados en documentos publicados recientemente por la CIA[20] (como analizamos en el capítulo cuatro). Geller ha sido conocido por su habilidad de doblar cucharas utilizando su mente; según los informes, lo habría hecho en una cena con la esposa del expresidente Jimmy Carter y con Henry Kissinger, y también delante de oficiales del Ejército de Estados Unidos y de la CIA.[21] El primer ministro israelí, Benjamin Netanyahu, dijo en una entrevista televisiva de 2015 que vio a Geller doblar cucharas con su mente, y niega que fuese un truco de magia: «Lo hizo. Y yo lo vi, y lo he visto una y otra vez. El hecho de que no pueda explicarse no quiere decir que no ocurriese».[22] El ganador del Premio Nobel de Física, Brian Josephson, también respalda las habilidades de Geller, diciendo: «Yo creo que Uri es un mago, pero no creo que esté utilizando trucos. Creo que son habilidades psíquicas».[23]

El doctor William Tiller, exdirector del Departamento de Ciencias de los Materiales de la Universidad de Stanford, analizó algunas de las cucharas que Geller afirmaba haber doblado. Según el resumen realizado por el doctor Swanson, el doctor Tiller descubrió lo siguiente:

El metal tenía una apariencia que era diferente de cualquier clase de material que hubiese visto antes. Estaba lleno de muchas regiones minúsculas, cada una de una milésima de milímetro de diámetro, que parecían haber sido los centros de algún tipo de fusión local del metal. Había fluido alrededor de estas regiones minúsculas a través de lo que Tiller llamó «flujo de plástico». Pero no había evidencia alguna de que el metal hubiese sido calentado. Era solo en estas pequeñas regiones, como burbujas minúsculas, donde el metal parecía haberse fundido. Era como si se hubiera enviado energía al punto de la cuchara que iba a doblar, pero solo situado allí en esos pequeños puntos microscópicos calientes y en ningún otro lugar. Este fenómeno es desconocido en la ciencia de los materiales. Ni Tiller ni nadie más sabe cómo replicar este efecto. Apunta a la idea de que el doblar las cucharillas es un fenómeno muy real y se basa en un mecanismo que resulta desconocido para la ciencia actual.[24]

El físico especialista en láser Russell Targ, que confirmó las habilidades psíquicas de Geller cuando dirigía la investigación para el Gobierno de Estados Unidos, dice que nunca vio a Geller doblar cucharillas. «Solo» vio a Geller realizar otras hazañas psíquicas (no gran cosa).[25]

Sin embargo, el propio Targ reconoce ahora que el doblar cucharas es real. Dice: «Durante dos décadas denigré toda esa moda de doblar cucharillas como una tontería. Sin embargo, hace unos años vi una fusión del metal que cambió mi idea». Targ se convenció de que es real después de asistir a «fiestas de doblar cucharas», en las cuales gente corriente utiliza técnicas de meditación para doblar cucharas. Describe a una amiga que estaba meditando con una cuchara en la mano y de pronto «cobró vida en su mano y la sorprendió [...] ella describió la experiencia como sentir de repente que había un grillo moviéndose en la palma de su mano». El cazo de la cuchara se había doblado «ciento ochenta grados hacia el mango». Targ describe haber doblado él mismo una cuchara, enfatizando: «No cuento estas historias para indicar alguna proeza psíquica por [...] mi parte. Más bien, creo que es importante, finalmente, informar de que hay algo así como un doblar las cucharas de manera paranormal, y que no se necesita a Uri Geller para hacerlo. El corolario a esta verdad es que si podemos doblar metal en una fiesta, entonces es muy probable que Geller, que comenzó la moda, también pueda hacerlo».[26]

La ciencia psicoenergética

Los efectos psicoenergéticos a gran escala fueron estudiados más a fondo por el doctor Tiller. Para explorar este ámbito alternativo de la ciencia, el doctor Tiller dejó el puesto que tenía en la Universidad de Stanford. Quería investigar libremente el efecto de la mente sobre la materia, un fenómeno al que llama «ciencia psicoenergética». Abandonó la jefatura de su departamento en Stanford y sus comités profesionales, todo para poder tener tiempo e investigar este tema. La universidad no estaba contenta con su elección, pero el doctor Tiller era profesor titular y podía mantener sus obligaciones normales mientras profundizaba en temas que muchos consideraban marginales.[27]

El doctor Tiller recibió fondos externos de un filántropo para apoyar el trabajo. Utilizando los protocolos experimentales estándar de sus estudios convencionales en Stanford, realizó sus propios experimentos que mostraron con éxito que la mente puede afectar a la materia de modos significativos (pone a disposición gratuitamente sus artículos y documentos en su sitio web: https://www.tillerfoundation.org/white-papers.

Los experimentos del doctor Tiller necesitarán una posterior replicación independiente antes de que se puedan aceptar plenamente. Sin nuevas investigaciones, nos quedamos con el interrogante de si estos efectos son reales. No obstante, los resultados preliminares son sorprendentes y merecen que se siga experimentando.

Por ejemplo, en sus estudios «imprime» dispositivos eléctricos simples con «intención mental». Una persona centra sus intenciones mentales sobre el dispositivo para imprimirlo. Los dispositivos impresos tienen así un impacto en el mundo físico en la dirección pretendida por el influyente mental.

Estos dispositivos se han utilizado para aumentar o disminuir el pH del agua en una unidad completa, sin ninguna intervención química.[28] Así es: un simple dispositivo eléctrico «almacena» la intención mental de alguien, y ese dispositivo cambia las propiedades del mundo físico que lo rodea (en este caso, el agua). Esto funciona también a distancia. Como declara el doctor Tiller: «Intención que introducimos desde un estado meditativo profundo en un dispositivo electrónico, y ese dispositivo se convierte en el anfitrión de esa intención que a continuación podemos enviar por FedEx al laboratorio a dos mil quinientos kilómetros de distancia o probablemente también a dieciséis mil kilómetros y pueden tener el aparato conectado. Lo único que tienen que hacer es enchufarlo a la toma de corriente, encenderlo y esperar, y verán cómo las propiedades [del agua] empiezan a cambiar después de un mes más o menos».[29]

Dicho de otro modo, la gente medita en un dispositivo eléctrico, y este puede cambiar el pH del agua. Si esto es cierto, piensa en lo que implica respecto a lo poderosas que son nuestras mentes.

El doctor Tiller utilizó un método similar para «acondicionar» un espacio físico con dispositivos impresos mentalmente. Utilizando este método pudo aumentar la actividad química de una enzima hepática en un 25 o 30%, con una exposición de treinta minutos al espacio acondicionado.[30] Además, utilizó métodos similares para acelerar el desarrollo de larvas de la mosca de la fruta con el fin de que llegasen a la fase adulta más rápidamente. Sí, has leído correctamente: expuso larvas de la mosca de la fruta a dispositivos cargados con la intención mental de afectar a los procesos químicos, lo que causó que las larvas se desarrollasen más rápidamente.[31] Así pues, si esto es cierto, la mente de uno puede alterar el desarrollo de un organismo vivo.

Dadas las credenciales del doctor Tiller, merece la pena conocer estos estudios. Pero hasta que los hallazgos sean replicados independientemente de manera consistente, tenemos que ser cuidadosos antes de precipitarnos a extraer conclusiones.

Sanación energética o energía sanadora

Un área que produce resultados similarmente notables, pero que también necesita más replicación independiente, es el de la «energía sanadora». Algunos estudios sugieren que «sanadores mediante energía» pueden centrar su mente —su intención mental— para sanar físicamente a las personas. El sanador o sanadora usa su intención mental para enviar energía (a veces denominada *prana*, *chi*, energía sutil, energía escalar, torsión o energía de fuerza vital universal) allí donde haya necesidad de sanar. Los métodos de sanación energética se han utilizado durante miles de años en las culturas orientales, pero en la ciencia occidental convencional están muy desacreditados. A veces, esos métodos afirman trabajar con los centros de energía que hay en el cuerpo, conocidos como «chakras».

Los resultados de los estudios de la sanación energética controlada han sido mixtos. Como resultado, Russell Targ comenta: «La mayoría de los investigadores están de acuerdo en que hay fuerte evidencia en el caso de varios tipos de sanación [...] a distancia [...] *pero los resultados dependen mucho de quién la está realizando*»[32] [cursivas añadidas]. Por tanto, aconseja: «Si estás enfermo y necesitas un sanador, busca uno que lo haya hecho antes».[33]

El doctor Joie Jones, profesor de Ciencias Radiológicas en la Universidad de California, en Irvine, es un ejemplo de científico creíble que decidió poner a prueba la extravagante idea de que la mente de una persona podía sanar el cuerpo de otra. El doctor Jones ocupó varios puestos importantes fuera de su papel en la academia. Como se decía en su obituario, en *Los Angeles Times* (2013), «había servido en el consejo asesor científico del presidente Jimmy Carter. Desempeñó también un papel similar en la primera campaña del presidente Barack Obama y fue consejero de la Administración Obama en energía y medicina».[34]

En sus experimentos, el doctor Jones colocó células en placas de Petri, las expuso a radiación y examinó las tasas de supervivencia de las células que recibieron energía sanadora frente a las que no la recibieron. En algunos casos el sanador estaba a miles de kilómetros de distancia. Los resultados: el 50% de las células sobrevivieron cuando los sanadores no proporcionaban energía sanadora, pero cuando los sanadores enviaban su energía sanadora sobrevivieron hasta el 88%. El experimento se ha repetido más de cien veces con resultados similares.[35]

Como afirmó el doctor Swanson, el efecto de la energía sanadora en este experimento «no se detenía, ni siquiera se reducía en entornos blindados. Esto prueba que la energía responsable de la sanación no es electromagnética. Este hecho, junto a la insensibilidad a la distancia demuestra que la energía sanadora es diferente de cualquier forma conocida por la ciencia».[36]

Otra serie de estudios de finales de la década de los 2000 realizados por el doctor en medicina de la Pennsylvania State University, el profesor John Neely, muestra también resultados significativos. El doctor Neely pidió al sanador energético chino Jixing Li (célebre maestro de *Qigong*) que matara células cancerígenas. Li estaba en China y las células cancerígenas estaban en el laboratorio del doctor Neely en Pennsylvania. El doctor Neely estaba pidiendo a un hombre a miles de kilómetros de distancia que matara células cancerígenas utilizando su mente.

El doctor Swanson resume así los resultados: «Estos experimentos muestran que un maestro de Qigong puede focalizar su energía de manera muy precisa en un volumen pequeño, de tan solo unos centímetros, desde distancias de miles de kilómetros. La energía es capaz de matar células cancerígenas en la región que se establece como objetivo».[37]

Como afirma el doctor Neely: «Esto es un avance muy importante en la ciencia biológica».[38] Llamar a esto «un avance» es infravalorarlo. Antes de poder aceptar la idea de energía sanadora como algo creíble, se necesita más investigación, sin duda alguna. No obstante, dada la aparente fuerza de evidencia para efectos psicoquinéticos a pequeña escala, necesitamos considerar la posibilidad de que la mente, por sí sola, en algunos casos, tenga efectos físicos a gran escala.

Resumen del capítulo

○ Estudios realizados durante décadas en la Universidad de Princeton, dirigidos por el doctor Robert Jahn (exdecano de ingeniería de Princeton) y el laboratorio PEAR regentado por Brenda Dunne muestran que las personas pueden producir un impacto en el flujo de ceros y unos de generadores de números aleatorios (RNG), simplemente mandando sus intenciones mentales al RNG. Aparentemente, la mente puede tener un efecto sobre el proceso físico, muy leve, pero altamente significativo desde un punto de vista estadístico.

○ RNG colocados por todo el mundo se comportan también de manera no aleatoria cuando muchas personas de todo el mundo se focalizan en un suceso, como el 11 de septiembre.

○ Personas de buena reputación afirman que se han doblado cucharas utilizando solo la mente. Hay incluso fiestas de doblar cucharas en las que la gente aprende a hacerlo.

○ Investigaciones sobre la psicoquinesia a gran escala han producido resultados fascinantes, pero se necesitan replicaciones independientes antes de poder estar seguros de que los efectos son reales.

• El doctor William Tiller, exdirector del Departamento de Ciencias de los Materiales, en la Universidad de Stanford, ha dirigido estudios en los que la mente puede cambiar el pH del agua, la actividad química en una enzima hepática y la velocidad del desarrollo de larvas de la mosca de la fruta.

• Además, experimentos con sanación a través de la energía sugieren que las intenciones mentales pueden proteger a las células de la radiación y matar células cancerosas.

Sección IV

¿Sobrevivir a la muerte? Evidencia científica

Esta sección proporciona evidencia científica que sugiere que la conciencia no muere cuando muere el cuerpo físico. Se examinan las experiencias cercanas a la muerte, las comunicaciones con los fallecidos, y los niños que recuerdan vidas anteriores.

Capítulo 9

EXPERIENCIAS CERCANAS A LA MUERTE

Recuerdos lúcidos con las funciones cerebrales dañadas o sin funcionamiento cerebral

Si la hipótesis dominante, que la conciencia es producida por el cerebro, fuese correcta, no podría haber señal alguna de conciencia en el momento en que el cerebro no muestra ninguna actividad. Ciertamente, esto es lo que se describe en la mayoría de los casos de muerte clínica como muerte cerebral. Pero como los estudios [sobre experiencias cercanas a la muerte] han mostrado, hay excepciones a esta regla. Este hallazgo nos obliga a repensar la relación entre el cerebro y la conciencia. Al fin y al cabo, ¿cómo se puede experimentar una conciencia excepcionalmente lúcida durante un período de pérdida temporal de toda función cerebral medible?[1]

Doctor **Pim van Lommel**, cardiólogo

[Las experiencias cercanas a la muerte] tienen lugar en todo el mundo, en jóvenes tanto como en ancianos. Constituyen una contraevidencia crítica respecto al viejo paradigma de la conciencia. No existe mecanismo fisiológico conocido que pueda dar cuenta de la experiencia consciente en un cerebro que no esté funcionando.

La conciencia que tiene lugar en esos momentos no puede haber sido un producto del cerebro.[2]

Doctor **Ervin Laszlo**, teórico de sistemas, dos veces nominado para el Premio Nobel de la Paz

La afirmación que los materialistas acérrimos quisieran hacer es que muchas de las llamadas experiencias cercanas a la muerte pueden explicarse como una activación residual de la corteza o de las estructuras subcorticales tras haber sido dañada o después de que el corazón se haya detenido. El problema con eso, a lo que llamo «pensamiento ilusorio», es que si observamos tanto la investigación humana como la animal, está bien documentado que literalmente toda actividad eléctrica cesa dentro del plazo de cuarenta segundos o un minuto desde que el flujo sanguíneo ha dejado de llegar al cerebro. No hay ninguna evidencia de actividad eléctrica cerebral. Por lo tanto, en el caso de las personas que piensan que, de algún modo, «bueno, su cerebro está todavía activo, lo que sucede es que no podemos verlo eléctricamente», la razón por la que se ven empujadas a esa conclusión es que les parece imposible poder creer que [...] la conciencia podría continuar existiendo después de que el cerebro haya dejado de funcionar. Eso se debe a que están atascados creyendo esta concepción materialista simple.[3]

Doctor **Gary Schwartz**, profesor de la Universidad de Arizona, exprofesor de la Universidad de Yale y doctor por la Universidad de Harvard

Ningún modelo fisiológico o psicológico explica por sí solo todos los rasgos comunes de las experiencias cercanas a la muerte [...] La paradójica aparición de conciencia lúcida, intensificada, y de procesos de pensamiento lógico durante un período de perfusión cerebral alterada [sangre que fluye al cerebro] plantea cuestiones especialmente desconcertantes para nuestra comprensión actual de la conciencia y su relación con el funcionamiento cerebral [...] Un aparato sensorial y procesos perceptivos complejos durante un período de evidente muerte clínica desafían la idea de que la conciencia se localiza exclusivamente en el cerebro.[4]

Doctor **Bruce Greyson**, profesor emérito de Psiquiatría y Ciencias Neuroconductuales de la Universidad de Virgina

La idea de que una conciencia pueda existir y tener memorias independientemente del cerebro [...] es un hallazgo sorprendente.[5]

Doctor **Allan Hamilton**, profesor de Neurocirugía
de la Universidad de Arizona y graduado por la Facultad
de Medicina de la Universidad de Harvard,
comentando los recuerdos detallados de un paciente
que tuvieron lugar durante el momento de un paro cardíaco,
en el que no pudo detectarse ninguna función cerebral

Probablemente has oído la expresión *experiencia cercana a la muerte* (ECM). Puede que estés vagamente familiarizado con la idea de que cuando algunas personas están a punto de morir, o están clínicamente muertas antes de ser traídas de nuevo a la vida, cuentan haber tenido experiencias claras y gozosas, que evocan una «vida *post mortem*». Afirman que «vieron la luz». Se sienten inundadas por un amor incondicional. Y en muchos casos regresaron a la vida sintiéndose cambiadas para siempre, más preocupadas por ayudar y menos por lograr objetivos materialistas.

Yo había oído hablar de experiencias así, de pasada. Recordaba haber escuchado que eran solo alucinaciones provocadas por un cerebro que estaba muriendo. No nos decían nada nuevo acerca de la naturaleza de la realidad.

Eso era antes de echar una ojeada a la investigación que hay sobre todo ello, pues esta dibuja un cuadro muy diferente: sugiere que esa experiencia consciente inexplicada existe incluso cuando el cerebro está gravemente dañado o incluso «apagado», sin ninguna función cerebral detectable. ¿Cómo pueden ocurrir estas experiencias en pacientes que se hallan bajo anestesia general o en pleno paro cardíaco sin flujo sanguíneo medible que llegue al cerebro?

Primero te guiaré a través de la historia de las ECM y los elementos que tienen en común. Luego, exploraremos las distintas teorías no demostradas que afirman que el cerebro explica las ECM. Tras un examen minucioso, todas ellas muestran tener defectos importantes. La explicación más lógica de las ECM no incluye al cerebro para nada. En lugar de eso, la evidencia sugiere que la conciencia existe independientemente del cerebro.

Así pues, durante un tiempo, suspendamos nuestra incredulidad y miremos hacia la ciencia.

Los fundamentos de las ECM y su historia

¿Qué es exactamente una ECM? La Asociación Internacional para el Estudio de las Experiencias Cercanas a la Muerte (International Association for Near-Death Studies, IANDS) —sí, tal asociación existe— define una ECM así: «Un profundo suceso psicológico que le puede sobrevenir a una persona que se halla cerca de la muerte o, si no cerca de la muerte, en una situación de crisis física o emocional. Dado que incluye elementos místicos y trascendentales, una ECM es un suceso de la conciencia de gran calado, no es una enfermedad mental».[6] Llegaremos pronto a esos «sucesos de gran calado».

Las ECM generalmente son provocadas por acontecimientos que causan un daño cerebral grave, como un paro cardíaco, un estado de coma provocado por un daño cerebral, estar a punto de ahogarse y otros traumas.[7]

Aproximadamente trece millones y medio de personas en Estados Unidos han informado de haber tenido una ECM.[8] Incluso si suponemos que algunos de estos casos fueron inventados, todavía es mucho. Se están desarrollando foros que realizan un seguimiento de las ECM, como la Near-Death Experience Research Foundation [Fundación para la Investigación de la Experiencia Cercana a la Muerte], sin ánimo de lucro, del doctor Jeffrey Long, oncólogo radioterapeuta. En ella se han recogido ya más de cuatro mil ECM en veintitrés idiomas.[9]

Hay que tener en cuenta que el campo de estudio de las ECM es relativamente nuevo. Eso se debe a que la tecnología de la resucitación (es decir, volver a traer a las personas a la vida) es también relativamente nueva. Tal como se describe en *The Handbook of Near-Death Experiences: Thirty Years of Investigation* [Manual de experiencias cercanas a la muerte], publicado originalmente en 2009: «A comienzos de los años setenta, la tecnología de la resucitación había avanzado hasta el punto de que se podía volver a traer a las personas desde el borde de la muerte en una cantidad sin precedentes en la historia humana. Las condiciones en que sobrevivían eran tan extremas como varios minutos de paro cardíaco [...] Por primera vez en la historia, un número importante de personas informaba de este tipo de experiencias, de modo que el personal sanitario comenzó a discernir patrones en la experiencia misma y después de ella».[10] De manera que solo en las últimas décadas hemos visto un aumento de las ECM, hasta el punto de que pueden estudiarse detalladamente.

El primer científico en estudiar estos patrones y popularizar las ECM fue Raymond Moody Jr., médico y filósofo. Puso estas experiencias sobre el mapa en 1975 cuando publicó su éxito de ventas internacional *Vida después de la vida*, en el que resumió descripciones de primera mano de aproximadamente ciento cincuenta sujetos que habían experimentado una ECM.

No obstante, antes incluso de que las ECM se convirtieran en un tema destacado, el fenómeno se había descrito en distintas ocasiones. Cuando el doctor Moody publicó su libro en 1975, más de treinta artículos en revistas occidentales —escritos por más de veinticinco autores diferentes— ya habían analizado las ECM.[11] Además, en aproximadamente el 95% de las culturas del mundo a través de la historia, se han descrito algunas formas de experiencia cercana a la muerte (o de experiencia extracorpórea). Los *Diálogos* de Platón, *El libro egipcio de los muertos* y *El libro tibetano de los muertos* analizan fenómenos que son sorprendentemente similares a lo que hoy denominamos ECM.[12]

El doctor en física Claude Swanson dice acerca de las similitudes halladas entre las ECM: «La coherencia en los relatos de experiencias cercanas a la muerte es un aspecto que les proporciona credibilidad. Estas narraciones proceden de personas de todas las edades, culturas y religiones».[13]

El doctor Moody está de acuerdo y afirma: «Lo que me asombró desde el comienzo de mi interés son las enormes similitudes en los informes, a pesar de que proceden de personas con formaciones religiosas, sociales y educativas muy distintas».[14]

Las ECM transforman vidas

Además de todo ello, la gente se comporta de manera similar después de sus ECM. Una ECM a menudo «cambia de manera permanente y espectacular las actitudes, creencias y valores de la persona, con frecuencia llevando a transformaciones personales beneficiosas». Los sujetos que han pasado por una ECM tienden a convertirse en menos materialistas, menos competitivos, más preocupados por los demás, aprecian más la vida, temen menos la muerte y tienen un mayor sentido de propósito.[15]

Un ejemplo digno de mención es la ECM de Anita Moorjani. Estaba en coma, en su lecho de muerte, tras una batalla de cuatro años con el cáncer. Su médico le dijo a su marido: «No podemos hacer nada más por su esposa, señor Moorjani. Sus órganos han dejado de funcionar. Sus tumores han crecido hasta el tamaño de limones por todo su sistema linfático, desde la base del cráneo hasta debajo del abdomen. Su cerebro está lleno de líquido, igual que sus pulmones. Y como puede ver, su piel ha desarrollado lesiones que supuran toxinas. Ni siquiera resistirá toda la noche».[16]

Pero Moorjani tuvo una experiencia transcendental mientras estuvo en coma, en la que se sintió sumergida en un amor incondicional; se comunicó con su padre, con unos amigos y con otras personas que habían fallecido; y se dio cuenta de que había sido innecesariamente dura y crítica en su vida, que había derrochado demasiado tiempo preocupándose por las opiniones de los demás. Se percató de que cambiando su actitud mental, podía curarse a sí misma del cáncer.

Moorjani despertó del coma, y en dos días sus órganos comenzaron a funcionar. Como ella misma recuerda:

> Cuando el oncólogo realizó un chequeo rutinario, no pudo ocultar su sorpresa: «¡Sus tumores se han reducido visiblemente, de una manera considerable, en tan solo tres días!». Unos seis días después de salir de la UCI, empecé a sentirme un poco más fuerte y a caminar de arriba abajo por el pasillo del hospital durante breves períodos de tiempo, antes de notar la necesidad de descansar. Cada día los médicos me informaban de los resultados de las últimas pruebas. «No lo comprendo. Tengo escáneres que muestran que el sistema linfático de esta paciente estaba plagado de tumores malignos hace solo dos semanas, pero ahora no puedo encontrar ni un solo nudo linfático en su cuerpo que sea lo suficientemente grande como para sugerir que haya cáncer», escuché que decía. Para asombro del equipo médico, los preparativos que habían hecho con el cirujano reconstructivo para cerrar las lesiones de mi cuello fueron innecesarios, porque las heridas habían sanado por sí solas. El 9 de marzo de 2006, cinco semanas después de entrar en el hospital, me dieron el alta y pude ir a casa. ¡Y no podía esperar para vivir mi vida con alegría y entrega![17]

Moorjani es ahora una autora con un gran éxito de ventas y una conferenciante que habla a otros de su experiencia transformadora.

En otros casos, los sujetos que han experimentado una ECM tienen dificultades de adaptación al volver a su cuerpo físico. Como cuenta uno de estos sujetos: «Después de mi ECM, me sentí como un niño aprendiendo a andar. El mundo a mi alrededor me agobiaba».[18] Tales sujetos tienden también a volverse más psíquicos e intuitivos, y algunos cuentan que ven «auras» de colores alrededor de las personas, a partir de su ECM.[19]

Algunos de los individuos que han tenido una ECM se encuentran con que sus aparatos eléctricos, como los relojes de pulsera, dejan de funcionar. Por ejemplo, el doctor Jan Holden, investigador de ECM, bromeó en un congreso de este tema en 2016, diciendo que siempre se sabe quiénes han tenido una ECM y quiénes son investigadores de ella, porque los primeros no llevan reloj.[20] Kenneth Ring y Evelyn Valarino, investigadores de las ECM, describen el mismo descubrimiento: «Una proporción sorprendentemente amplia de estas personas descubren, por ejemplo, que sus relojes digitales ya no les funcionan adecuadamente, o también que "producen un cortocircuito" en los sistemas eléctricos de sus coches, o también que los ordenadores y los electrodomésticos funcionan mal sin razón aparente, y otras cosas por el estilo».[21]

Los elementos típicos de una ECM

¿Qué sucede exactamente en una ECM, que resulta ser tan comúnmente experimentada y tan profundamente transformadora?

A continuación presento una lista de experiencias que se describen de manera sistemática, aunque una ECM pueda no tener todos esos rasgos:[22]

1. *Inefabilidad*. Las ECM son difíciles de expresar en palabras. Uno de los sujetos que las han tenido afirma: «Lamento que las palabras no hagan justicia a la experiencia. Debo admitir que el lenguaje humano resulta penosamente inadecuado para transmitir la magnitud, la intensidad y la otra dimensión que he vislumbrado. De hecho, ningún bolígrafo puede describir lo que experimenté».[23] Resulta,

pues, difícil para quien no ha tenido una ECM entender plenamente lo que esta trata de transmitir.

2. *Emociones positivas*. Los sujetos de tales experiencias cuentan haber experimentado amor incondicional, paz, gozo, felicidad, la desaparición del dolor y un sentimiento místico de unidad.[24] Por ejemplo, uno de ellos relata: «Estaba inmerso en una luz blanca azulada que tenía un brillo resplandeciente, como si estuviera nadando bajo el agua en una corriente cristalina [...] Lo que veía estaba acompañado de un sentimiento de amor y de paz absolutos [...] Había caído en un flujo de energía puramente positivo. Podía ver el fluir de la energía. Podía verla fluir por el tejido del que están constituidas todas las cosas [...] Recuerdo haber pensado: "Esto es lo más fantástico que puede ocurrirle a uno"».[25]

De manera parecida, Anita Moorjani recuerda que durante su ECM «me sentí totalmente envuelta en un mar de amor incondicional y de aceptación. Podía mirarme a mí misma con ojos nuevos, y vi que yo era algo hermoso en el universo».[26] Si bien muchas ECM son experiencias positivas, una minoría son negativas y producen miedo.[27]

3. *Sentidos agudizados*. En un estudio sobre ECM, el 74,4% de quienes respondieron afirmaron que experimentaron «más conciencia y alerta de lo normal»[28] respecto a sus niveles cotidianos. Algunas personas indican haber tenido una visión de trescientos sesenta grados.[29]

4. *Reconocimiento de estar muerto*. En un ejemplo, uno de los sujetos informa de que unas personas intentaron salvar su cuerpo sin vida, después de haber sido alcanzado por un rayo, y recuerda: «Yo hablaba a las personas que rodeaban mi cuerpo, pero ellas no podían verme ni escucharme; yo podía ver y oír todo lo que hacían y decían. De pronto se me ocurrió que estaba pensando en la misma lengua que

siempre había tenido. En ese momento, de repente tuve un pensamiento simple, basto, inexpresado: "Mierda, estoy muerto" [...] Es interesante el hecho de que no había ninguna emoción intensa que acompañase a mi muerte aparente. Estaba impactado [...] No sentía reacción alguna a lo que debería haber sido el suceso más emotivo de mi vida».[30]

5. *Experiencia extracorpórea (EEC).* Una EEC es la experiencia de sentirse separado del cuerpo, a veces viendo el cuerpo desde arriba y a veces afirmando haber visto y escuchado cosas que realmente habían sucedido durante el momento de la ECM.

6. *Encuentro de entornos «celestiales».* Uno de los sujetos cuenta: «El paisaje era hermoso, cielos azules, colinas, flores. Todo estaba lleno de luz, como iluminado desde dentro y emitiendo luz, no reflejándola».[31] Otro recuerda: «Todo lo que podía ver y sentir a mi alrededor era una paz y tranquilidad hermosas, con amor y felicidad [...] Hasta donde mi vista podía ver, hacia la izquierda todo era un hermoso paisaje de tulipanes de todos los colores imaginables».[32]

7. *Experimentar un espacio o túnel oscuro.* Uno de los sujetos afirma: «Mi siguiente percepción fue la de estar sumergido y acunado en un movimiento cálido, ondulado y flotante al comienzo de un túnel. El túnel tenía lados suaves y ondulados y estaba bien iluminado, se hacía cada vez más estrecho y la luz aumentaba a medida que se acercaba a un punto luminoso brillante».[33] En un estudio, el 33,8% de los sujetos que contestaron dijeron que entraron por un túnel durante su ECM.

8. *Encontrar una luz mística, brillante, o un «ser» de luz.* El cardiólogo Pim van Lommel lo resume así: «La luz es descrita como una luz extremadamente brillante, pero no cegadora, que impregna todas las cosas. Las personas se sienten

ineludiblemente atraídas hacia esa luz y generalmente quedan totalmente envueltas en ella. A veces esta luz se experimenta como un ser».[34]

9. *Encontrar seres místicos o divinos, o familiares o amigos fallecidos.* Por ejemplo, los sujetos de esta experiencia ven personas fallecidas a las que reconocen. En algunos casos, como cita el doctor Van Lommel: «Estas personas [fallecidas] tienen un aspecto saludable de nuevo, aunque el recuerdo dominante de ellas sea de enfermedad y debilidad en el período anterior a su muerte. Si murieron a una edad muy joven, ahora pueden tener el aspecto de adultos jóvenes».[35]

10. *La impresión de que el tiempo o el espacio son diferentes.* Uno de los sujetos recuerda: «Al no encontrar sentido a permanecer en mi cuerpo, mis pensamientos se pusieron en marcha y se alejaron de él [...] Había perdido toda forma totalmente y en su lugar yo era solo una esfera de energía y pensamiento [...] En lugar de molestarme subiendo las escaleras, atravesaba las paredes [...] Y era consciente de cada instante de esta experiencia, consciente de cada milisegundo, aunque podía sentir que el tiempo no existía».[36]

11. *Una «revisión de vida» panorámica.* Quienes han tenido una ECM cuentan haber experimentado su vida en un *flash*. Y la experimentan no solo desde su perspectiva, sino a veces desde la perspectiva de aquellos a quienes afectaron. Al experimentar esa revisión de vida, se juzgan a sí mismos y aprenden algunas lecciones. Como se cuenta en una revisión de vida que es representativa: «Uno ve y siente cada segundo desde el nacimiento hasta la muerte, y experimenta las emociones propias y las de aquellos a quienes hizo daño, sintiendo su dolor. La razón de esto es poder ver qué tipo de persona eras y cómo tratabas a los otros desde otro punto de vista, y se es más duro con uno mismo que cualquiera que nos juzgase».[37] Estos sujetos «se

percatan de que cada pensamiento, palabra o acción tiene un efecto duradero sobre sí mismos y sobre los demás».[38] A veces, al sujeto de la experiencia se le muestran «vidas anteriores» durante la revisión vital.[39]

12. *Adquisición de un conocimiento especial; comprensión del orden universal y del propósito de la vida*. Uno de los sujetos cuenta: «Se me revelaron todos los secretos del universo».[40]

13. *Prognosis o flash forward*. «Las personas sienten que pueden ver parte de la vida que está por venir»,[41] y en ocasiones, en el futuro se verifica.

14. *Percibir una frontera o una barrera*. El sujeto de la ECM es consciente de que si cruza cierta frontera o límite, no podrá volver al cuerpo.

15. *Retorno al cuerpo, voluntaria o involuntariamente*. Un ejemplo es el de un sujeto que fue alcanzado por un rayo e informó de haber experimentado tras ello un estado de felicidad: «De repente, regresé a mi cuerpo. Sentía mucho dolor. Mi boca ardía y mi pie izquierdo daba la impresión de que alguien lo había atravesado con un atizador al rojo vivo».[42]

Recuerda que las personas que tienen una ECM sufren heridas o enfermedades graves. Su cerebro está seriamente dañado o ha dejado de funcionar. Y, sin embargo, tales sujetos describen de manera coherente haber tenido esta secuencia hiperreal de experiencias.

Como afirmó el doctor Long: «Considerando las ECM tanto desde una perspectiva médica como desde una perspectiva lógica, no sería posible que personas inconscientes narren experiencias altamente lúcidas que están estructuradas de manera clara y lógica. No obstante, la mayoría de los sujetos informa de una conciencia supranormal en el momento de sus ECM».[43]

Y no olvidemos que algunas ECM ocurren cuando la persona está bajo anestesia general. De hecho, la base de datos de la Universidad de Virginia muestra que el 23% de las ECM documentadas fueron de pacientes bajo anestesia, «y estas mostraban los mismos elementos que caracterizan a otras ECM, como tener una experiencia extracorporal y observar al personal sanitario trabajando sobre su cuerpo, una luz inusualmente brillante o vívida, encuentro con personas fallecidas y, significativamente, pensamientos, recuerdos y sensaciones que eran tan claros o más que los habituales».[44] El doctor Long nos recuerda que según los supuestos neurocientíficos dominantes, un cerebro bajo anestesia «no debería poder producir recuerdos lúcidos».[45]

Sin embargo, la ciencia materialista se resiste a la noción de que las ECM abran una ventana hacia algún ámbito más amplio de la conciencia. Veamos algunos de los contraargumentos.

Una teoría no probada: las ECM están provocadas por las expectativas

Podríamos preguntarnos si acaso las similitudes en los informes de las ECM están provocadas por las expectativas de las personas. Quizás han oído hablar de las ECM y esto las hace más proclives a tener una experiencia similar. Lo esperan porque han oído hablar de ellas en la televisión o en otros medios culturales. El doctor Bruce Greyson, de la Universidad de Virginia, refuta esa idea. Observa que muchos informes de ECM proceden de individuos que «no tenían un conocimiento previo de las ECM».[46]

Además, también niños pequeños tienen ECM que encajan en el patrón estándar. A menudo son demasiado jóvenes para saber algo acerca de estas experiencias. ¡Algunos niños que experimentan una ECM típica tienen menos de cinco años![47] Como el doctor Van Lommel, cardiólogo, pregunta retóricamente: «Los niños que tienen una experiencia cercana a la muerte recuerdan los mismos elementos típicos que los adultos; pero ¿cómo es posible cuando los niños nunca han oído hablar de experiencias cercanas a la muerte y, en algunos casos, ni siquiera han aprendido todavía a leer?».[48] O como dice Cherie Sutherland después de su revisión de treinta años de ECM en niños: «A menudo se ha supuesto que las ECM de niños muy pequeños tendrán un contenido limitado a su vocabulario. Sin embargo, ahora resulta obvio que la edad de los niños en el momento de su ECM de ningún modo determina su complejidad. Incluso los niños prelingüísticos han informado posteriormente de experiencias complejas [...] La edad no parece afectar de ningún modo al contenido de las ECM».[49]

Explicaciones fisiológicas

Revisaremos ahora brevemente un número de teorías que afirman que la fisiología por sí sola puede dar cuenta de las ECM. Sin embargo, no olvidemos que hasta el momento todas esas ideas siguen siendo teóricas. La ciencia materialista hegemónica todavía no tiene una explicación definitiva acerca de cómo es posible que ocurran las ECM: no puede explicar adecuadamente todas las características de las ECM solo mediante la fisiología.

El psicólogo doctor Imants Barušs y la neurocientífica cognitiva doctora Julia Mossbridge, resumen un problema central de las teorías fisiológicas: «Parece que cuanto menos capaz es el cerebro de funcionar adecuadamente, más vívidas son las experiencias que ocurren, asumiendo que las experiencias tienen lugar al mismo tiempo que el cerebro se está apagando. Sobre la base de esa suposición, los datos fisiológicos que muestran un deterioro de la función cerebral durante las ECM realmente socavan las explicaciones fisiológicas de las ECM».[50]

A pesar de que las explicaciones fisiológicas adolecen de este importante defecto, merece la pena examinarlas porque a menudo se hace referencia a ellas.

Teoría no demostrada: Las ECM son provocadas por una deficiencia de oxígeno

Un ejemplo de explicación fisiológica es que una deficiencia de oxígeno en el cerebro causa las ECM. El doctor Greyson (entre otros) no está de acuerdo. En primer lugar observa que, en general, una persona que tiene una alucinación provocada por la escasez de oxígeno experimentaría típicamente «agitación y agresividad». Por el contrario, muchos de quienes han experimentado una ECM generalmente tienen experiencias de paz y de amor. Así que no cuadra. Además de eso cita estudios que muestran que «quienes tienen una ECM presentan niveles de oxígeno iguales o superiores a quienes no tienen ECM».[51] El doctor Van Lommel explica también que en uno de sus estudios, todos los pacientes tenían deficiencia de oxígeno y sin embargo no todos experimentaron una ECM. Si la falta de oxígeno fuese la causa, entonces sería de esperar que todos los sujetos tuvieran una ECM. Pero no fue así.[52] La falta de oxígeno no parece explicar bien las ECM.

Teoría no demostrada: las ECM son causadas por un aumento en los niveles de dióxido de carbono

Otros han teorizado, de manera similar, que las ECM se parecen a lo que les sucede a las personas al inhalar dióxido de carbono. Ahora bien, la ciencia carece de datos empíricos que muestren que el aumento en los niveles de dióxido de carbono cause las ECM. En un estudio, los investigadores hallaron una correlación entre la intensidad de la ECM y los niveles de dióxido de carbono.[53] Pero quienes inhalan dióxido de carbono no informan de experiencias con las características de las ECM tales como la revisión de la vida con detalles específicos correctos.[54]

Teoría no demostrada: las ECM son causadas por las endorfinas

Otros teorizan que las ECM son causadas por endorfinas que o bien el cuerpo produce o bien son dadas al sujeto de la experiencia. Sin embargo, se sabe que las endorfinas producen un alivio del dolor de larga duración, mientras que las ECM son muy breves: «El comienzo y el cese de la ECM y los elementos asociados a ella habitualmente es muy abrupto, y el alivio del dolor dura solo el tiempo que dura la ECM, que puede ser solo unos segundos». Si las endorfinas fuesen la causa, esperaríamos un período de alivio del dolor más largo. Además, las endorfinas tampoco dan cuenta de algunas de las características frecuentes en la ECM como las experiencias extracorpóreas, la revisión de la vida y el encuentro con individuos fallecidos.[55]

Teoría no demostrada: las ECM son provocadas por la ketamina

El anestésico químico conocido como ketamina se ha propuesto también como causante de las ECM. Como dice el neurocientífico Sam Harris, «todo el mundo sabe que tales compuestos son los que hacen el trabajo»[56] de producir el tipo de claridad descrito en las ECM. La doctora Emily Williams Kelly, el doctor Bruce Greyson y el doctor Ed Kelly, profesores de la Universidad de Virginia, tienen un punto de vista diferente y citan evidencia de lo contrario. Observan que si bien la ketamina puede producir algunos de los elementos de las ECM, quienes utilizan ketamina suelen informar de que sus experiencias no parecen reales. Y esas experiencias a veces se describen como «aterradoras» o que contienen «imágenes extrañas».[57] Contrariamente, la mayoría de las ECM se describen como gozosas y parecen reales. Además, la ketamina generalmente actúa sobre un cerebro en funcionamiento, y algunos sujetos de la experiencia tienen un funcionamiento cerebral reducido (o inexistente).[58]

Teoría no demostrada: las ECM son provocadas por la DMT

El alucinógeno N,N-dimetiltriptamina (DMT) se ha incluido como posible causa de las ECM (por ejemplo, por el doctor Harris).[59] La DMT se produce espontáneamente en el cuerpo, y también puede tomarse como droga psicodélica. Se ha informado de que produce experiencias lúcidas, místicas y una sensación de «rica ultrarrealidad».[60] El neurocirujano y exprofesor asociado de la Facultad de Medicina de la Universidad de Harvard, el doctor Eben Alexander, disiente. El doctor Alexander tuvo una ECM que transformó su vida, durante un coma prolongado por meningitis bacteriana. Durante su ECM, las partes de su cerebro responsables de las sensaciones de «rica ultrarrealidad» no funcionaban. Como él mismo explica: «Mi córtex estaba apagado, y la DMT no habría podido actuar en el cerebro».[61] El doctor Alexander sostiene también: «De modo que, en cuanto a "explicar" lo que me sucedió, la hipótesis de la DMT resulta [...] radicalmente insuficiente»,[62] e incapaz de dar cuenta de una ECM tan transformadora.

Y si adoptamos la metáfora de que las sustancias psicodélicas abren la «válvula reductora» del cerebro, entonces los psicodélicos simplemente permiten que el cerebro experimente una realidad más amplia, una realidad que está siempre presente, pero normalmente oculta para nuestro campo perceptivo cotidiano. Estas sustancias no crean la realidad alternativa; son una puerta de entrada a ella. De manera que incluso si el doctor Harris está en lo cierto al afirmar que la DMT desempeña un papel en algunas de las experiencias descritas, este alucinógeno no necesariamente sería la verdadera causa; sería simplemente aquello que lo hace posible.

Teoría no demostrada: la intrusión REM provoca las ECM

Algunos, como Kevin Nelson, adoptan la hipótesis de la intrusión REM para explicar las ECM. REM son las siglas en inglés de «movimiento rápido de los ojos», y tiene lugar durante el sueño profundo. Durante el REM se producen sueños complejos. La intrusión REM tiene lugar «en las transiciones entre REM y el despertar [...] La fusión del REM con la conciencia de vigilia adopta la forma de alucinaciones visuales y auditivas complejas y de narraciones oníricas... Esta tierra fronteriza es inestable; dura segundos o minutos antes de volver a un estado de conciencia más estable».[63] Como otras, esta hipótesis no da cuenta de la totalidad de las experiencias de la ECM. El doctor Alexander lo resume así: «Algunos elementos especiales, como [...] la aparición de ECM típicas bajo anestesia general y otras drogas que inhiben el REM descartan cualquier explicación de las ECM a través de la intrusión REM».[64]

Teoría no demostrada: las ECM son ilusiones

A pesar de todo, algunos científicos insisten en que las ECM deben de ser inventadas: de alguna manera tienen que ser alucinaciones que el cerebro produce, aunque no entendamos cómo ni por qué. Eso resulta difícil de argumentar cuando estudiamos los datos de las revisiones de vida, que revelan hechos auténticos más que ilusiones.

Veamos primero un relato completo de cómo se experimenta generalmente una revisión de vida. Si es auténtico, este relato (y otros) son verdaderamente notables y pueden hacernos repensar nuestra vida. Como afirmó un sujeto que pasó por una ECM:

> Toda mi vida hasta el presente parecía estar situada ante mí en una especie de revisión panorámica, tridimensional, y cada suceso parecía estar acompañado de una conciencia del bien y el mal, o de una comprensión de la relación entre causas y efectos. No solo percibía todo desde mi propio punto de vista, sino que también sabía los pensamientos de todos los que estaban implicados en el suceso, como si tuviera sus pensamientos dentro de mí. Esto significaba que percibía no solo lo que yo había hecho o pensado, sino incluso de qué manera había influido en otros, como si viera las cosas con unos ojos que lo ven todo. Y aun así tus pensamientos no se borran. Y todo el tiempo que duró la revisión se enfatizó la importancia del amor. Mirando hacia atrás, no puedo decir cuánto duró esta revisión de la vida y esta comprensión de la vida; puede que haya sido larga, ya que aparecía cada tema, pero al mismo tiempo daba la impresión de ser solo una fracción de segundo, porque lo percibía todo al mismo tiempo. El tiempo y la distancia parecían no existir.

Yo estaba en todos los sitios a la vez, y en ocasiones mi atención se sentía atraída hacia algo, y luego volvía a estar presente aquí.[65]

Las visiones retrospectivas de la vida, como la descrita, pueden incluir «detalles de su vida anterior olvidados hace mucho tiempo».[66] Si las ECM fueran alucinaciones, esperaríamos que las descripciones estuvieran distorsionadas. Pero, en lugar de eso, describen sucesos reales. Como afirma el doctor Long: «La precisión constante de las retrospecciones vitales, incluyendo la conciencia de sucesos hace mucho tiempo olvidados y la conciencia de los pensamientos y sentimientos de los otros procedentes de interacciones pasadas, sugieren la realidad de las ECM».[67]

Experiencias extracorpóreas «verificadas» mientras se está clínicamente muerto

Pero ese no es el único lugar en el que vemos evidencia de que al menos partes de las ECM son experiencias reales en lugar de alucinaciones. A menudo los sujetos que las experimentan tienen una «experiencia extracorpórea» (EEC) o experiencia fuera del cuerpo, durante la cual afirman estar flotando por encima de su cuerpo. Y en algunos casos, lo que cuentan haber visto durante la EEC (mientras estaban clínicamente muertos) corresponde con lo que sucedió realmente. Tales EEC comprobadas posteriormente se conocen como «EEC verificadas». En un estudio de noventa y seis EEC verificadas descritas, el 92% mostraron ser totalmente precisas.[68] El doctor Long se maravilla de ello: «El hecho de que los sujetos de una EEC informen de que ven y oyen, en un momento en el que sus ojos y sus oídos físicos no funcionan, podría tener profundas implicaciones para el pensamiento científico acerca de la conciencia».[69]

El doctor Barušs y la doctora Mossbridge han examinado los datos referentes a esos casos y concluyen: «Por el peso de la evidencia existente, pensamos que al menos algunas de las percepciones que ocurren durante las ECM son verídicas y que, muy probablemente, algunas de ellas tienen lugar durante momentos en los que, según el conocimiento actual de la neurociencia, no hay suficiente actividad cerebral para sostener tal percepción consciente a través de los sentidos habituales, concretamente una falta de actividad cortical».[70]

Esto es notable. Tan notable que vale la pena detenerse en esto para revisar ejemplos destacados de EEC verificadas con el fin de tener una idea más detallada de cómo funcionan.

En su libro de *Vida después de la vida* (publicado originalmente en 1975), el doctor Raymond Moody observaba:

> Varios médicos me habían dicho, por ejemplo, que estaban totalmente sorprendidos por cómo pacientes sin conocimiento médico podían describir de manera tan detallada y tan correctamente el procedimiento utilizado en los intentos de resucitación, a pesar de que estos sucesos tenían lugar mientras los médicos sabían que los pacientes implicados estaban «muertos». En varios casos, distintas personas me han contado cómo dejaban asombrados a sus médicos o a otros narrando sucesos de los que habían sido testigos mientras estaban fuera del cuerpo. Mientras estaba muriéndose, por ejemplo, una chica salió de su cuerpo y fue a otra habitación del hospital en la que se encontraba su hermana mayor llorando y diciendo: «¡Oh, Kathy, por favor, no te mueras, por favor, no te mueras!». Su hermana mayor se quedó anonadada cuando, posteriormente, Kathy le contó exactamente dónde había estado y qué había dicho ella durante ese tiempo.[71]

Moody cuenta otro caso en el que el sujeto de la ECM afirma: «Cuando todo acabó, el médico me dijo que había pasado momentos difíciles, y yo le respondí: "Sí, lo sé". Él preguntó: "Bueno, ¿cómo lo sabe?" y yo dije: "Puedo contarle todo lo que ha ocurrido". No me creía, así que le conté toda la historia, desde que dejé de respirar hasta el momento en que volví. Él estaba realmente impresionado de ver que yo sabía todo lo que había ocurrido».[72]

De manera similar, cuando Anita Moorjani, quien tuvo también una experiencia así, salió de su coma, recuerda: «Pude describir muchos de los procedimientos que se me aplicaron, e identifiqué a los médicos y las enfermeras que los habían llevado a cabo, para sorpresa de todos los que me rodeaban».[73]

O recordemos el famoso caso de Pam Reynolds, tal como fue resumido por la IANDS:

Con el fin de eliminar un aneurisma que amenazaba su vida y que estaba en una zona profunda de su cerebro, Pam Reynolds se sometió a un procedimiento quirúrgico raro denominado «operación detenida», en la que la sangre se drena del cuerpo, como el aceite de un coche, deteniendo toda actividad cerebral, cardíaca y orgánica. La temperatura del cuerpo se baja hasta 15 °C. Mientras se hallaba totalmente anestesiada, con tapones que emiten sonido, para los oídos, comenzó el calvario de Pam. El doctor Spetzler, el cirujano, estaba serruchando su cráneo cuando de repente Pam escuchó la sierra y comenzó a observar el procedimiento quirúrgico desde una posición elevada, por encima del hombro del médico. También escuchó lo que las enfermeras decían a los médicos. Al volver a la conciencia, fue capaz de describir con toda precisión el instrumental quirúrgico utilizado y de contar lo que habían dicho las enfermeras.[74]

El caso de la «dentadura» constituye también una referencia frecuente. Así lo narró una enfermera de una unidad de cuidados coronarios:

Durante el cambio de turno de la noche, una ambulancia trajo a un hombre de cuarenta y cuatro años, cianótico y en coma, a la unidad de cuidados coronarios. Lo habían encontrado en coma unos treinta minutos antes en una pradera. Cuando fuimos a intubar al paciente, resultó que tenía dentadura postiza. Yo se la quité y la puse en el «carro de choque». Al cabo de una hora y media, el paciente tiene suficiente ritmo cardíaco y suficiente presión sanguínea, pero todavía está ventilado, intubado y comatoso. Se le transfiere a la unidad de cuidados intensivos para seguir con la necesaria respiración artificial. Solo tras más de una semana me encuentro de nuevo con el paciente, que ya está de vuelta a la sala cardíaca. En cuanto me ve, dice: «Oh, esa enfermera sabe dónde está mi dentadura». Yo me quedo muy sorprendida. Entonces él lo aclara: «Usted estaba allí cuando llegué al hospital, me sacó la dentadura de la boca y la puso en ese carrito que tenía varias botellas encima y ese cajón deslizante debajo, y usted dejó mi dentadura ahí». Yo me sorprendí especialmente porque recordaba que esto había sucedido mientras el hombre estaba en coma profundo y en proceso de reanimación cardiopulmonar. Al parecer, se había visto acostado en la cama y había percibido desde arriba cómo las enfermeras y los médicos habían estado preocupados con la respiración cardiorrespiratoria. Pudo describir también correctamente y en detalle la pequeña habitación en la que había sido resucitado, así como el aspecto de quienes estaban presentes, como yo. Está profundamente impresionado por su experiencia y dice que ya no tiene miedo de la muerte.[75]

Y una más, de un paciente que sufrió complicaciones en la operación y luego tuvo una ECM con EEC:

No, nunca había oído hablar de experiencias cercanas a la muerte, y nunca había tenido ningún interés en los fenómenos paranormales ni nada por el estilo. Lo que sucedió es que de pronto me di cuenta de que estaba flotando sobre los pies de la mesa de operaciones y observando la actividad que había allí abajo, alrededor del cuerpo de un ser humano. Pronto me di cuenta de que se trataba de mi cuerpo. De modo que estaba flotando sobre él, por encima de la lámpara, a través de la cual podía ver. Escuché también todo lo que se decía: «Date prisa, maldito bastardo» fue una de las cosas que recuerdo que gritaron. Y lo que es todavía más extraño: no solo los oía hablar, sino que también podía leer la mente de todos los que estaban en la habitación, o eso me parecía. Como supe luego, todo ello sucedió en poco tiempo, porque costó cuatro minutos y medio recuperar el corazón, que se había detenido, y que volviera a funcionar. Normalmente, la privación de oxígeno provoca daños cerebrales después de tres minutos o tres minutos y medio. También oí cómo el médico decía que creía que había muerto. Más tarde confirmó que lo había dicho, y estaba sorprendido al saber que yo lo había oído. Les dije también que deberían cuidar su lenguaje durante las operaciones.[76]

Si las ECM son alucinaciones, no esperaríamos que los sujetos informasen de hechos durante su experiencia, hechos que pueden confirmarse. En lugar de eso esperaríamos ilusiones.

ECM en pacientes con paro cardíaco: estudios prospectivos

Estos fenómenos desconciertan a los científicos convencionales. De modo que algunos investigadores han comenzado a realizar estudios «prospectivos de paro cardíaco» para examinar las ECM de una manera más controlada. «Prospectivos» significa que los investigadores trabajan con hospitales para reunir datos acerca del cerebro y el corazón de pacientes que es probable que tengan una ECM. En lugar de descubrir personas que hayan tenido una ECM en el pasado, quizás hace muchos años, los estudios prospectivos permiten que los investigadores entrevisten a los supervivientes a los pocos días de ser resucitados de un paro cardíaco.

¿Por qué paro cardíaco? Porque el corazón del paciente se detiene, de modo que el flujo de sangre al cerebro se para, y no hay actividad eléctrica cerebral (lo que se conoce como «electroence-falograma plano»). Sus cerebros están apagados.

El doctor Van Lommel resume lo que ocurre durante el paro cardíaco: «En este estado, el cerebro puede compararse a un or-denador que se ha desconectado de su fuente de alimentación, se ha desenchufado, y todos sus circuitos se han desactivado. Ese or-denador no puede funcionar; en un cerebro así hasta las llamadas alucinaciones son imposibles».[77]

La doctora Emily Williams Kelly, el doctor Bruce Greyson y el doctor Ed Kelly, profesores de la Universidad de Virginia, comen-tan algo parecido: «El paro cardíaco [...] es un suceso fisiológica-mente brutal. El funcionamiento cerebral se detiene en unos se-gundos».[78] Para decirlo con claridad: los pacientes en paro cardíaco están clínicamente muertos.[79] Utilizando los presupuestos materia-listas dominantes, supondríamos que una persona no tendría ex-periencias lúcidas cuando su corazón y su cerebro están apagados.

En cuatro estudios diferentes, publicados entre 2002 y 2006, los investigadores examinaron quinientos sesenta y dos paros car-díacos en varios hospitales. El resultado: «Un número significativo de estos pacientes experimentaron un período de conciencia ex-cepcionalmente lúcida».[80]

Deja de leer un momento. Reflexiona sobre lo que estos in-vestigadores afirmaron y lo notable que es.

Estamos hablando de personas con un paro cardíaco. Sus co-razones se han detenido. Sus cerebros no tienen actividad eléctrica. No hay ninguna función cerebral. Estaban clínicamente muertos. Los médicos que dirigieron los estudios prospectivos formales tie-nen los registros médicos para probarlo. ¡Y a pesar de eso, algu-nos de los pacientes que sobrevivieron informaron de haber teni-do ECM lúcidas mientras estaban en pleno paro cardíaco! ¿Cómo pudo el cerebro haber producido estas experiencias en condiciones tan brutales? ¿Cómo podía tener lugar cualquier «alucinación» ba-sada en el cerebro si el cerebro no está en funcionamiento?

El doctor Van Lommel dirigió uno de esos cuatro estudios prospectivos de paros cardíacos, y se publicó en la revista médica revisada por pares *The Lancet* (2001).[81] Los otros estudios fueron dirigidos por el doctor Greyson (2003), los doctores Sam Parnia y Peter Fenwick (2001) y la doctora Penny Sartori (2006).[82]

En 2014, Parnia y sus colegas aportaron nuevos hallazgos en estudios prospectivos sobre el paro cardíaco, en la revista médica *Resuscitation*. Describieron un paciente que había tenido una ECM y verificaron claramente sucesos que habían tenido lugar durante el momento de su paro cardíaco. Los registros médicos validaron que la experiencia ocurrió durante el paro cardíaco. De modo que no se puede argumentar que el paciente había tenido la ECM antes o después del paro cardíaco. Lo que dijo que vio durante su EEC tuvo lugar, fuera de toda duda, durante el paro cardíaco, cuando el cerebro estaba «apagado». Y sin embargo tuvo una experiencia consciente, lúcida.

El paciente describió haber escuchado una voz automatizada que decía: «Dar un *shock* al paciente, dar un *shock* al paciente». Más tarde se verificó que había sido lo dicho por el desfibrilador externo automatizado que se utilizó durante su procedimiento. Teniendo en cuenta los registros médicos, este suceso y otros recuerdos lúcidos tuvieron lugar al menos durante tres minutos mientras duró el paro cardíaco.[83]

El doctor Parnia comenta acerca de su descubrimiento en 2014:

Es significativo, dado que a menudo se ha supuesto que estas experiencias son probablemente alucinaciones o ilusiones que tienen lugar antes de que el corazón se pare o después de que el corazón se ha restablecido con éxito, pero no una experiencia que corresponda a sucesos «reales» cuando el corazón no late. *En este caso, la conciencia y la capacidad de darse cuenta ocurrió durante el período de tres minutos en el que no había latidos cardíacos.* Esto resulta paradójico, ya que el cerebro generalmente deja de funcionar en veinte o treinta segundos a partir de la parada cardíaca y no vuelve a hacerlo hasta que el corazón se ha restablecido. Además, los recuerdos detallados de conciencia visual en este caso fueron coherentes con los sucesos verificados[84] [cursivas añadidas].

¿Cómo encajan estos descubrimientos con las críticas hacia las ECM?

Estos hallazgos parecen dirigirse a las críticas popularizadas de las ECM, como la realizada por el doctor Sam Harris en *Despertar*, su éxito de ventas de 2014. Afirma: «Generalmente no hay manera de establecer que la ECM tuvo lugar mientras el cerebro estaba apagado».[85] Sin embargo, en el ejemplo anterior, la ECM ocurrió evidentemente mientras el cerebro estaba apagado. Además, el doctor Harris cuestionó el relato que el doctor Eben Alexander hizo de su propia ECM. Después de que el doctor Alexander la describiera en *La prueba del cielo*, su éxito de ventas recogido en la lista de *best-sellers* de *The New York Times*, el doctor Harris escribió: «El hecho mismo de que Alexander *recuerde* su ECM sugiere que las estructuras corticales y subcorticales [cerebrales] necesarias para la formación de la memoria estaban activas en ese momento. ¿Cómo podría recordar la experiencia de no ser así?»[86] [cursiva en el original].

La pregunta de Harris es muy lógica, si aceptamos el presupuesto materialista de que el cerebro es el responsable de la memoria y la conciencia. Ahora bien, en los estudios sobre paradas cardíacas antes mencionados, vimos que los cerebros de los supervivientes estaban «apagados», como confirman los informes médicos, y todavía tenían recuerdos lúcidos. De modo que los descubrimientos sugieren que el cerebro por sí solo no es responsable de la memoria y la conciencia, lo que niega las críticas de Harris.

Otro argumento que a veces oigo es: «Quizás en estos casos extraordinarios hay una cantidad minúscula de actividad cerebral persistente que simplemente no podemos medir debido a los límites de la tecnología». Si este argumento fuera cierto, también implicaría la necesidad de un cambio radical en neurociencia. La idea de que una cantidad de actividad cerebral no medible esté causando las descripciones hiperreales y los procesos mentales lúcidos analizados sería notable por sí misma.

El doctor Parnia aborda este tema: «Cuando uno muere, no hay flujo sanguíneo que llegue al cerebro. Si baja de un cierto nivel, no puede haber actividad eléctrica. *Hace falta mucha imaginación para pensar que, de algún modo, hay un área oculta de tu cerebro que entra en acción cuando todo lo demás ha dejado de funcionar»*[87] [cursiva añadida].

Los ciegos pueden ver durante las ECM

La rareza de las ECM alcanza otro nivel cuando examinamos casos de invidentes. Algunas personas que han sido invidentes toda su vida informan de que pueden ver cuando tienen una ECM. A veces, los informes de lo que «vieron» durante sus ECM fueron verificados por personas que pueden ver.

Como el psiquiatra Stanislav Grof señala, este fenómeno es otro argumento contrario a la idea de que las ECM son meras alucinaciones de un cerebro moribundo: «Hay casos en los que individuos que eran ciegos debido a una lesión orgánica médicamente confirmada de su sistema óptico pudieron ver el entorno en el momento de una muerte clínica [...] Sucesos de este tipo [...] pueden someterse a verificación objetiva. Por ello, suponen la prueba más convincente de que lo que ocurre en las experiencias cercanas a la muerte es algo más que la fantasmagoría alucinatoria de cerebros fisiológicamente dañados».[88]

Los investigadores principales en esta área son Kenneth Ring, profesor emérito de Psicología en la Universidad de Connecticut, y la psicóloga Sharon Cooper. En su libro de 2008 *Mindsight* [Vista mental], describen veintiún individuos que son invidentes o gravemente discapacitados en su visión y que han tenido ECM.[89] Ring y Cooper resumen así lo que hallaron en el caso de estos sujetos invidentes: «En realidad, sus relatos resultan indistinguibles de los de personas con visión, respecto a los elementos que sirven para definir el patrón clásico de las ECM, como sentimientos de gran paz y bienestar [...] la sensación de separación respecto del cuerpo físico, la experiencia de viajar a través de un túnel o espacio oscuro, el encuentro con la luz, la revisión de la vida, etcétera. En pocas palabras, la historia que las personas invidentes cuentan de su viaje a las primeras etapas de la muerte es la historia común que hemos llegado a asociar con estos episodios».[90]

Un ejemplo es Vicki Umipeg, que padeció un grave daño en el nervio óptico como bebé prematuro que la dejó completamente ciega. Ella misma observa: «Nunca he podido entender ni siquiera el concepto de luz».[91] A la edad de veintidós años, Vicki se vio involucrada en un grave accidente de coche y fue llevada al hospital. Durante ese tiempo tuvo una ECM y recuerda estar fuera de su cuerpo y «arriba, en el techo» viendo a un médico y una médico trabajando sobre su cuerpo. Recuerda mirar hacia abajo y reconocerse: «Supe que era yo [...] era bastante alta y delgada en ese momento. Y al principio solo veía que era un cuerpo, pero no sabía que era el mío»,[92] tras lo cual ascendió, atravesando el techo, hacia una luz. Recuerda ver el tejado del hospital, las luces de la ciudad y los edificios. Además tuvo una retrospección vital que describe como algo parecido a «ver una película, pero estando al mismo tiempo en ella —y sin embargo estaba separada de ella— [...] Vi todo y también sentí todo lo que había sentido, más todo lo que los demás habían sentido».[93]

En la descripción que hizo Vicki de su retrospección vital, observa que pudo ver los sucesos de su infancia, aunque cuando experimentó esos sucesos como niña invidente no podía ver. En sus propias palabras:

Cuando iba al comedor o al dormitorio generalmente percibía las cosas tropezando con ellas, tocándolas o como podía, claro está. Esta vez podía verlas a distancia. No tenía que estar encima de ellas, tocarlas o sentarme en ellas, pues antes me daba cuenta de que estaban ahí [...] No imagino las cosas muy bien en mi mente hasta que llego allí. Tengo mucha dificultad en manejar las imágenes de las cosas cuando no estoy directamente allí. Esta vez, era como si no tuviera que estar allí para ser consciente de las sillas. Vi las sillas metálicas en las que nos sentábamos de niños y las mesas redondas del comedor, y tenían puestos manteles de plástico. No tuve que tocar los manteles de plástico para darme cuenta de ellos.[94]

Vicki entró también en un aspecto «ultramundano» de su ECM, durante el cual recuerda haber sido consciente de árboles, pájaros, hierba y flores. Se esforzó por describir las flores cuando los investigadores le preguntaron: «Había un brillo diferente. No sé describirlo de otra manera. Y tonos distintos [...] Pero no sé, porque no sé cómo relacionarme con el color».[95] Afirma que lo que vio en la ECM «no se parece en nada, en nada», a lo que experimenta en sueños. Durante sus sueños no tiene percepción visual: «No hay color, ni visión de ningún tipo, ni sombras, ni luz, ni nada».[96]

Esto es bastante notable, dado que ha estado ciega desde que nació.

El caso de Brad Barrows es igualmente fascinante. Durante su ECM, Brad sintió que ascendía a través del techo y luego podía ver las nubes, nieve fangosa en las calles, bancos de nieve que se habían creado al barrer, un carrito y dos parques infantiles, a pesar de que había sido totalmente ciego desde el nacimiento. Afirma lo siguiente: «Recuerdo [...] poder ver con mucha claridad [...] Supe que, de algún modo, podía sentir y literalmente ver todo lo que me rodeaba».[97] Brad ofrece un relato sorprendentemente detallado de la nieve que vio, que había caído el día antes de su ECM: «Creo que todo excepto las calles estaba cubierto de nieve, totalmente. Era una nieve muy suave. No se había cubierto con aguanieve ni con lluvia helada. Era el tipo de nieve que el viento podía llevar en todas direcciones. Habían barrido, y podías ver los montones de nieve a ambos lados. Podía ver que estaban allí. Las calles tenían fango. La nieve había caído cuando estaba justo en el punto de congelación, por eso estaba llena de fango. La nieve estaba muy blanda, un poco húmeda».[98]

Otro caso sorprendente es el de Marsha. Nació con una visión gravemente limitada; sin embargo, tuvo una ECM durante la cual describió que podía ver un túnel oscuro, una luz blanca, estrellas y su cuerpo. Cuando volvió de su ECM y se sintió de regreso a su cuerpo, recuerda, «Me desperté y pregunté por la luz: "¿Dónde está la luz?"».[99]

Otro hombre que es ciego de un ojo y parcialmente ciego del otro escribe sobre su ECM: «Regresé de mi ECM; cuando abrí los ojos y descubrí que el arco de visión se había vuelto a reducir, grité: ¡HE VISTO EL CAMINO HACIA EL TÚNEL Y A TRAVÉS DE ÉL CON MIS DOS OJOS!»[100] [mayúsculas en el original].

O veamos una descripción realizada por el psiquiatra Brian Weiss. Esta vez la historia está contada desde la perspectiva del médico. Un amigo del doctor Weiss, un destacado cardiólogo del Centro Médico Monte Sinaí en Miami, describe un incidente con una paciente que sufrió un paro cardíaco. Durante el proceso de resucitación, el cardiólogo recuerda como se le cayó su «inconfundible pluma de oro». El médico salvó a la mujer, quien posteriormente afirmó haber visto todo el proceso desde fuera de su cuerpo. El cardiólogo le dijo: «No es posible. ¡Estaba inconsciente, en coma!». Ella le contestó: «La pluma que se le cayó era muy bonita [...] debe de costar lo suyo». Como recuerda el doctor Weiss, ella «siguió describiendo la pluma, la ropa que llevaban los médicos y las enfermeras, las personas que entraron y salieron de la UCI y lo que cada una hizo: cosas que nadie podía haber conocido sin haber estado allí».

El cardiólogo todavía estaba «conmocionado días después» cuando se lo contó al doctor Weiss. ¿Por qué? Primero, porque ¿cómo pudo ver algo mientras estaba inconsciente y en coma? Pero lo que resulta todavía más sorprendente: ¡la mujer era ciega desde hacía más de cinco años![101]

Conciencia trascendental, más que «visión»

Estas personas no pueden ver, y sin embargo describen experiencias visuales durante sus ECM. ¿Cómo es posible? Y ¿son las experiencias verdaderamente «visuales»? Ring y Cooper concluyen que la «visión» de la que hablan es, en realidad, una forma de lo que denominan «conciencia trascendental». Es parecido a lo que los sujetos con visión normal que han tenido una ECM llaman *onmidireccional*, una consciencia de trescientos sesenta grados.

Esto explicaría por qué los sujetos de una ECM que son sordos pueden oír lo que se dice durante esa experiencia[102] y por qué quienes son ciegos a los colores pueden ver «colores asombrosos».[103] Realmente no están «oyendo» ni «viendo», en el sentido en que solemos emplear estos términos. Más bien son trascendentalmente conscientes, y el mejor modo de describirlo es utilizar el lenguaje humano para decir que «oyeron» o «vieron».

Ring y Cooper resumen su asombro así: «Lo que experimentan los ciegos es quizás, en cierto sentido, más sorprendente incluso que la afirmación de que ven. En vez de eso, ellos —como las otras personas videntes que han tenido episodios similares— puede que hayan trascendido completamente la conciencia basada en el cerebro y, si es así, sus experiencias necesariamente quedarán empobrecidas por cualquier descripción o etiqueta. Para estas necesitamos un lenguaje totalmente nuevo, igual que necesitamos teorías nuevas de un nuevo tipo de ciencia, incluso para empezar a comprenderlas».[104]

Experiencias de muerte compartida

A pesar de la creciente evidencia de lo contrario, el argumento de que las ECM son simplemente alucinaciones persiste como la explicación principal (no demostrada) de estas experiencias. El argumento es que la ECM es un síntoma fisiológico de un cerebro que muere. Sin embargo, un fenómeno conocido como «experiencia de muerte compartida» (EMC) va todavía más claramente contra la hipótesis del «cerebro moribundo».

Una EMC es un suceso en el que un testigo sano tiene una experiencia similar a la ECM. Un testigo. Esa persona no está muriendo; está allí junto a un ser querido que está muriendo. Y ese testigo tiene una experiencia que es como una ECM. De modo que no hay manera de concluir que el testigo está teniendo una alucinación de «cerebro moribundo», pues esta persona no está muriendo. Y el doctor Raymond Moody, por sí solo, ha estudiado cientos de estos casos.[105]

El doctor Eben Alexander resume el significado de este fenómeno: «Dado que estas experiencias de muerte compartida ocurren en personas normales, sanas, proporcionan una fuerte evidencia contra la hipótesis de que los elementos fundamentales de las experiencias cercanas a la muerte −como una luz brillante, un túnel, la visión de seres queridos fallecidos, el encuentro con seres divinos− son errores fisiopatológicos del cerebro moribundo».[106]

En un ejemplo de una EMC, una mujer sana describe lo que ocurrió cuando su marido, Johnny, murió en sus brazos:

> Toda nuestra vida surgió a nuestro alrededor y dio la impresión de que se tragaba la habitación del hospital [...] en un instante. Había luz por todas partes [...] Todo lo que hicimos apareció en esa luz. Además yo vi cosas acerca de Johnny [...] Lo vi haciendo cosas antes de que nos casáramos. Puede pensar que algo de ello podría ser embarazoso o personal, y lo era. Pero no había necesidad de privacidad, por extraño que eso parezca. Eran cosas que Johnny hizo antes de casarnos. Pero bueno, el caso es que lo vi con chicas cuando era muy joven. Más tarde las busqué en su anuario del instituto y las encontré, solo basándome en lo que vi durante la revisión de la vida mientras él moría.[107]

Así es. Ella experimentó una revisión de la vida «compartida».

En otro caso, una mujer describe una EMC en la que perdió a su madre tras intentar realizarle una reanimación cardiopulmonar. La mujer recuerda elevarse por encima de su cuerpo, revoloteando sobre él con su madre recién fallecida. Relata: «Miré hacia una esquina de la habitación y vi una abertura en el universo que derramaba luz como agua procedente de una tubería rota. De esa luz salieron personas que yo había conocido durante años, amigos fallecidos de mi madre. Pero también había otras personas, personas que no reconocí, pero supongo que eran amigos de mi madre a los que yo no conocía [...] Entonces la tubería se cerró en una especie de espiral, como la lente de una máquina de fotos, y la luz se fue».[108]

Las EMC pueden ocurrir también simultáneamente a varias personas. En el libro del doctor Moody *Destellos de eternidad* (publicado originalmente en 2010), se explica: «Para un escéptico es fácil descartar la experiencia de la muerte de una persona moribunda cuando es compartida solo con una persona más. Pero una experiencia de muerte compartida con un número de personas en el lecho de muerte resulta más difícil descartarla como una fantasía individual».[109]

De hecho, el propio doctor Moody tuvo una experiencia así. Cuando su madre estaba a punto de morir, él y sus hermanos estaban con ella y se tomaron de las manos. Cuatro de los seis que eran sintieron como si se estuvieran elevando del suelo. Todos informaron que la luz en la habitación fue cambiando: era como «mirar la luz de una piscina por la noche».[110] El doctor Moody dice: «Era como si el tejido del universo se hubiera desgarrado».[111]

En *Destellos de eternidad*, expone los sucesos comunes de los que se informa en las EMC. Ninguna de ellas describe los siete pasos, pero todos los informes de EMC narran más de uno.[112]

1. *Cambio de geometría*. La habitación cambia de forma o se experimenta una realidad alternativa.
2. *Luz mística*. Algunos de los sujetos que han experimentado una EMC informan de una luz brillante que emite paz, amor y pureza.

3. *Música y sonidos musicales.* Un hombre lo describió como «las notas suaves, salvajes, de un arpa eólica».[113]

4. *Experiencia extracorpórea.* Tales sujetos a veces cuentan que flotan fuera del cuerpo y ven la escena, casi como un observador externo.

5. *Covivencia de una retrospección vital.* Tal como lo resumió uno de estos sujetos: «Yo estaba de pie delante de lo que parecía una gran pantalla con mi marido, que acababa de morir, mientras veíamos su vida desplegarse ante nosotros. Algunas de las cosas que vi no las había sabido antes».[114]

6. *Encuentro con ámbitos espirituales o «celestiales»:* Los sujetos de una EMC realizan descripciones similares a las que describen los individuos que han tenido una ECM.

7. *Niebla al morir.* Algunos de quienes tienen una EMC ven una niebla (un «humo blanco» o un «vapor sutil») que emite la persona moribunda.

Las EMC no se han popularizado tanto como las ECM. Pero según el doctor Moody, los informes de EMC van en aumento. Observa que la gente a menudo tiene miedo de contar sus experiencias a otros porque temen que serán ridiculizados o considerados locos. Por ejemplo, un planificador financiero que tuvo una EMC dijo: «Si mis socios comerciales oyesen esto, mi nombre quedaría ensuciado. ¿Creen que alguno de ellos me dejaría manejar su dinero?».[115]

Sin embargo, el número de EMC relatadas podría quitar importancia a la frecuencia con que ocurren. El doctor Moody recuerda que al describir las EMC en sus conferencias entre el 5 y 10% del público levantaba la mano diciendo que a ellos también les había sucedido. El doctor Moody afirma que «era solo ligeramente menor que el número que levantaba la mano cuando se preguntaba si habían tenido experiencias cercanas a la muerte».[116]

Si las EMC ocurren con tal regularidad, ¿por qué la ciencia no las ha explorado más profundamente? Una futura investigación parece un esfuerzo que merece la pena. Las implicaciones para entender la conciencia son demasiado profundas para ignorarlas.

Experiencias de miedo a la muerte

De manera similar a lo que ocurre con las EMC, se ha informado también de otro fenómeno parecido a las ECM en personas con cerebros ostensiblemente sanos: se conoce como «experiencia de miedo a la muerte». Estas experiencias se parecen a las ECM, pero tienen lugar en individuos que simplemente creen que están a punto de morir. Tales individuos experimentan un «temor agudo a la muerte» cuando se hallan en una situación de «muerte aparentemente inevitable».[117] Por ejemplo, alguien puede tener una experiencia similar a la ECM si «casi sufre un accidente de tráfico o un accidente escalando».[118] La persona sale ilesa, pero aun así tiene una experiencia similar a la ECM.[119]

¿Qué debemos hacer con todo esto?

Las ECM, las EMC y las experiencias de miedo a la muerte obviamente suponen un reto para los modelos convencionales que analizan la relación entre el cerebro y la conciencia. La metáfora del remolino, utilizada por el doctor Bernardo Kastrup, resulta instructiva aquí. Si consideramos que la realidad está constituida por una corriente de conciencia, entonces nuestras experiencias individuales son localizaciones («remolinos») de la conciencia. Nuestras percepciones ordinarias, cotidianas, se encuentran dentro de ese remolino localizado. Si el remolino se disipara y deslocalizara, otras partes de la corriente se volverían de repente accesibles. Quizás un proceso de deslocalización temporal es lo que ocurre en las experiencias descritas en este capítulo. Quizás la corriente más amplia de conciencia deja de estar ofuscada por nuestras percepciones.[120] Tenemos acceso a lo que estaba allí siempre (la realidad más amplia de la conciencia). Simplemente estaba ahogada por el ruido de nuestras percepciones cotidianas, localizadas.

Así pues, estas experiencias pueden ser realmente un desgarro en el tejido del universo –una apertura del filtro– en lugar de meras alucinaciones provocadas por la fisiología cerebral. Si abandonamos el paradigma materialista que dice que «el cerebro crea la conciencia», y en cambio sostenemos que «la conciencia es fundamental», entonces las experiencias descritas en este capítulo deberían tomarse en serio, como lecciones sobre la verdadera naturaleza de la realidad.

Resumen del capítulo

○ Las ECM son experiencias altamente lúcidas en personas que estuvieron al borde de la muerte y a veces clínicamente muertas. Multitud de personas de todas las culturas y religiones han relatado ECM similares (aunque no idénticas). Hay aproximadamente unos quince rasgos comunes de una ECM, entre ellos una experiencia extracorpórea, una retrospección vital, visitas de familiares fallecidos y sentimientos de amor abrumadores.

○ La ciencia materialista dominante intenta explicar las ECM a través de mecanismos cerebrales, y generalmente defiende que se trata de alucinaciones. Pero estas hipótesis no logran explicar elementos claves de las ECM.

○ A veces, los sujetos que tienen una ECM se ven a sí mismos fuera de sus cuerpos y pueden comprobar experiencias que ocurrieron durante el tiempo en que su funcionamiento cerebral estaba dañado.

○ Los ciegos informan de que pueden ver durante las ECM.

○ Incluso testigos sanos pueden tener experiencias similares a las ECM cuando muere un ser querido (conocidas como experiencias de muerte compartida).

○ Simplemente pensar que uno está a punto de morir puede provocar experiencias similares a las ECM (conocidas como experiencias de miedo a la muerte) en individuos que, por lo demás, están sanos.

○ Si la conciencia es el componente fundamental de la realidad, en lugar de un producto del cerebro, entonces las ECM, las EMC y las experiencias de miedo a la muerte pueden verse como vislumbres de la realidad más amplia, que normalmente está oculta por nuestras percepciones cotidianas.

Capítulo 10

COMUNICACIÓN CON LOS FALLECIDOS
Planeada y espontánea

*La muerte física no implica el fin de la conciencia, pues la concien-
cia es el tejido constitutivo de toda la existencia.* [1]

Bernardo Kastrup, filósofo

*Si el cerebro fuera el creador de la conciencia, entonces cuando el
cerebro de una persona muere, su conciencia cesaría. Caso cerrado. Pero si nuestros cerebros son realmente sistemas de televisión,
o antenas receptoras [...] entonces si nuestro cerebro muere...
nuestra conciencia no ha muerto, es decir, la señal no ha desapa-
recido porque el cerebro no era el origen primero de la señal. Y por
tanto las mentes y los cerebros de otras personas, por ejemplo las
mentes de los «médiums», podrían recibirlas. Por eso he realizado
tanta investigación en condiciones de simple, doble y triple ciego,
y todas apuntan hacia la misma conclusión: que algunos médiums
son auténticos y que la información apoya fuertemente la idea de
que la conciencia sobrevive a la muerte del cuerpo físico.* [2]

Doctor **Gary Schwartz**, profesor de la Universidad de Arizona,
exprofesor de la Universidad de Yale
y doctor en Filosofía por la Universidad de Harvard

La evidencia, teniendo en cuenta su conjunto, proporciona más razón para creer en alguna forma de supervivencia post mortem personal que para creer en cualquier otra concepción alternativa.[3]

Stephen Braude, filósofo

Me parece que en cada una de las áreas principales que he considerado hay una serie de casos que sugieren con bastante fuerza alguna forma de supervivencia. Al menos, la suposición de que un fragmento reconocible de la personalidad de una persona fallecida puede manifestarse de nuevo después de su muerte.[4]

Alan Gauld, filósofo, expresidente de la
Sociedad para la Investigación Psíquica

La telepatía y la clarividencia, tal como las comprendemos hoy, implican fuera de toda duda esta concepción ampliada del universo como inteligible por el hombre; y en cuanto el ser humano se concibe como morando en este espectro más amplio de poderes, su supervivencia de la muerte se convierte en un corolario casi inevitable. Con esta supervivencia este campo de visión se amplía de nuevo. Una vez admitimos la existencia de espíritus desencarnados como actores de los asuntos humanos, tenemos que esperar que actúen en algún sentido con un alcance y una libertad mayores de lo que resulta posible a los espíritus encarnados que conocemos ya.[5]

Frederic W. H. Myers, uno de los fundadores de la Sociedad
para la Investigación Psíquica a finales del siglo XIX

Las ECM son instructivas en el sentido de que ofrecen pistas sobre lo que podría suceder cuando morimos. Pero recordemos que se llaman experiencias cercanas a la muerte por una razón: en última instancia la persona vive. ¿Qué le ocurre a la conciencia de la persona cuando muere de verdad? ¿Deja de existir o sigue en una forma diferente? Si sigue, ¿puede esa conciencia comunicarse con nosotros?

La suposición cultural dominante en la actualidad es que cuando el cerebro muere, la mente muere. Ahora bien, eso no es más que la suposición popular en este momento. No puedo ver la mente de otra persona cuando esa persona está viva. Cuando voy a una reunión de negocios, veo a individuos que supongo que tienen mente, pero no puedo ver sus mentes. De modo que ¿por qué suponemos que la mente muere cuando lo hace el cuerpo? Si no podemos ver las mentes de los demás cuando están «vivos», ¿no es, al menos, posible que la mente continúe después de la muerte del cuerpo? Quizás simplemente no podamos ver la mente de una persona muerta con nuestros ojos, igual que no podemos ver la mente de alguien que está vivo.

Los casos anecdóticos y la investigación controlada sobre este tema sugieren que la mente sobrevive a la muerte del cuerpo. Y la evidencia incluso sugiere que las personas «muertas» pueden comunicarse con nosotros. Estas ideas no son tan locas si la conciencia no procede del cerebro. Si la conciencia es fundamental, entonces seguirá existiendo incluso si el cuerpo muere.

Médiums

Comencemos con una definición. Un «médium» (a veces llamado «médium psíquico») es alguien que afirma poder comunicarse con personas que han muerto. No hablo de personas que hayan tenido una experiencia cercana a la muerte y hayan sido resucitadas. Hablo de personas realmente muertas. En algunos casos, el médium entra en trance y parece ser tomado por una conciencia extraña que utiliza su cuerpo y sus cuerdas vocales para comunicarse con los vivos.

Los medios de comunicación han popularizado a los médiums en episodios televisivos a menudo pregrabados.[6] Además, probablemente habrás visto anuncios de psíquicos que afirman que pueden hablar con tus familiares muertos. Ciertamente, no todos ellos tienen un talento auténtico, y no es poco razonable pensar que algunos son directamente un fraude.

No obstante, hay un cuerpo sólido de evidencia que sugiere que algunos médiums son realmente legítimos y que la conciencia sobrevive a la muerte corporal. La literatura de casos convincentes se remonta al siglo XIX. Stephen Braude, profesor emérito de Filosofía en la Universidad de Maryland, en el condado de Baltimore, examinó detalladamente la evidencia acumulada. En su libro de 2003 *Inmortal Remains* [Restos inmortales], adopta un enfoque notablemente conservador y crítico de los datos, pero incluso con esa lente finalmente concluye que «la evidencia proporciona una base razonable para creer en la supervivencia personal *post mortem*».[7]

La señora Piper

Una de las razones por las que el doctor Braude realiza esta afirmación se debe al talento de una médium conocida como señora Leonora E. Piper (1857-1950), residente en Boston, Massachusetts. La señora Piper fue estudiada detenidamente por los investigadores y era conocida por entrar en trance, durante el cual hablaba en una voz que no era suya. Por ejemplo, a veces hablaba como un doctor francés, con un tono de voz que Alan Gauld, filósofo, describe como «rudo y masculino, y utilizaba galicismos y también hablaba en jerga y pronunciaba palabrotas, de una manera muy diferente a la de la señora Piper». El doctor Gauld observa que su trance a menudo estaba «acompañado de movimientos espasmódicos desagradables, rechinar de dientes, etcétera. Nunca había duda de que el estado de trance era en cierto sentido "genuino": en este, a la señora Piper podíamos hacerle cortes, quemarla hasta salirle ampollas, pincharla e incluso ponerle una botella de amoníaco fuerte bajo la nariz sin que le molestara».[8]

Los resultados de la señora Piper fueron notables. Por medio de las personalidades que se mostraron a través de ella durante sus trances, recibió constantemente información exacta sobre individuos fallecidos. O verbalmente o por escrito, dio datos precisos a las personas a quienes se dirigían los mensajes.

Los investigadores tomaron precauciones para asegurar que la señora Piper no estaba engañando. Por ejemplo, el doctor Gauld lo resume así: «Durante varias semanas, la señora Piper fue observada de cerca por detectives para verificar si hacía averiguaciones sobre los asuntos de los posibles sujetos, o si empleaba agentes para hacerlo. La llevaron a Inglaterra, donde no conocía a nadie y no podía haber tenido agentes establecidos. Durante su estancia allí, en el invierno de 1889-90, todas sus sesiones fueron organizadas y supervisadas por miembros destacados [de la Sociedad para la Investigación Psíquica]». Los sujetos se presentaron, en su mayor parte, de forma anónima, y se mantuvieron registros completos. Y aun así, la señora Piper siguió obteniendo resultados».[9]

Por ejemplo, durante su viaje a Inglaterra, uno de los sujetos fue *Sir* Oliver Lodge. El gemelo de su tío Robert había muerto veinte años antes de la lectura. Lodge le llevó a la señora Piper un reloj que le había dado Robert y que había pertenecido a su gemelo ya fallecido. Casi inmediatamente, la señora Piper (mientras permanecía en trance) informó de que un hombre fallecido decía: «Este es mi reloj, y Robert es mi hermano, y yo estoy aquí».[10] A continuación, el gemelo fallecido de Robert (a través de la señora Piper) describió de manera correcta sucesos concretos de la infancia de los gemelos, como nadar en un arroyo cuando eran niños con riesgo de ahogarse, matar un gato, tener un rifle pequeño y poseer una piel de serpiente. Posteriormente los detalles fueron confirmados por Robert y su hermano Frank, todavía vivo.[11]

La señora Piper impresionó incluso a William James, psicólogo de la Universidad de Harvard, quien en un resumen que ofreció dijo: «Estoy convencido de la honestidad de la médium y de la autenticidad de su trance; y aunque al principio estaba inclinado a creer que sus "aciertos" eran coincidencias afortunadas, o resultado de algún conocimiento que tenía sobre los sujetos en cuestión y sus asuntos familiares, ahora creo que posee un poder todavía inexplicado».[12]

La señora Leonard

La señora Gladys Osborne Leonard (1882-1968) es otro ejemplo de una médium que fue estudiada ampliamente. Era conocida por entrar en trance y hablar como una personalidad extranjera llamada Feda, quien hablaba con una voz muy aguda e infantil, cometiendo «ocasionalmente errores gramaticales y malentendidos de palabras».[13] Parte de la notoriedad de la señora Leonard procede de su empleo de «pruebas con libros», en las que le decía a un sujeto que buscase unas páginas concretas de un libro que ella nunca había visto. En uno de esos casos sorprendentes, Feda le comunicó a un sujeto anónimo conocido como señora Talbot que su fallecido marido quería que mirase un mensaje en la página doce o trece de un libro en concreto que tenía en su casa.

Como resume el doctor Gauld:

Feda dijo que el libro no estaba impreso, pero tenía cosas escritas en él; era de color oscuro; y contenía una tabla de lenguas indo-europeas, indo-arias, semíticas y arábigas, cuyas relaciones se mostraban mediante un diagrama de líneas que irradiaban. La señora Talbot no conocía ese libro, y ridiculizaba su mensaje. Sin embargo, cuando finalmente miró, halló en la parte de atrás de un estante superior un cuaderno de cuero negro, en mal estado, de su marido. Adherido a este libro había una tabla plegada con todos los idiomas mencionados; y en la página trece había un extracto de un libro titulado *Post Mortem*. En este caso, el mensaje se refería a un libro desconocido para la médium y para el sujeto en cuestión (la verdad es que, hasta donde sabemos, para cualquier persona viva), pero indudablemente conocido para la comunicadora [Feda].[14]

Hafsteinn Bjornsson

Otro médium con talento fue Hafsteinn Bjornsson, un hombre islandés nacido en 1914. En algunos casos, se informó de que había hablado lenguas que nunca había aprendido (un fenómeno que veremos también en el capítulo once). Por ejemplo, cuando un profesor danés asistió a una de las sesiones de Bjornsson, este empezó a hablar en lengua esquimal, una lengua que nunca había aprendido y que casi nadie en Islandia habla. Resulta que el profesor danés había pasado algún tiempo en Groenlandia, donde se habla el esquimal, sabía esquimal y conocía a la persona que se comunicaba a través de Bjornsson.

En otra historia, a menudo contada por los investigadores, la conciencia de Bjornsson era ocupada regularmente, en trance, por un hombre llamado Runki (quien más tarde se identificó como Runolfer Runolfsson), quien dijo: «Estoy buscando mi pierna. Quiero tener mi pierna». Durante las sesiones, Runki exhibía conductas que no eran de Bjornsson. Por ejemplo, Runki pidió rapé y Bjornsson hacía movimientos con las manos como si se estuviera llevando el rapé a la nariz para esnifar.

En una sesión, un hombre llamado Ludvik Gudmundsson se unió por primera vez, y Runki expresó su alegría al conocerlo y dijo que su pierna estaba en casa de Gudmundsson. Runki dio detalles de quién era, que había muerto al ser arrastrado por el mar y había perdido su pierna cuando los perros y los cuervos destrozaron su cuerpo. También dijo que era alto. Gudmundsson investigó el asunto. Habló con las personas del pueblo cercano a su casa y «algunos recordaban vagamente que un hueso del muslo había estado "dando vueltas por ahí"». Finalmente, Gudmundsson supo que el carpintero que construyó la casa pudo haber puesto el fémur en medio de dos de sus paredes. Gudmundsson tiró abajo el muro y halló un largo fémur.

El profeser Erlendur Haraldsson, de la Universidad de Islandia, y el profesor Ian Stevenson, de la Universidad de Virginia, investigaron este caso. Realizaron entrevistas en Islandia a más de veinte personas implicadas, incluyendo a Bjornsson, sujetos que habían asistido a sesiones de Bjornsson y familiares del fallecido Runki. Además, descubrieron los registros de un clérigo islandés que parecían confirmar que un hombre llamado Runolfer Runolfsson había muerto de la manera descrita por Runki. Haraldsson y Stevenson estudiaron cuidadosamente las fortalezas y las debilidades del caso, y concluyeron en su artículo de 1975, publicado en el *Journal of the American Society for Psychical Research*: «Quizás la manera más sencilla de explicar esto [...] sea pensar que se debe a la supervivencia de Runki tras su muerte física con retención de muchos recuerdos y su posterior comunicación a través de la mediumnidad de Hafsteinn [Bjornsson]».[15]

El conjunto de la literatura de casos

El caso Runki, como prácticamente todos los casos anecdóticos de esa naturaleza, no está hecho a prueba de balas. Para analizar de manera adecuada cualquier caso, se tienen que examinar todos los hechos con el fin de descartar el fraude u otras explicaciones «no paranormales». Un buen número de investigadores han analizado minuciosamente la literatura de casos, entre ellos el doctor Braude (como ya he dicho antes), el doctor Gauld en su libro de 1982 *Mediumship and Survival: A Century of Investigations* [Mediumnidad y supervivencia: un siglo de investigaciones], y Frederic W. H. Myers en su libro de 1903 *Human Personality and Its Survival of Bodily Death* [La personalidad humana y su supervivencia a la muerte del cuerpo]. En palabras del doctor Braude: «El conjunto de la evidencia sobre la supervivencia tiene una especie de fuerza acumulativa, incluso si los hilos individuales de la evidencia son poco convincentes por sus propios méritos».[16]

Estudios controlados recientes

Además del significativo cuerpo de evidencia histórica y anecdótica de médiums como la señora Piper, la señora Leonard y Bjornsson, se han realizado también estudios controlados. La financiación para estos estudios es limitada, como puede imaginarse. Pero tenemos algunos datos. La institución investigadora principal de Estados Unidos es el Windbridge Research Center, dirigido por la doctora Julie Beischel, quien tiene un doctorado en Farmacología y Toxicología por la Universidad de Arizona. La doctora Beischel lleva el testigo del doctor Gary Schwartz, cuya investigación sobre médiums se describe en sus libros *The Afterlife Experiments* [Los experimentos con la vida *post mortem*], de 2002, y *The Sacred Promise* [La promesa sagrada], de 2011.

El perfil de la doctora Beischel no es el que podría esperarse de una investigadora de la mediumnidad. Algunas experiencias personales la llevaron a ese campo. Al principio se interesó por la mediumnidad cuando estaba a punto de terminar su doctorado, después de que su madre se suicidara. Siguiendo la sugerencia de un familiar, fue a ver a una médium con la esperanza de que esta pudiera comunicarse con su madre fallecida. Pero era muy escéptica. Durante la sesión, anotó lo que la médium le dijo. Tras verificar los hechos con algunos familiares, descubrió que la médium había acertado en un 93%. Como la doctora Beischel dice: «La lectura identificó totalmente a mi madre».[17]

Sin embargo, aparentemente la médium se equivocó en parte de la lectura. Describió ver a un joven que afirmaba haber sido amigo de la doctora Beischel en su adolescencia y que murió cuando tenía diecisiete años. La doctora Beischel recuerda que la médium aseguró que ese joven «conducía un Mustang restaurado u otro "coche deportivo potente", que estaba bajo los efectos del alcohol, que era agresivo, que estaba en mi círculo estrecho de amistades y que él y yo bromeábamos mucho».[18] La doctora Beischel no reconocía a una persona así en su vida. Hasta donde ella sabía, la precisión de esta lectura era de cero total.

Posteriormente comenzó a salir con un hombre llamado Corey. En la época de la lectura con la médium no lo conocía. Cuando la doctora Beischel mencionó la historia de la médium a Corey, este quedó impresionado. El adolescente que murió en un accidente de coche tal como lo describió la médium cuadraba perfectamente con uno de sus mejores amigos del instituto. ¡Pero la doctora Beischel ni siquiera había conocido a Corey cuando habló con la médium! ¿Cómo pudo la médium haber descrito con tanta exactitud al mejor amigo fallecido de Corey, antes incluso de que la doctora Beischel hubiera conocido a este?

Esto cambió la vida de la doctora Beischel, tanto que abandonó su carrera en la industria farmacéutica para realizar una investigación controlada sobre los médiums, aplicando su mente científica a este campo poco estudiado.

La investigación sobre la mediumnidad es el área principal de estudio de la doctora Beischel en el Windbridge Research Center. Su premisa básica: veamos si podemos mostrar si los médiums pueden proporcionar realmente información sobre personas muertas que no puedan haber conocido de otro modo, y asegurémonos de que controlamos estrechamente los experimentos. Para hacerlo, lo primero que hizo fue buscar médiums bien dotados, tras un amplio proceso de selección. Solo después de estar «certificados» pueden participar en sus estudios. A los médiums certificados se les pedía en estos estudios que proporcionaran información acerca de un familiar fallecido (al que se referirían como «desencarnado») de un voluntario («el sujeto» en el experimento). Tal como lo resume la doctora Beischel: «El médium, el sujeto y los tres investigadores ignoran ciertos datos».[19] Dicho de otro modo, estos estudios son más de doble ciego (son de cinco vías o quíntuplemente ciegos). Y se realizan telefónicamente, para que el médium no pueda ser acusado de simplemente leer señales físicas (algo conocido como «lectura en frío»).

Esta es la situación. El sujeto no está en el teléfono con el médium; en su lugar, está la doctora Beischel, quien todo lo que conoce del desencarnado es su nombre de pila. Ella proporciona el nombre del desencarnado al médium y pregunta:[20]

○ ¿Qué aspecto tenía el desencarnado en su vida física? Proporcione una descripción física del desencarnado.

○ ¿Cómo es la personalidad del desencarnado?

○ ¿Cuáles eran los *hobbies* o los intereses del desencarnado? ¿Cómo empleaba su tiempo?

○ ¿Cuál fue la causa de la muerte del desencarnado?

○ ¿Tiene el desencarnado algún mensaje concreto para el sujeto?

○ ¿Hay algo más que pueda decirme acerca del desencarnado?

No hay manera de que un médium pudiera conocer esos detalles específicos acerca del pariente fallecido de una persona al azar en condiciones controladas, ¿no es así?

Pues no, según los estudios de la doctora Beischel, no es así. Los estudios muestran resultados estadísticos importantes. Sugieren que los médiums pueden obtener información acerca de personas muertas que no podemos explicar mediante el azar. Los resultados de estos estudios se publicaron en 2007 y 2015 en la revista revisada por pares *EXPLORER: The Journal of Science and Healing*. Más tarde, la doctora Beischel apareció en el libro de Leslie Kean *Sobrevivir a la muerte*, autora éxito de ventas de 2017.

La doctora Beischel resume los resultados y las implicaciones de sus estudios: «Estos datos estadísticamente significativos [...] datos exactos de un total de setenta y cuatro lecturas mediumnímicas realizadas bajo condiciones más estrictas que las del doble ciego, que eliminaban el fraude, las indicaciones del experimentador, el sesgo del evaluador y la lectura en frío, muestran que los médiums aportan información correcta y específica sobre personas desencarnadas y lo hacen sin ninguna retroalimentación sensorial. En otras palabras, ciertos médiums tienen capacidades inexplicables (por la ciencia materialista actual) y son capaces de decir correctamente cosas que de otro modo no podrían saber acerca de personas muertas».[21]

No cabe duda de que se necesitan más repeticiones, pero los resultados iniciales son convincentes.

¿Se comunican los médiums realmente con personas fallecidas?

Los estudios antes indicados sugieren que, de algún modo, los médiums pueden acceder a la conciencia más allá de nuestro ámbito cotidiano. Anteriormente hemos analizado ejemplos de otros fenómenos, como la visión remota y la telepatía, en los que la gente también puede recibir información. ¿Cómo sabemos que la información que los médiums reciben no es información telepática de alguien que todavía está vivo? ¿Cómo sabemos si los médiums están hablando realmente con personas muertas? El psicólogo Jeff Tarrant examinó la actividad cerebral de médiums y psíquicos. Investigó la actividad cerebral de la médium Laura Lynne Jackson, certificada por Windbridge, de la que comenta: «Laura dice que ve la información psíquica en su campo visual izquierdo, y la información mediumnímica la ve en su campo visual derecho. En realidad, eso es exactamente lo que vemos en estas imágenes cerebrales. De modo que esto parece confirmar lo que Laura contaba de su propia experiencia».[22]

Este descubrimiento confirma lo que relatan los médiums. Ellos observan una diferencia respecto a cómo reciben la información. Por ejemplo, un médium decía: «Una lectura psíquica es como leer un libro [...] una lectura mediumnímica es como ver una obra de teatro». Otro señaló: «En una lectura mediumnímica, es como si alguien me estuviera hablando *a mí*. Con las lecturas psíquicas, se trata de información *sobre* alguien» [cursivas en el original]. Y otro dijo: «Son muy distintas. Es como escuchar a alguien versus mirarme a mí mismo».[23]

Así pues, quizás los médiums no estén tan solo recibiendo información telepáticamente de personas vivas (algo que en sí mismo sería ya notable). Por tanto, podríamos inferir que un médium está realmente recogiendo información de la conciencia de una persona muerta.

Comunicaciones *post mortem* espontáneas

La investigación sobre la mediumnidad sugiere que algunos individuos pueden comunicarse con personas fallecidas. Pero ¿pueden los fallecidos comunicarse con nosotros directamente sin la ayuda de un médium?

Los informes que tenemos sobre esto son anecdóticos, pero parece que ocurre con regularidad. Algunas investigaciones sugieren que más del 50% de las personas dicen tener experiencias de comunicaciones procedentes de un ser querido fallecido.[24] ¿Es que se lo imaginan? ¿Sucede esto simplemente porque la gente quiere creer que sus seres queridos nunca mueren realmente? ¿O es que algunos de estos encuentros podrían ser reales?

Consideremos la historia de Paul Davids, un graduado por la Universidad de Princeton, y escritor y productor de Hollywood (por ejemplo, *Transformers*). Su difunto mentor, Forrest Ackerman («Forry») no creía en la vida después de la muerte, pero les dijo a Paul y a otros amigos que si al final estaba equivocado «mandaría un mensaje».[25]

Al morir Forry, comenzaron a ocurrir cosas extrañas. Ahora, Davids está convencido de que Forry se ha estado comunicando con él y con otros. En su libro de casi quinientas páginas *An Atheist in Heaven: The Ultimate Evidence for Life After Death?* [Un ateo en el cielo: ¿la evidencia definitiva de que hay vida después de la muerte?], nos proporciona detalles de ciento cuarenta y dos incidentes que cree que indican comunicaciones de Forry después de haber fallecido. Muchas de estas comunicaciones incluso parecen coherentes con la personalidad de Forry.

Un ejemplo digno de mención: Davids estaba a solas en casa, leyendo unos artículos. Fue al cuarto de baño, y cinco minutos más tarde volvió donde estaba, para descubrir que varias palabras de uno de los artículos estaban tachadas con tinta todavía húmeda. Las palabras concretas que estaban tachadas podían crear un mensaje de Forry. Davids llevó la mancha de tinta a un químico destacado, el director del Departamento de Química de la Universidad Purdue. Los químicos estuvieron tres años analizando la tinta y no pudieron identificar la composición. Parte del libro de Davids está escrito por John Allison, químico forense y profesor, quien explica las pruebas químicas detalladamente, y está desconcertado. El doctor Allison reconoce su escepticismo, pero afirma: «Hay cosas sorprendentes que ocurren en este mundo y que necesitamos entender mejor».[26] El doctor Gary Schwartz escribe en el prefacio del libro que al principio le preocupaba que la historia pudiera ser una «farsa», de lo increíble que era. Pero luego escribe: «ADVERTENCIA: EL LIBRO QUE ESTÁ A PUNTO DE LEER ES ABSOLUTAMENTE VERDADERO» [mayúsculas en el original].[27]

El doctor Schwartz presentó a Davids a dos médiums: Catherine Yunt y Orit Ish Yemini Tomer. Como dice Davids, Yunt y Tomer fueron «cuidadosamente mantenidas en la oscuridad. No sabían quién era yo y no se les dijo mi nombre. Yo era simplemente el "hombre con una cámara de vídeo que quería tener noticias de un amigo fallecido"».[28] Evidentemente, las médiums produjeron un impacto en Davids. Por ejemplo, en una ocasión, Yunt le dio una información tan concreta y precisa acerca de Forry que Davids afirma: «Casi me caí de la silla».[29]

En el libro, Davids incluye una copia de su declaración jurada firmada ante notario, en la que se dice: «Juro que no he inventado ni uno de los fenómenos descritos, y que ninguna de estas afirmaciones son exageraciones, ninguna es obra de la imaginación ni una ficción».[30] Además, el libro incluye una carta firmada del doctor Michael Shermer, director ejecutivo de la Sociedad de Escépticos, quien escribió a mano: «Para Paul, con respeto por su honesta investigación y su integridad».[31]

Bill y Judy Guggenheim adoptaron un enfoque diferente. En lugar de examinar diversos incidentes de comunicaciones procedentes de una persona fallecida, observaron un amplio espectro de casos. Durante un período de siete años, recogieron más de tres mil trescientos relatos de primera mano de tales comunicaciones *post mortem*, un trabajo resumido en su libro de 1995 *Hello from Heaven!* [¡Saludos desde el cielo!].

Sus descubrimientos muestran que las personas experimentan al fallecido de maneras diferentes. Hay narraciones que informan de sentir una presencia, escuchar una voz, percibir un contacto, oler una fragancia y ver apariciones, tanto estando despierto como en sueños.

He aquí un ejemplo de uno de estos relatos:

Tom y yo crecimos juntos. Éramos vecinos muy cercanos, pues vivíamos puerta con puerta, pero desde que entró en el sacerdocio no lo había visto. Perdí totalmente el contacto con él y con su familia tras mudarme a Texas. Una noche, unos diez años después, me desperté de un sueño profundo. Vi a Tom a los pies de mi cama, ¡con un uniforme de la Marina! Cuando vi su uniforme, no podía creerlo ¡porque pensaba que era sacerdote católico! Me dijo: «Adiós, Melinda. Me voy». Y desapareció. Mi marido se despertó y le conté lo que había ocurrido. Pero dijo que eso era que estaba soñando. Tres días más tarde, recibí una carta de mi madre en la que me decía que Tom había muerto en el campo de batalla. ¡Supe también que había sido capellán en la Marina![32]

Visiones en el lecho de muerte

También se narran visitas que se producen durante «visiones en el lecho de muerte». En un estudio realizado en la Universidad de Virginia por la doctora Emily Williams Kelly, esta afirma que el 41% de los pacientes moribundos que examinó tuvieron una visión de ese tipo.[33] No obstante, se han realizado pocos estudios científicos sobre este asunto.[34]

Una visión en el lecho de muerte es una experiencia breve que ocurre en los días de la propia muerte, a menudo muy similar a lo que se describe en las ECM. Una persona puede informar de «encuentros con seres queridos fallecidos [...] la visión de un entorno hermoso, celestial, y una luz brillante, o una sensación de amor incondicional». Los informes de visiones en el lecho de muerte generalmente proceden de personas que están junto a la cama del moribundo. Este habitualmente muere poco después de que tenga lugar la visión. Esto recuerda lo que experimentan los pacientes con lucidez terminal (mencionado en el capítulo dos), que tienen una claridad inexplicada poco después de morir. En algunas visiones en el lecho de muerte, de manera muy similar a lo que hemos visto en las experiencias de muerte compartida, un testigo que se halla junto a la cama percibe también lo que la persona moribunda ve.[35]

Entonces, ¿es real la vida después de la muerte?

Si tenemos en cuenta toda la evidencia, desde la investigación en ECM hasta la investigación sobre los médiums, pasando por los casos anecdóticos de otras comunicaciones *post mortem*, tenemos que tomar en serio la posibilidad de que la conciencia sobreviva a la muerte del cuerpo físico. Y si eso es cierto, probablemente tendremos que reconsiderar lo que significan realmente los términos *muerte* y *vida* (a lo que volveremos en el capítulo trece).

La idea de que la conciencia sobrevive a la muerte corporal no tiene sentido bajo el supuesto materialista de que el cerebro produce la conciencia. Los materialistas argumentarían que al morir el cerebro, la conciencia cesa. Pero si la conciencia es la base de la realidad, la supervivencia de la muerte corporal no solo tiene sentido, sino que es de esperar.

Resumen del capítulo

○ Los «médiums» son individuos que afirman que pueden hablar con los muertos. Algunos lo hacen en un estado de trance en el que aparentemente son poseídos por una conciencia extraña.

○ La literatura de casos históricos, tomados en su conjunto, sugiere que algunos médiums son auténticos.

· La señora Piper, la señora Leonard y Hafsteinn Bjornsson son ejemplos de médiums que han sido estudiados ampliamente y parecen exhibir capacidades auténticas.

○ La doctora Julie Beischel, del Windbridge Research Center dirigió recientemente dos estudios bien controlados sobre los médiums.

· En ambos estudios halló que los médiums eran capaces de obtener información acerca de individuos fallecidos, que por medios ordinarios no tendrían modo de conocer.

· Sus descubrimientos fueron publicados en revistas revisadas por pares y reseñados en *The New York Times* por un autor superventas en 2017.

○ Se ha informado también de encuentros espontáneos con los fallecidos.

· El productor de Hollywood Paul Davids informa de ciento cuarenta y dos incidentes en los que un amigo fallecido supuestamente se comunicó con él.

- Bill y Judy Guggenheim dirigieron un estudio de siete años con más de tres mil trescientos informes individuales de comunicaciones *post mortem*.
- Pacientes moribundos a menudo informan de «visiones en el lecho de muerte» inmediatamente antes de morir. Afirman que ven a familiares fallecidos y tienen una experiencia placentera que recuerda a una ECM.

Capítulo 11

VIDAS MÁS ALLÁ DE ESTA

Niños pequeños que recuerdan vidas anteriores

Después de estudiar todos los casos que tengo, y revisar las notas de las investigaciones [del doctor Ian Stevenson], he concluido que algunos niños parece que poseen recuerdos y emociones que proceden de un individuo fallecido.[1]

Doctor **Jim Tucker**, profesor de Psiquiatría y
Ciencias Neuroconductuales de la Universidad de Virginia
y director de la División de Estudios Perceptuales

Algo parece alentar la continuidad de la personalidad tanto en la vida como entre vidas.[2]

Doctor **Ed Kelly**, profesor de Psiquiatría y
Ciencias Neuroconductuales de la Universidad de Virgina
y doctor por la Universidad de Harvard

Deberíamos aceptar la reencarnación como la interpretación más adecuada de los casos solo si hallamos insatisfactorias las otras interpretaciones. Este es mi caso. No creo que las correspondencias observadas entre las heridas y las marcas o defectos de nacimiento sean una cuestión de coincidencia acausal [...] Por lo tanto, creo que la reencarnación es la mejor explicación para la mayoría de los casos.[3]

Doctor **Ian Stevenson**, exprofesor de la Universidad de Virginia

Hay tres afirmaciones en el campo de la percepción extrasensorial que, en mi opinión, merecen un estudio serio: (1) que solo mediante el pensamiento los humanos puedan afectar (claramente) a los generadores de números aleatorios en ordenadores; (2) que las personas con privación sensorial leve puedan recibir pensamientos o imágenes proyectados a ellas y (3) que los niños pequeños puedan informar a veces de detalles referentes a una vida anterior, que tras la debida comprobación resultan ser exactos y no podían haberlos conocido de ningún otro modo que no fuese la reencarnación [énfasis añadido].[4]

Carl Sagan, astrónomo, en su libro de 1996
El mundo y sus demonios

Hemos visto fenómenos psíquicos que sugieren que la conciencia no está localizada en el cuerpo. Hemos observado sucesos extraños que ocurren en torno al momento de la muerte. Y hemos tenido en cuenta la evidencia de que los fallecidos pueden comunicarse con los vivos. Pero ninguno de estos ejemplos nos dice nada acerca de si nuestra conciencia individual tiene más de una experiencia de vida. Algunos denominan a esa idea «reencarnación».

Si presuponemos que el cerebro crea la conciencia, entonces la reencarnación no tiene sentido. Quizás no sea sorprendente, pues, que los materialistas no compren esa idea. Por ejemplo, el físico materialista Lawrence Krauss dice que la reencarnación es «absurda».[5]

Ahora bien, si consideramos la conciencia como fundamental, la reencarnación se vuelve concebible. La analogía del remolino propuesta por el doctor Kastrup proporciona un marco de referencia útil aquí. Cuando un remolino se disipa, el agua simplemente cambia de forma. No abandona toda la corriente. Se «recicla». De modo que, si consideramos que la realidad es como una corriente de conciencia que contiene un número de localizaciones (remolinos) individuales, podemos imaginar que una conciencia individual simplemente se recicla dentro de la corriente más amplia. Los remolinos se forman, luego se disipan, y más tarde vuelven a formarse. Del mismo modo, los individuos nacen, mueren y renacen de nuevo. La conciencia no muere; simplemente cambia de forma.

En este capítulo exploraremos la investigación científica que sugiere que esta podría ser una buena analogía. A medida que vayas leyendo comenzarás a entender por qué Carl Sagan creía que este campo de estudio merecía atención.

Creencias sobre la reencarnación

Antes de sumergirnos en la evidencia, debo recordarte que lo aquí documentado es otro ejemplo de seguir simplemente la evidencia. Para algunos, la reencarnación es un tema emocionalmente cargado, debido a las creencias existentes. Este libro aspira a desapegarse de las preconcepciones y de las ilusiones. Ciertamente, yo no había oído hablar mucho acerca de la reencarnación antes de comenzar mi investigación. Me era un tema totalmente extraño, sin ninguna base real, hasta donde yo sabía. Suponía que era una idea que las personas elaboraban para tranquilizarse respecto a su mortalidad.

El principal investigador de la reencarnación, el doctor Ian Stevenson, de la Universidad de Virginia, nos recordaba: «Los críticos de la evidencia a favor de la reencarnación han señalado a menudo su elemento de esperanza, con la sugerencia de descartarla, ya que tal evidencia derivaría solo de un pensamiento ilusorio.

Esta objeción supone con fuerza que lo que deseamos tiene que ser falso. Podríamos ser más fácilmente persuadidos para creer lo que deseamos que para creer lo contrario; sin embargo, lo que deseamos creer puede ser cierto. Nuestra investigación de la verdad o falsedad de una idea debería proceder con independencia de si fortalece o socava nuestros deseos».[6]

Niños que recuerdan vidas anteriores

La investigación acerca de niños que recuerdan vidas anteriores comenzó alrededor de 1960. Quien entonces era el jefe del Departamento de Psiquiatría en la Facultad de Medicina de la Universidad de Virginia, el doctor Ian Stevenson, oyó hablar de tales niños y se sintió intrigado. A partir de ahí, dedicó el resto de su vida a este estudio, examinando más de dos mil quinientos casos de todo el mundo, hasta su muerte en 2007. El doctor Jim Tucker, también profesor en la misma universidad, ha continuado su investigación.

La obra del doctor Stevenson goza de una alta consideración. Así, el doctor Larry Dossey observa:

[Stevenson] informó de miles de casos de niños que recordaban vidas pasadas y cuyas descripciones de existencias anteriores comprobó en su investigación.[7] [...] Nadie ha investigado este campo con la erudición, la minuciosidad y la obstinada dedicación con la que él lo ha hecho. Stevenson peinó el planeta, desde las carreteras comarcales de Burma y los pueblos remotos de la India hasta las ciudades más grandes de la Tierra. Dedicó décadas a recorrer todos los continentes, excepto la Antártida, investigando siempre la misma cantera: niños que parecen recordar una vida pasada. El alcance de su obra es impresionantemente universal, e incluso los escépticos generalmente quedan asombrados por los miles de casos que ha acumulado. Los casos tienen lugar en todas las culturas, incluyendo la nuestra, y muestran una fuerte coherencia interna.[8]

Además, el doctor Stevenson recibió elogios de la muy respetada *Journal of the American Medical Association*, en 1975: «En lo que respecta a la reencarnación [Stevenson] ha recopilado de manera no emotiva una serie detallada de casos de la India, casos en los que la evidencia es difícil de explicar de cualquier otro modo».[9]

¿Qué halló el doctor Stevenson? Halló temas comunes en los casos de los que se ha informado en todo el mundo y en diferentes culturas: niños de entre dos y cinco años que comienzan a hablar emotivamente de una vida pasada, incluyendo sucesos específicos (generalmente traumáticos) que se agrupan alrededor del final de alguna vida anterior.[10] Cuando un niño recuerda su muerte, el relato que cuenta habitualmente es violento.[11] El doctor Stevenson afirmó: «Demasiado a menudo los niños quedan confundidos respecto a su identidad, y esto llega a ser más grave incluso en esos niños que, conscientes de ser un cuerpo pequeño, pueden recordar haber sido un adulto, o que recuerdan una vida como miembro del sexo opuesto».[12]

El doctor Stevenson observó también que la edad desempeña un papel en la capacidad que tiene el niño para describir y recordar recuerdos de una vida pasada:

No puedo enfatizar suficientemente que —con algunas excepciones— un niño que va a recordar una vida anterior tiene poco más de tres años, y a veces menos, por lo que resulta difícil comunicar sus recuerdos. Antes de la edad de dos o tres años carece del vocabulario y de las habilidades verbales con las que expresar lo que quiere comunicar. Y a partir de la edad de cinco años, pesadas capas de información verbal cubren las imágenes en las que los recuerdos suelen transmitirse; así, se establece una amnesia de los recuerdos de una vida anterior y se detiene la posterior comunicación de estos recuerdos.[13]

A menudo, los rasgos de los niños pueden vincularse con las vidas anteriores que recuerdan, rasgos como miedos, preferencias, intereses y habilidades.[14] Estos rasgos generalmente no se parecen a los de nadie de la familia actual del niño. En algunos casos, no tienen sentido para un niño pequeño, como desear ciertos alimentos que la familia no come o desear «ropa diferente de la usada habitualmente por los miembros de su familia». Más extraño que eso son los casos en los que el niño tiene «antojos de sustancias adictivas, como tabaco, alcohol u otras drogas que la personalidad anterior se sabe que había consumido».[15]

En algunos casos, la persona que supuestamente ha reencarnado había hecho predicciones sobre su próxima vida antes de su muerte. En otros casos, el niño tiene marcas de nacimiento, defectos de nacimiento u otros rasgos biológicos que se alinean con sucesos de vidas pasadas (algo que analizaremos en la sección siguiente).

En un pequeño número de casos, el niño exhibe «xenoglosia»: hablar un idioma extranjero que no ha aprendido.[16]

Cuando era posible, el doctor Stevenson y el doctor Tucker han buscado hechos históricos que demuestren que la persona que el niño recuerda coincide con la descripción que hace. El grado de verificabilidad histórica varía en cada caso, pero en algunos casos la precisión es sorprendente. En tales ocasiones, es difícil imaginar cómo un niño pequeño podría poseer tal conocimiento sin tener acceso a alguna conciencia más amplia.

James 3

Uno de esos casos es el de James Leininger, un niño de Lafayette, Louisiana.[17] Cuando James tenía veintidós meses, su padre lo llevó a un museo, y él mostró una afinidad con la exposición de la Segunda Guerra Mundial. Antes de ir al museo, James había llamado la atención sobre unos aviones que volaban por encima de ellos, pero tras la visita al museo se mostró todavía más interesado en ellos, de modo que sus padres le compraron aviones de juguete y un video de los Ángeles Azules, el equipo de la exhibición de la Fuerza Naval (formado después de la Segunda Guerra Mundial). James estaba obsesionado y hacía chocar los aviones de juguete contra la mesa de café de la familia, abollando y haciendo rasguños en la mesa mientras decía: «El avión se ha estrellado y está en llamas». Tras cumplir dos años, empezó a tener pesadillas varias veces por semana. Se revolvía en la cama levantando las piernas, gritando: «¡El avión se ha estrellado y está en llamas! ¡El hombrecillo no puede salir!». Al despertar, dijo: «Mamá, antes de nacer, yo fui piloto y mi avión recibió un disparo en el motor y se estrelló en el agua, y así es como morí». A su padre le dijo que los japoneses dispararon a su avión como parte de la operación Iwo Jima, que el avión era un Corsair (un avión que no se hallaba en el museo que James había visitado) y que despegó desde un barco llamado Natoma. También mencionó que Jack Larsen estaba allí. Una conducta extraña más: James firmaba su nombre como «James 3».

Los padres de James estaban confundidos, así que investigaron algunas de sus afirmaciones. Finalmente, descubrieron que la descripción de James coincidía con los hechos históricos de la vida de James Huston Jr. (es decir, James II), piloto en el portaviones de escolta Natoma Bay, que voló en un Corsair y fue derribado (en otro avión) por los japoneses. Huston fue el único piloto que murió en la operación Iwo Jima, y unos testigos presenciales informaron de que el avión «fue golpeado de frente, justo en medio del motor», tras lo cual se estrelló en el agua y se hundió rápidamente. Jack Larsen era el piloto del avión que iba junto al de James Huston.[*]

El extra de Hollywood

Otro caso es el de un niño de cuatro años, Ryan, nacido en una familia de Oklahoma que era cristiana por tradición y no creía en la reencarnación.[18] Cuando Ryan jugaba, a menudo actuaba como si estuviera dirigiendo películas imaginarias, y exclamaba: «¡Acción!».

---

[*] La historia de James se relata con todo detalle en el libro *Recuerdos del alma* de Bruce Leininger, Andrea Leininger y Ken Gross, publicado por Editorial Sirio en 2018.

Cuando veía Holywood Hills en la televisión, decía: «Esa es mi casa. Yo soy de ahí [...] Simplemente no puedo vivir en estas condiciones. Mi última casa era mucho mejor».[19] Habló también de haber viajado por todo el mundo y aseguraba que le encantaba Chinatown, y que tenía la mejor comida. Ryan afirmaba que eligió a su madre antes de nacer.

Finalmente, empezó a tener pesadillas, y se despertaba diciendo que estaba en Hollywood y que su corazón había explotado. Confundida, su madre compró libros sobre Hollywood para ver si podían activar algunos recuerdos. En un libro, Ryan vio una fotografía de seis hombres que salían en una película de 1932 llamada *Night After Night*. Él dijo: «Mira, mamá, ese es George. Nos hicimos una foto juntos. Y mamá, ese tipo soy yo. Me encontré». La madre de Ryan investigó y descubrió que el hombre a quien Ryan había identificado como George era una estrella cinematográfica en los años 1930/1940, llamado George Raft. Sin embargo, sus padres no pudieron identificar a la persona que Ryan decía que era «él».

A través de la investigación con ayuda del doctor Tucker, descubrieron que el hombre al que señalaba Ryan se llamaba Marty Martyn, un extra que no tuvo ninguna frase de diálogo en *Night After Night*. El doctor Tucker encontró a la hija de Marty, y ella y Ryan se conocieron. La reacción de Ryan fue: «Tiene la misma cara, pero ella no me atendió. Ha cambiado. Su energía ha cambiado».[20]

Muchas de las afirmaciones que Ryan había hecho encajaban. Por ejemplo, Ryan habló de llevar a sus novias al océano; Marty había llevado a sus novias al océano y se había casado cuatro veces. Ryan había recordado a una sirvienta afroamericana, y ciertamente Marty tuvo una. Ryan mencionó haberse encontrado con «el senador cinco» en Nueva York; la hija de Marty tenía una foto de su padre con el senador Ives de Nueva York. Ryan decía que era fumador; Marty fumaba puros. Ryan recordaba tener una casa bonita y viajar; Marty tenía una casa grande con piscina y viajó por todo el mundo. Ryan decía que le gustaba la comida de Chinatown; Marty había disfrutado en un restaurante chino en Hollywood. Marty murió en la habitación de un hospital cuando estaba solo, de modo que no se sabe si la causa final de su muerte fue un ataque al corazón, como habían sugerido las pesadillas de Ryan.

Como resume el doctor Tucker: «Muchos de los detalles que Ryan dio encajan con el hombre al que señaló en la foto, que tenía una vida mucho más fascinante de lo que podría suponerse que tuviera un extra de películas».[21]

¿Cómo estos niños podrían conocer hechos tan detallados en una edad tan joven sin que haya evidencia de haber estado expuestos a los detalles que cuentan?

No es de extrañar que Carl Sagan pensase que este era un campo que merecía «un estudio serio».

Marcas de nacimiento y defectos físicos

El doctor Stevenson halló también vínculos entre las vidas anteriores y las marcas y defectos físicos de nacimiento. Su corpus teórico es robusto: escribió una obra en dos volúmenes titulada *Reencarnación y biología*, que tiene más de dos mil páginas, con un texto científico denso y letra pequeña, que abarca doscientos casos (con evidencia fotográfica).

Sorprendentemente, las marcas de nacimiento y los defectos físicos que estudió se correlacionan con las «vidas anteriores» descritas por los niños que examinó. Una cosa es leer resúmenes de la obra del doctor Stevenson aquí en este libro, y otra muy distinta ver las fotografías y los detalles contenidos en su literatura. En un intento por proporcionar simplemente un cierto sabor, aquí presento varios ejemplos, de los muchos que su libro contiene.

En algunos casos, las marcas de nacimiento corresponden a heridas confirmadas por los recuerdos de un niño. Por ejemplo, el doctor Stevenson describió a un niño turco que recordaba una vida anterior en la que fue apuñalado en la zona del hígado. En esta vida, el niño tenía «una marca de nacimiento claramente perceptible, una pequeña cavidad en la piel, justo sobre el hígado».[22] En otro ejemplo, un niño de Burma tenía «una pequeña marca de nacimiento redonda en la parte inferior derecha del abdomen y una marca de nacimiento mucho más grande en la parte derecha por detrás. Estas corresponden a heridas de entrada y salida del bandido cuya vida recordaba».[23]

En los casos más fuertes, los registros médicos verifican que la ubicación de una marca de nacimiento coincide con la zona en que tuvo lugar un trauma en una persona fallecida. Un niño libanés recordó una vida anterior en la que estaba tomando un café antes de ir a trabajar y recibió un disparo en la cara. La historia fue comprobada y se pudo demostrar que hubo un disparo. Según los registros médicos relacionados con el disparo, la bala entró por una mejilla, dañó la lengua del hombre, salió por la otra mejilla, y más tarde el hombre murió en el hospital. El niño que afirmaba ser la encarnación siguiente del hombre asesinado presentaba marcas de nacimiento en cada mejilla y tenía dificultad para articular las palabras, una dificultad que le obligaba a subir la lengua. El doctor Stevenson informó de lo siguiente: «Pude estudiar el registro del hospital para este caso. Mostraba que la marca de nacimiento en la mejilla izquierda [del niño], que era la más pequeña de las dos, correspondía a la herida de entrada, y la marca de nacimiento más grande en la mejilla derecha correspondía a la herida de salida».[24]

En otro caso, un niño turco se creía que era la encarnación siguiente de un familiar recientemente fallecido que murió tras recibir un disparo. La bala no salió de su cabeza, pero el patólogo realizó una incisión para extraerla. El niño turco nació con una marca de nacimiento que correspondía con la ubicación de la incisión. El doctor Stevenson comentó: «Como muchos otros niños de estos casos, [el chico] mostraba fuertes actitudes vengativas hacia el hombre que le había disparado [en su vida anterior]. En una ocasión intentó hacerse con la pistola de su padre y dispararle a esta persona, pero afortunadamente se lo impidieron».[25] El niño se apareció a sus padres en los sueños de estos, antes de nacer, diciendo que sería la siguiente encarnación de este mismo familiar fallecido.

Y las cosas se vuelven más extrañas aún.

El doctor Stevenson examinó marcas de nacimiento «experimentales»: casos en los que se dejó una marca en el cuerpo de un fallecido con la esperanza de que la marca se mostrase en la persona en la que más tarde reencarnase. En un caso, en Tailandia, en 1969, el cuerpo ya muerto de un niño se marcó con carbón antes de ser incinerado. Había muerto ahogado. El siguiente niño que dio a luz la misma madre nació con una marca de nacimiento cerca de donde se había realizado la marca con carbón. Una vez el niño pudo hablar, comenzó a describir detalles de la vida que su hermano fallecido había vivido. También él tenía miedo al agua.[26]

En otro caso, en Burma, una niña murió después de una operación a corazón abierto que no salió bien. Sus compañeros de clase hicieron una marca con pintalabios rojo en la nuca antes de ser incinerada, con la esperanza de que la marca apareciera en la siguiente encarnación de la niña fallecida. Trece meses después de la muerte de la niña, su hermana dio a luz a una niña que tenía una «marca de nacimiento prominente roja en la nuca, en la misma zona en la que los compañeros [de la niña fallecida] le hicieron la marca con pintalabios». El doctor Stevenson comentaba que también tenía una marca de nacimiento que aparecía como una delgada línea con «una pigmentación más reducida que corría verticalmente desde la parte inferior del pecho hasta la parte superior del abdomen. Esto correspondía a la incisión quirúrgica que se realizó en la operación del corazón durante la que [la niña] había muerto».[27]

En otros casos hay deformidades físicas extremas que pueden relacionarse con traumas experimentados en la vida anterior recordada por el niño. Una niña de Burma nació con marcas de nacimiento cerca del corazón y en la cabeza; le faltaba el quinto dedo de la mano izquierda, y tenía «anillos de constricción» en las piernas, el más espectacular de los cuales estaba en el muslo izquierdo.[28] En la perturbadora imagen proporcionada por el doctor Stevenson en *Where Reincarnation and Biology Intersect* [Donde la reencarnación y la biología se entrecruzan] (que se reproduce más adelante), su pierna da la impresión de que ha sido constreñida por algo así como una cuerda. Pero su pierna está formada así *de manera natural*, sin nada que la constriña. Es obvio que no es la forma típica de una pierna. Cuando la niña comenzó a hablar, se identificó como un hombre que había sido torturado (le cortaron los dedos, lo ataron con cuerdas). Más tarde, el doctor Stevenson pudo verificar la identidad de este hombre. Hubo, ciertamente, una persona torturada y asesinada exactamente de la manera descrita por la niña. Angustiada por sus marcas de nacimiento y sus deformidades, la niña dijo: «Abuelo, mira lo que me hicieron. Qué crueles fueron».[29]

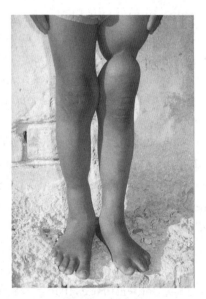

El doctor Ian Stevenson investigó el caso de una niña que tenía deformidades peculiares que encajaban con el modo como ella describía haber muerto en una vida pasada. De hecho, hubo una persona que murió de la manera exacta descrita por la niña, quien dijo haber sido atada con cuerdas y torturada en su vida pasada. La forma de sus piernas parece corresponder con esa descripción. La imagen que vemos arriba es del libro del doctor Stevenson *Where Reincarnation and Biology Intersect* (1997).

¿Cómo podía haber conocido esos detalles tan específicos? ¿Por qué una niña pequeña iba a decir estas cosas? ¿Por qué su cuerpo refleja las deformidades tan peculiares que correspondían al modo como el hombre había muerto?

El doctor Stevenson observó que la madre de la niña pasó junto al cadáver del hombre torturado cuando estaba embarazada desde hacía dos meses y medio. Vio cómo la policía manejaba la situación. Cree que el mismo hombre se le apareció en un sueño antes de que su hija naciera.[30] ¿Era esta niña la encarnación siguiente del hombre que había sido torturado, aunque este hombre no tuviera ninguna relación biológica con ella?

Impresiones maternas

El doctor Stevenson concedía que en algunos casos no está totalmente claro si los defectos de nacimiento pueden relacionarse directamente con una vida anterior. En lugar de eso, a veces la causa podría haber sido las «impresiones maternas». Estas se refieren a imágenes mentales aterrorizadoras que la madre de un niño tiene mientras está embarazada, lo que da como resultado una deformidad en el niño que corresponde bastante exactamente a la imagen mental. El doctor Stevenson hace referencia a un estudio de 1890 en la Universidad de Virginia escrito por un pediatra que revisó noventa casos de impresiones maternas. En estos casos, la madre experimentó algo especialmente aterrador durante el embarazo. Y en el 77% de los casos, había una «"correspondencia muy estrecha" entre la impresión que recibió la madre durante el embarazo y el defecto del niño».[31]

El doctor Stevenson investigó este tema más a fondo y se centró en trescientos casos de todo el mundo, de los cuales estudió cincuenta en detalle. El ejemplo que señaló es inquietante, pero permite hacernos una idea del asunto. Recordó el caso en que el pene del hermano de una mujer fue amputado por razones médicas. Mientras estaba embarazada, «su curiosidad la llevó a echar una ojeada a la zona de la amputación de su hermano».[32] Más tarde dio a luz a un bebé varón sin pene. El doctor Stevenson investigó los registros médicos de la población general y halló que la probabilidad de que un bebé varón nazca con este defecto de nacimiento es de una entre treinta millones.

El análisis que el doctor Stevenson llevó a cabo de este caso reveló que las impresiones maternas muy probablemente producen un impacto en el feto cuando la impresión ocurre durante el primer trimestre del embarazo y cuando el incidente traumático le sucede a la madre o a alguien cercano a ella.[33] Ejemplos como este hicieron que el doctor Stevenson se preguntase si todos los casos de deformidad física estaban inducidos por la reencarnación. En lugar de eso, es posible que algunos casos pudieran atribuirse a las impresiones maternas (¡algo que merece investigarse por sí mismo!).

Pero el doctor Stevenson observó que a veces la madre no tenía conocimiento de ninguna deformidad durante el embarazo. En esos casos, la explicación a través de las impresiones maternas no se sostiene, y se necesita algo más (¿la reencarnación?) para poder explicarlo.[34]

¿Adónde nos lleva esto?

El conjunto del trabajo del doctor Stevenson y el doctor Tucker apunta en la dirección siguiente, tal como lo resume el mismo doctor Stevenson: «Algunas personas poseen atributos únicos que no podemos explicar satisfactoriamente como debidos exclusivamente a una combinación de variaciones genéticas e influencias ambientales. La reencarnación merece consideración como un tercer factor en juego».[35] Si esto es cierto, las implicaciones son inmensas para la ciencia, para la medicina y para otros muchos campos (como exploraremos en el capítulo trece).

Bajo la concepción materialista de que el cerebro produce la conciencia, la reencarnación es «absurda». Ahora bien, si la conciencia es más fundamental que la materia y no surge de la actividad cerebral, entonces la evidencia analizada en este capítulo es verdaderamente plausible.

Resumen del capítulo

○ Los doctores Ian Stevenson y Jim Tucker, de la Universidad de Virginia, han estudiado a más de dos mil quinientos niños, a lo largo de más de cincuenta años, niños que afirman recordar vidas anteriores.

○ A veces las historias que estos niños cuentan encajan con registros históricos de los individuos que afirman haber sido en vidas pasadas. En otros casos, los niños hablan idiomas extranjeros que no habían tenido manera de aprender.

○ En algunos casos, el niño tiene marcas de nacimiento distintivas o deformidades físicas que corresponden con el modo en que describe haber muerto en una vida anterior. A veces, los registros médicos verifican la exactitud de las afirmaciones del niño.

Sección V

¿Cómo puede ser esto y qué significa?

En esta sección examinaremos cómo es posible que la ciencia esté pasando por alto algo tan importante.

Examinaremos también las implicaciones que esto tiene en una variedad de campos.

Capítulo 12

¿PODRÍA LA CIENCIA CONVENCIONAL ESTAR TAN EQUIVOCADA?

A estas alturas, puede que tengas preguntas acerca del material presentado hasta aquí. Mis respuestas a estas cuestiones hipotéticas son las siguientes:

Has hablado de muchas cosas. Antes de reflexionar acerca de si algunos de los fenómenos son reales, ¿podrías hacer un rápido resumen?

Hemos comenzado preparando el escenario y sentando las bases. Dijimos que el origen de la conciencia es una cuestión abierta. Los materialistas suponen que el cerebro produce la conciencia, pero no tienen ni idea de cómo sucede esto. Una perspectiva alternativa, emergente, es que el cerebro es más bien como un mecanismo que filtra una conciencia más amplia existente fuera del cuerpo físico. El cerebro es simplemente una autolocalización de la conciencia. Si consideramos la conciencia como más fundamental que la materia (en lugar de a la inversa), los fenómenos «paranormales» son completamente normales. Para poner a prueba estas ideas, hemos dirigido la mirada a la relación entre la actividad cerebral y la intensidad de la experiencia consciente. Si el materialismo está en lo cierto al afirmar que el cerebro produce la conciencia, podríamos esperar un aumento de la actividad cerebral durante los períodos de conciencia intensificada.

Sin embargo, encontramos lo opuesto. En un experimento, los participantes que tomaron psicodélicos mostraron una actividad cerebral reducida, en relación con aquellos a quienes se les dio un placebo. Pero quienes tomaron psicodélicos tuvieron experiencias hiperreales. De manera similar, las personas que tienen experiencias cercanas a la muerte generalmente presentan un funcionamiento cerebral escaso, o incluso nulo, y aun así tienen recuerdos lúcidos. Estos descubrimientos cobran sentido si vemos el cerebro como un filtro de la conciencia: cuando el cerebro está menos activo, el filtro es menos fuerte, lo que permite que se reciba un espectro más amplio de la conciencia. Similarmente, en un fenómeno llamado «lucidez terminal», pacientes con cerebros dañados y trastornos como el alzhéimer de repente se vuelven completamente lúcidos poco antes de morir. Otras personas con cerebros dañados (por ejemplo, los *savants*) de algún modo tienen capacidades mentales extraordinarias, aparentemente sobrehumanas.

Animales elementales conservan recuerdos incluso cuando porciones sustanciales de sus cerebros se extraen, se cambian de lugar o incluso se sustituyen. Y los recuerdos y las preferencias parecen transmitirse a través de la donación de órganos distintos del cerebro. Todos estos ejemplos ponen en cuestión la visión de que la conciencia procede del cerebro.

Luego, hemos dirigido la mirada a la física cuántica, que nos enseña que hay ciencia demostrada que desafía el sentido común: el universo está interconectado («entrelazamiento»), el acto de observar produce un impacto en el mundo físico, la materia no es sólida y no estamos seguros de lo que es, el tiempo es relativo y puede que no siempre funcione del pasado al presente y de este al futuro, y el espacio es igualmente relativo en lugar de fijo. También hemos visto que cambios minúsculos en las condiciones de los primeros momentos pueden tener un gran impacto en los resultados finales (dinámica no lineal y teoría del caos). En conjunto, hemos aprendido que vivimos en un universo contraintuitivo, así que no debería sorprendernos que los fenómenos contraintuitivos sean reales. Con estos conceptos en nuestros bolsillos traseros, hemos explorado la evidencia que hay de nuestras capacidades psíquicas, y todas ellas sugieren que la conciencia no está localizada en el cerebro. Hemos empezado examinando la visión remota, la capacidad de ver a distancia utilizando tan solo la propia mente. Hemos revisado el Proyecto Stargate del Gobierno de Estados Unidos, en el que individuos con visión remota utilizaron esta técnica para encontrar un avión derribado, perdido en una selva africana, entre otros éxitos. La revisión estadística sugirió que la visión remota es real, e incluso algunos escépticos lo concedieron. Más tarde, algunos estudios de la Universidad de Princeton verificaron los resultados de visión remota. La visión remota incluso ha sido utilizada por el investigador Stephan A. Schwartz para identificar yacimientos arqueológicos. Después, hemos mirado la evidencia que hay en el caso de la telepatía en múltiples áreas: el experimento ganzfeld, los sueños, la sensación de estar siendo observado, la telepatía telefónica, la telepatía entre gemelos y los *savants* autistas.

A continuación, hemos examinado distintas maneras a través de las cuales el cuerpo parece conocer el futuro antes de que la mente lo haga: la piel, el cerebro, los ojos y el corazón, todos ellos reaccionan al futuro antes de que este se conozca. Algunas personas tienen sueños del futuro antes de que tenga lugar. Y la precognición podría presentarse antes que las calamidades, como avisos. Hemos visto que las capacidades psíquicas podrían no estar limitadas a los seres humanos. Por ejemplo, algunos animales saben cuándo sus amos están volviendo a casa (cuándo sus dueños deciden mentalmente regresar). Hemos aprendido también que los caballos podrían ser telepáticos, que animales perdidos pueden encontrar milagrosamente a sus dueños aunque se hallen a grandes distancias, que pueden predecir desastres naturales, que saben cuándo van a morir las personas y que pueden producir un impacto en el comportamiento de generadores de números aleatorios con sus intenciones mentales.

En el último capítulo de la sección, hemos analizado la psicoquinesia en los humanos: la capacidad de afectar a la materia con la mente. Los estudios de la Universidad de Princeton y el Proyecto Conciencia Global muestran que la mente de las personas tiene un impacto pequeño, aunque estadísticamente significativo, sobre el patrón de ceros y unos generados aleatoriamente. Se ha informado de psicoquinesia a gran escala. Hay muchos informes creíbles referentes a cucharas dobladas por el solo poder de la mente. El doctor William Tiller, exjefe del Departamento de Ciencias de Materiales de la Universidad de Stanford, realizó estudios que sugieren que la mente puede influir en el pH del agua e incluso en el desarrollo de ciertas larvas. Algunos sanadores a través de la energía han sido estudiados por científicos. Los resultados sugieren que la mente puede utilizarse para salvar células expuestas a la radiación. En otro caso, un sanador energético mató células cancerosas utilizando su mente.

Si la conciencia no está localizada en el cuerpo, como sugieren los anteriores resultados, entonces es concebible que la conciencia sobreviva a la muerte física. Hemos examinado la evidencia científica respecto de esta idea. Las experiencias cercanas a la muerte durante la muerte clínica (paro cardíaco) —es decir, cuando el cerebro deja de tener actividad y está «apagado»— hacen que nos preguntemos si la conciencia depende del cerebro. La idea de que las ECM son alucinaciones resulta poco convincente si el cerebro está «apagado» durante los momentos de alta lucidez mental. Las teorías fisiológicas de las ECM se esfuerzan por explicar todos los elementos de estas experiencias. Vimos también que algunos individuos ciegos pueden ver durante sus ECM. Además, las experiencias de muerte compartida (similares a las ECM) tienen lugar en acompañantes sanos. Sugieren, por otra parte, que no podemos simplemente afirmar que las ECM ocurren como un artificio de un cerebro moribundo. De manera similar, hay personas que tienen experiencias del tipo ECM cuando piensan que van a morir (experiencias de miedo a la muerte). Más tarde hemos examinado las comunicaciones *post mortem*. Hay estudios de casos de médiums con talento que se remontan al siglo XIX y sugieren que las comunicaciones con los fallecidos ciertamente tienen lugar. Estudios recientes, controlados, a cargo del Centro de Investigación Windbridge sugieren que algunos médiums son auténticos. Y en otros casos bien documentados, los muertos se comunican espontáneamente con los vivos. Algunas personas tienen visiones en el lecho de muerte, antes de morir, en las que las visitan familiares fallecidos. Profesores de la Universidad de Virginia han estado más de cincuenta años estudiando a más de dos mil quinientos niños que afirman recordar vidas anteriores. Los niños recuerdan detalles específicos que en algunos casos han podido verificarse históricamente. A veces hablan idiomas extranjeros que nunca habían aprendido. A veces tienen marcas de nacimiento o deformidades físicas que se corresponden con la muerte que sufrió la persona anterior.

¿Es algo de todo esto real? ¿Puede ser cierto que la conciencia no proceda del cerebro?

Una exigencia que me puse a mí mismo es que mis conclusiones tendrían que estar basadas en evidencias, más que en creencias. No creo en el «creer en algo». Más bien, mi enfoque personal está en la línea de: «Basado en la evidencia que he visto, mantengo un cierto punto de vista que lo más probable es que sea cierto [...] aunque ese punto de vista pueda cambiar con la introducción de nueva evidencia».

Con esa preparación, te indicaré dos citas que me resuenan mucho.

En un artículo de *Scientific American* de 2015, el doctor Michael Shermer, fundador de la Sociedad de Escépticos, habló de la necesidad de teorías que tengan una «convergencia de evidencia procedente de múltiples líneas de investigación» en lugar de «la anomalía ocasional».[1]

Jeffrey Mishlove, doctor en Filosofía, resume otro enfoque: «La evidencia tendría que considerarse como un manojo de palos. Cada palo individual podría romperse fácilmente, pero cuando están unidos en un manojo, son tan fuertes como el acero».[2]

A mi entender, la información presentada en este libro representa una «convergencia de evidencia procedente de múltiples líneas de investigación» y puede verse como algo más parecido a un manojo de palos que a una simple «anomalía ocasional». La evidencia apunta en la dirección de influencias misteriosas, no físicas, sobre nuestra realidad. En nuestra exploración, hemos visto mucho más que «la anomalía ocasional». Se podría intentar buscar fisuras en cualquier área de estudio, pero desestimar todas ellas se ha vuelto algo difícil.

Así es como yo pienso al respecto. Si miramos cualquier estudio individual de los analizados en este libro —que, como recordarás, no es más que un resumen—, podríamos suponer que entre los investigadores está ocurriendo una de estas cuatro cosas fundamentales:

1. Están mintiendo.
2. Están en una ilusión (es decir, están equivocados, pero erróneamente creen que están en lo cierto).
3. Están utilizando métodos científicos o estadísticos deficientes (es decir, son incompetentes).
4. Están en lo cierto.

Por supuesto, es posible que alguna evidencia pueda caer en los números 1, 2 o 3. Pero para creer eso se tendría que proporcionar evidencia real que sugiera fraude, autoengaño o incompetencia. Esas son acusaciones serias. Declarar (sin evidencia) que los investigadores deben de haber inventado todo es una afirmación sin fundamento y nada científica. Como señaló el filósofo Henry Sidgwick en 1882: «Hemos hecho todo lo que podemos cuando el crítico no tiene ya nada que alegar, excepto que el investigador está haciendo trucos. Pero cuando no tenga nada más que alegar, alegará eso».[3]

A menos que haya una combinación de fraude masivo, engaño ilusorio en masa e incompetencia general por parte de todos los distintos científicos independientes durante muchas décadas de estudio —y yo no he visto evidencia de que esto ocurriera en ninguno de los ejemplos anómalos proporcionados—, parece probable que al menos uno de los fenómenos descritos en este libro caiga en la categoría cuatro.

Y si *incluso solo uno* de los fenómenos cae en la categoría cuatro, entonces estamos realmente en el umbral de la siguiente revolución científica, «una revolución a escala copernicana», como el doctor Tiller sugiere. Además, yo afirmaría que si uno de los fenómenos es real, la probabilidad de que otros sean reales aumenta enormemente, a causa de su interrelación.

Otros se han acercado a los datos de manera similar. Incluso ya en 1957, la evidencia empírica era tan grande que el profesor Hans Eysenck, jefe del Departamento de Psicología de la Universidad de Londres, declaró: «A menos que exista una conspiración gigantesca que involucre a unos treinta departamentos de universidades de todo el mundo, y a varios cientos de científicos altamente respetados de varios campos, muchos de ellos inicialmente hostiles a las afirmaciones de los investigadores psíquicos, la única conclusión a la que puede llegar un observador libre de prejuicios ha de ser la de que existe un pequeño número de personas que obtiene conocimiento que se halla en la mente de otras personas, o en el mundo exterior, por medios todavía desconocidos para la ciencia».[4]

Evidentemente, Eysenck encontraba difícil creer que existiese una conspiración así. Y hoy en día tenemos mucha más evidencia de la que él tenía en 1957. Yo tiendo a compartir sus sentimientos. Y recordemos la cita de la doctora Jessica Utts, presidenta de la Asociación Americana de Estadística en 2016, quien en un estudio encargado por el Gobierno de Estados Unidos en 1995 afirma:

> Empleando los criterios aplicados a cualquier otra área de la ciencia, se concluye que el funcionamiento psíquico ha quedado bien establecido. Los resultados estadísticos de los estudios examinados están mucho más allá de lo esperable por azar. Los argumentos que defienden que estos resultados podrían deberse a fallos metodológicos en los experimentos están totalmente refutados. Efectos de una magnitud similar a los encontrados en la investigación patrocinada por el Gobierno [...] se han replicado en un número importante de laboratorios de todo el mundo. Tal consistencia no puede explicarse fácilmente suponiendo fallos o fraude [...] Hay un efecto robusto que, si no se tratase de un campo tan inusual, no estaría ya cuestionado por la ciencia como un fenómeno real. Ningún investigador de los que han examinado los datos de los distintos laboratorios, tomados como un conjunto unitario, ha podido sugerir problemas metodológicos o estadísticos para explicar los resultados consistentes y cada vez mayores que hasta la fecha tenemos.[5]

Y quizás sea todavía más significativo que el escéptico Ray Hyman, profesor emérito de Psicología en la Universidad de Oregón, al pedirle que opinase sobre los mismos datos, recuerde su concesión de que él y la doctora Utts «coinciden en muchos [otros] puntos. Ambos estamos de acuerdo en que los experimentos [que se están evaluando] estaban libres de las debilidades metodológicas que plagaron [...] la investigación más temprana. También estamos de acuerdo en que los [...] experimentos parecen estar libres de los fallos más obvios y mejor conocidos que pueden invalidar los resultados de las investigaciones parapsicológicas. Estamos de acuerdo en que los tamaños del efecto, tal como se ha informado [...] son demasiado grandes y consistentes como para ser descartados como casualidades estadísticas».[6]

Más recientemente, en 2011, Patrizio Tressoldi dirigió un metaanálisis de estudios sobre fenómenos psíquicos para probar si las «afirmaciones extraordinarias» tienen la «evidencia extraordinaria» requerida para mostrar que son reales. Su conclusión, que aparece reflejada en un artículo suyo publicado en *Frontiers in Psychology*, dice: «Si los resultados analizados con enfoques estadísticos tanto frecuentistas como bayesianos, a partir de más de doscientos estudios realizados por diferentes investigadores con más de seis mil participantes en total y tres protocolos experimentales diferentes, no se consideran "extraordinarios", o al menos "suficientes" para sugerir que la mente humana puede tener propiedades cuánticas, ¿qué criterios pueden aplicarse?».[7]

El doctor Ed Kelly resume así la situación: «Ciertamente, predecimos con una gran confianza que las generaciones futuras de historiadores, sociólogos y filósofos de la ciencia se ganarán la vida algún día tratando de explicar por qué costó tanto que los científicos en general aceptasen [estos fenómenos]».[8]

A la luz de todo esto, mi conclusión es que al menos algunos de los temas analizados en este libro es probable que sean reales y que todos ellos «merecen un estudio serio» (citando a Carl Sagan). Eso significa una verdadera atención por parte de la ciencia convencional. Dejar de barrer estos conceptos debajo de la alfombra, dejar de ignorar las anomalías porque resultan incómodas o porque alguien no quiere que sean ciertas, no más miedo al ridículo por cuestionar los paradigmas dominantes; en lugar de eso, investigación verdadera, honesta, para descubrir qué es real y qué no a través de un examen de la evidencia y de los datos.

¿Más datos ayudarían a resolver el problema?

Desde luego, se necesita más información, y más datos nunca pueden venir mal. Pero podría argumentarse que en algunos casos tenemos ya suficiente evidencia. En lugar de probar que los fenómenos son reales, podemos centrarnos en comprender cómo funcionan.

En este sentido, la doctora Utts declaró en su informe encargado por el Gobierno: «Se recomienda que los experimentos futuros se centren en comprender cómo funciona este fenómeno, y en cómo hacer que sean lo más útiles posible. El beneficio de seguir con experimentos diseñados para ofrecer pruebas es escaso, ya que hay poco más que ofrecer a quien no acepta el conjunto actual de datos».[9]

Similarmente, el doctor Robert Jahn, exdecano de Ingeniería de la Universidad de Princeton, dijo de sus cerca de treinta años de resultados en el laboratorio PEAR: «Si la gente no nos cree después de todos los resultados que hemos obtenido, entonces nunca lo hará».[10]

¿Cómo es posible que haya tantos datos de los que nunca había oído hablar? ¿Por qué no se habla más a menudo de esta información?

Estos temas son tabú. En la sociedad occidental actual, hay un prejuicio cultural contra ellos. Algunos científicos incluso temen hablar. El psiquiatra Brian Weiss resume bien la situación: «Es solo la renuencia a contar a otros los sucesos psíquicos lo que los hace parecer raros. Y cuanto más cultivada intelectualmente está la persona, más reacia es a compartirlos».[11] Y sigue diciendo: «Comprendo por qué estos profesionales con una gran formación siguen en el armario. Yo era uno de ellos. No podíamos negar nuestras propias experiencias. Pero nuestra formación era, en muchos sentidos, diametralmente opuesta a la información, las experiencias y las creencias que habíamos acumulado. Así que seguíamos callados».[12]

El psicólogo doctor Imants Barušs y la neurocientífica cognitiva doctora Julia Mossbridge ven el mismo problema (ya lo dije en el capítulo uno, pero es tan significativo que merece la pena repetirlo): «Como resultado de estudiar fenómenos anómalos o de desafiar el materialismo, algunos científicos han sido ridiculizados por hacer su trabajo, se les ha prohibido supervisar tesis de estudiantes, no han podido obtener financiación de fuentes tradicionales, no han podido ver publicados sus artículos en las revistas convencionales, han visto censuradas sus tesis, han quedado eliminados de muchas promociones y se los ha amenazado con ser despedidos de sus puestos. Los estudiantes han informado de su miedo a ser asociados con la investigación de fenómenos anómalos, por temor a poner en peligro sus carreras académicas. Otros estudiantes han informado de represalias explícitas por cuestionar el materialismo, etcétera, etcétera».[13]

Brenda Dunne, del laboratorio PEAR de Princeton, se hace eco de estos sentimientos: «Presentábamos nuestros datos para que fueran revisados en revistas muy buenas [...] pero nadie los revisaba. Hemos sido muy abiertos con nuestros datos. Pero ¿cómo consigues la revisión de pares, cuando no tienes pares?».[14]

Dunne y sus colegas publicaron un artículo en 2007 que señalaba justamente este punto: «[El estudio sobre la psicoquinesia con RNG] se envió originalmente a varios segmentos de la *Physical Review* del espectro de revistas con la esperanza de involucrar a más miembros de la comunidad de físicos que realizaban esfuerzos de investigación similares. Fue rechazado, sin ninguna revisión técnica, con una serie de apelaciones editoriales, partiendo de la base ideológica de que era un tema "inapropiado" para ese lugar académico. Posteriormente fue rechazado *a priori* por el consejo editorial de *Foundations of Physics*. Finalmente, fue publicado intacto [por el *Journal of Scientific Exploration*], y desde su aparición ha sido ampliamente referenciado».[15]

Cuando se trata de este polémico campo, ni siquiera ser ganador del Premio Nobel parece ayudar. Por ejemplo, el premio nobel Brian Josephson afirma:

Mi transición hacia creer que la mente ha de ser tomada en serio como entidad por derecho propio se mostró ser también una transición a un entorno que fue hostil allí donde previamente había sido de gran apoyo. La comunidad científica tiene sus propios sistemas de creencias que resulta difícil desafiar [...] Ser premio nobel protege a uno de las peores presiones, pero no de curiosidades como esta carta relacionada con un congreso al que se me había invitado e incluso se me preguntó cuánto tiempo quería hablar:

> *Me ha llamado la atención que uno de sus principales intereses en la investigación es lo paranormal [...] En mi opinión, no sería apropiado que alguien con estos intereses en investigación asistiese a un congreso científico.*

Por la correspondencia que siguió quedó claro que se temía que mi presencia en el encuentro pudiera dañar las perspectivas de carrera de los estudiantes que asistiesen, aunque en mi conferencia no hablase de lo paranormal [...] Y lo que me parece más grave, mi interés en tales asuntos parece haber llevado al acoso de estudiantes que trabajaban conmigo, incluso en proyectos sin ninguna relación con lo paranormal [...] Mi suposición original de que los científicos, al ser personas inteligentes, tendrían la capacidad de mirar la evidencia experimental y los argumentos teóricos objetivamente se ha visto seriamente cuestionada.[16]

No obstante, esta dinámica no es nueva. El investigador William Crookes narró cómo tuvo que hacer frente a una resistencia similar a su obra sobre los fenómenos paranormales, ¡y esto se remonta al siglo XIX![17]

¿Por qué tantos artículos acerca de estos fenómenos (como los artículos de Wikipedia) son tan negativos?

Un cierto número de organizaciones son abiertamente hostiles a las afirmaciones de lo paranormal. Tenemos que preguntarnos si sus sentimientos han desempeñado un papel en Wikipedia y en otras partes.

Una de esas organizaciones es el Committee for Skeptical Inquiry ('comité de investigación escéptica'; CSI por sus siglas en inglés). Lee Nisbet, del CSI, doctor en Filosofía, dijo de los fenómenos paranormales: «Creemos que es deber de la comunidad científica mostrar que estas creencias son totalmente desatinadas». Uno de los antiguos copresidentes del CSI, en concreto del Committee for the Scientific Investigation of Claims of the Paranormal ('comité para la investigación científica de las afirmaciones en el ámbito de lo paranormal'), dimitió porque sentía que «más que examinar científicamente buscaban desacreditar».[18]

El doctor Sheldrake ha sido objeto de crítica por parte de los escépticos y piensa que un grupo llamado «Escepticismo de Guerrilla» está contribuyendo a la negatividad en torno a lo paranormal en Wikipedia. Como el doctor Sheldrake afirma en la publicación de su blog *Wikipedia bajo amenaza*:

Wikipedia es una invención maravillosa. Pero, precisamente porque se confía tanto en ella y es tan utilizada, personas con sus propias agendas siguen tratando de controlarla. Las guerras para editar son comunes [...] Todo el mundo sabe que hay concepciones opuestas sobre política y religión, y mucha gente reconoce un relato sesgado cuando lo ven. Pero en el campo de la ciencia, las cosas son diferentes. La mayoría de la gente no tiene experiencia científica y cree que la ciencia es objetiva. Ahora se está abusando de su confianza sistemáticamente por un grupo de activistas altamente motivado denominado Escepticismo de Guerrilla en Wikipedia.

El escepticismo es una actitud de duda, normal y sana. Desgraciadamente puede utilizarse también como un arma para atacar a los oponentes. En contextos científicos y médicos, el escepticismo organizado es una cruzada para propagar el materialismo científico [...] La mayoría de los materialistas cree que la mente no es más que la actividad física del cerebro, que los fenómenos psíquicos son ilusorios y que los sistemas médicos complementarios y alternativos son fraudulentos, o que en el mejor de los casos producen efectos placebo [...] Varias organizaciones defensoras promueven la ideología materialista en los medios de comunicación y en las instituciones educativas. La más grande y mejor financiada es el Committe for Skeptical Inquiry (CSI), que publica la revista *The Skeptical Inquirer*. Los Escépticos de Guerrilla han llevado el celo de cruzado del escepticismo organizado al dominio de Wikipedia, y la utilizan como tribuna para propagar sus creencias.

Este verano [...] un escuadrón de escépticos capturó la página de Wikipedia sobre mí. Desde entonces la han ocupado y controlado, reescribiendo mi biografía con un sesgo tan negativo como fuese posible, hasta el punto de la difamación [...] Los Escépticos de Guerrilla están bien entrenados, muy motivados, tienen una agenda ideológica y operan en equipos, al contrario de lo que dicen las normas de Wikipedia. El cerebro detrás de esta organización es Susan Gerbik, que explica cómo trabajan sus equipos en un video de formación. Actualmente tiene más de noventa guerrillas operando en diecisiete idiomas diferentes. Los equipos se coordinan a través de las páginas del Facebook secreto. Para evitar infiltrados comprueban las credenciales de los recién reclutados. Su objetivo es controlar la información, y la señora Gerbik se enorgullece del poder que ella y sus guerreros ejercen. Ya han tomado el control de muchas páginas de Wikipedia, han borrado entradas sobre temas que ellos desaprueban y engrandecido las biografías de los ateos.

Como los Escépticos de Guerrilla han demostrado, Wikipedia puede ser subvertida fácilmente por grupos de activistas, a pesar de sus bienintencionadas políticas y sus procedimientos de mediación. Quizás una solución sería que editores experimentados visitaran las páginas de discusión en las que las guerras de edición tienen lugar, a modo de Fuerzas de Mantenimiento de la Paz de la ONU, e intentaran restablecer un punto de vista neutral. Pero esto no sería de gran ayuda en los casos en que no hay editores que se opongan a los Escépticos de Guerrilla o han sido silenciados.

Si no se hace nada, Wikipedia perderá su credibilidad, y sus patrocinadores financieros retirarán su apoyo. Espero que los nobles objetivos de Wikipedia prevalezcan.[19]

Si lo que el doctor Sheldrake describe está ocurriendo realmente, entonces podríamos entender (en parte) por qué la realidad de lo «paranormal» ha luchado para cobrar fuerza. El investigador informal u ocasional no tiene tiempo para profundizar en los detalles. Si buscas en Google un tema y lo primero que surge es un artículo de Wikipedia que dice que es fraudulento, quizás detengas tu búsqueda allí mismo.

¿Por qué crees que tantos científicos se resisten a las ideas analizadas en este libro o las rechazan?

Este libro expone paradojas y anomalías. Como comenta el doctor Dean Radin, las paradojas y las anomalías tienen un modo de evocar resistencia en quienes mantienen creencias convencionales:

Las paradojas son extremadamente importantes porque ponen de manifiesto las contradicciones lógicas en las presuposiciones. Las primas hermanas de las paradojas son las anomalías, esas rarezas inexplicables que surgen una y otra vez en la ciencia. Como las paradojas, las anomalías son útiles para revelar posibles lagunas en las teorías prevalecientes. A veces, las lagunas y las contradicciones se resuelven pacíficamente y, después de todo, las antiguas teorías saben acomodar las rarezas. Pero no siempre es así, por ello las paradojas y las anomalías no les gustan mucho a los científicos que han construido sus carreras sobre teorías convencionales. Las anomalías presentan retos molestos para los modos de pensar establecidos y como las teorías tienden a cobrar vida propia, ninguna teoría se rendirá y morirá sin pelear vigorosamente.[20]

Además, quizás algunos científicos prefieren simplemente evitar los fenómenos que no entienden. El doctor Ian Stevenson hace referencia a una cita reveladora de un pediatra de una Universidad de Virginia que examinó casos controvertidos de impresiones maternas en 1890 (analizado en el capítulo once). Después de hacerse consciente del creciente escepticismo que lo rodeaba, el investigador dijo: «Los hombres que piensan llegaron a dudar de las cosas que no podían entender».[21]

La evidencia proporcionada en este libro implica que muchos científicos brillantes están equivocados en sus teorías. ¿Cómo es posible?

Sí, este libro implica que están muy equivocados sobre algunas cosas, pero eso no debe eliminar lo brillantes que son en otras áreas.

Si mirásemos hacia atrás, a los principales científicos de hace varios siglos, podríamos hallar razones para analizar su falta de sofisticación y pensar que «no tenían ni idea» de lo que hoy sabemos. Por ejemplo, en 1772 el padre de la química moderna, Antoine Lavoisier, y sus colegas académicos examinaron informes de «piedras que caen del cielo». Y concluyeron que «¡las piedras no pueden caer del cielo, porque en el cielo no hay piedras!».[22] Posteriormente se descubrió que esas «piedras» eran meteoritos. Entonces la ciencia comenzó a aceptar que pueden caer piedras del cielo. Lavoisier fue un pionero en ciencia en algunos sentidos, pero está claro que no tenía razón en todo.

Me pregunto qué dirá la sociedad dentro de doscientos años acerca de la comunidad científica convencional. ¿Se reirán de lo primitivos que éramos? ¿Se burlarán al pensar que éramos tan ignorantes como para suponer que «el cerebro crea la conciencia»?

Tenemos que reconocer también que los temas analizados en este libro son multidisciplinares. Piensa en cuántas áreas diferentes de la ciencia han entrado en juego: la física, la neurociencia, la cardiología, la biología, la química, etc. Esto es un problema importante en ciencia: los científicos se especializan en sus áreas específicas y a menudo se sienten incómodos o poco familiarizados con temas que no pertenezcan a su área. Los científicos, ciertamente, pueden ser muy brillantes en sus áreas específicas, pero puede que sepan muy poco de otras áreas. Eso puede llevar a errores o a lagunas cuando se intenta construir teorías unificadas.

Por ejemplo, algunos físicos destacados rara vez, si es que lo hacen, hablan de la conciencia. La mayoría de los físicos piensan que la conciencia no interactúa con el mundo físico, sino que consideran que es un asunto de la psicología y la filosofía. La conciencia no pertenece al campo de su especialización.

Pensemos en el libro éxito de ventas según la lista de *The New York Times* del físico Neil deGrasse Tyson, titulado *Death by Black Hole: And Other Cosmic Quandaries* [La muerte debida a un agujero negro: y otros dilemas cósmicos]; el índice de este libro ni siquiera incluye la palabra *conciencia*. Recuerda que comenta: «Me pregunto si en realidad existe la conciencia».[23] Lo mismo sucede con los libros del físico Brian Greene *The Hidden Reality* [La realidad oculta] y *El tejido del cosmos*. Recordemos que el doctor Stephen Hawking decía: «Me siento incómodo cuando la gente, especialmente los físicos teóricos, hablan de la conciencia»;[24] más tarde llegó a proclamar que «la filosofía ha muerto».[25]

La lista podría seguir y seguir. Estos hombres son reconocidos como algunas de las mentes más brillantes del mundo, y sin embargo están dejando fuera una pieza potencialmente fundamental del rompecabezas: la conciencia.

Por la misma razón, los neurocientíficos, los psicólogos y los biólogos no tienen en cuenta la mecánica cuántica. En lugar de eso, tienden a funcionar bajo paradigmas clásicos, newtonianos, que solo dan una aproximación a la realidad. Ignorar la realidad cuántica puede llevar a errores significativos.

Así pues, es posible que la falta de integración interdisciplinar haya conducido a descuidos importantes en la ciencia.

Finalmente, muchos científicos destacados simplemente no se toman el tiempo necesario para mirar los datos. Por ejemplo, el físico Lawrence Krauss afirma: «No tengo ni el tiempo ni la inclinación para investigar algo que es altamente probable que sea erróneo».[26] De manera que quizás la creencia científica dominante en el materialismo mantenga a los científicos alejados de los temas analizados en este libro. No quieren perder su tiempo en algo que consideran imposible.

Si las ideas analizadas en este libro son ciertas, necesitaríamos modificar radicalmente la ciencia. ¿Qué piensas de ello?

¿No es de eso de lo que se encarga la ciencia, de refinar nuestras teorías cuando tenemos noticias de nuevos datos? Sabemos lo poco que sabemos. Sabemos, por ejemplo, que el 96% del universo está constituido de las hipotéticas «materia oscura» y «energía oscura». Deberíamos esperar que nuestras teorías cambien, dado lo poco que sabemos. Por tanto, tendríamos que estar abiertos a la posibilidad de nuevas ideas. Eso no es decir que debemos aceptar cualquier teoría que se cruce por delante, pero debemos estar abiertos a explorar científicamente ideas nuevas.

No estoy sugiriendo que si se demostrase que el materialismo está equivocado (o que es incompleto) tendríamos que descartarlo. Podemos agradecer al materialismo por tantos avances tecnológicos y médicos de los que actualmente nos beneficiamos. Las teorías alternativas analizadas en este libro simplemente sugieren que el materialismo es un caso especial de una imagen más amplia de la realidad. Así que más que rehacer todo, lo que necesitaríamos es recontextualizarlo.

Supongamos que la conciencia no es producida por el cerebro. Supongamos que «de algún modo» el cerebro tiene acceso a una conciencia externa al cuerpo. Tú no explicas el mecanismo a través del cual podría suceder esto. Nos hablas de cosas extrañas que ocurren sin explicación acerca de cómo ocurren. ¿Cómo interactúa el cerebro con la conciencia?

La respuesta breve es: no lo sé.

Pero no existe un requisito que exija que haya que conocer cómo funciona un fenómeno para aceptar que existe. La doctora Julie Beischel y sus colegas señalaron bien esto en un artículo de 2015 sobre los médiums. Los autores explican que los médiums parecen obtener información no casual sobre el fallecido, pero no pueden explicar cómo lo hacen.

Beischel y sus colegas nos recuerdan que hay muchas áreas de la ciencia de las que no conocemos la causa pero que aceptamos como reales: las causas son «actualmente desconocidas o no totalmente comprendidas para numerosas (1) experiencias humanas muy frecuentes (por ejemplo, bostezar, soñar y sonrojarse); (2) enfermedades y afecciones (por ejemplo, la esclerosis múltiple, el lupus, la artritis reumatoide, el párkinson, el eczema, la psoriasis, el glaucoma y la fibromialgia), y (3) medicamentos (por ejemplo, ciertos medicamentos para tratar el párkinson [pramipexol], el cáncer [procarbazina], la malaria [halofantrina] y la epilepsia [levetiracetam], los antibióticos clofazimina y pentamidina, y muchos fármacos psicotrópicos (por ejemplo, el litio) que siguen existiendo, siendo experimentados, ampliamente prescritos y merecedores de estudio científico aun en ausencia de un mecanismo conocido».[27]

El doctor Larry Dossey comenta además: «En ciencia, a menudo sabemos *que* algo funciona antes de que tengamos una idea clara de *cómo* funciona [...] A veces las explicaciones llegan más tarde»[28] [cursivas en el original].

No hay duda de que se necesitan más estudios para comprender cómo todo eso funciona. Pero no sucederá hasta que la corriente dominante decida que esas áreas merecen ser estudiadas.

Sin embargo, están surgiendo algunas teorías sobre la conciencia. Una de esas teorías procede del eminente físico y matemático de Oxford Roger Penrose y del anestesiólogo de la Universidad de Arizona, el doctor Stuart Hameroff. En la década de 1990 propusieron por primera vez, y todavía sostienen, una teoría basada en los «microtúbulos». Ambos suponen una combinación única de distintas habilidades pertenecientes a diferentes disciplinas: Penrose de física y matemáticas, y Hameroff de psicología y medicina. En su propio resumen, su teoría de los microtúbulos dice: «La conciencia depende de cálculos cuánticos biológicamente "orquestados" en colecciones de microtúbulos dentro de las neuronas del cerebro [y] que estos cálculos cuánticos se correlacionan con la actividad neuronal y la regulan».[29]

Además, el doctor Hameroff plantea lo siguiente: «Digamos que el corazón deja de latir, la sangre cesa de fluir; los microtúbulos pierden su estado cuántico. Pero la información cuántica que está en los microtúbulos no se destruye, no puede ser destruida, simplemente se distribuye y disipa en el universo en general. Si el paciente es resucitado, esta información cuántica puede volver a los microtúbulos y el paciente dice "he tenido una experiencia cercana a la muerte" [...] Si no es resucitado, y el paciente muere, es posible que esta información cuántica pueda existir fuera del cuerpo, quizás indefinidamente».[30]

El hecho de que el nombre de Roger Penrose esté relacionado con la teoría de los microtúbulos es especialmente significativo. Se trata de un matemático y físico mundialmente conocido que ha colaborado (y sido coautor de varios libros) con Stephen Hawking. Al trabajo de Penrose se le atribuye haber despertado el interés de Hawking por los agujeros negros y la teoría general de la relatividad.[31] Sin embargo, la incursión de Penrose en la conciencia provocó una ruptura entre él y Hawking, como se describe en el artículo de *Nautilus* de mayo de 2017, «Roger Penrose on Why Consciousness Does Not Compute: the emperor of physics defends his controversial theory of mind»[32] [Roger Penrose sobre por qué la conciencia no computa: el emperador de la física defiende su controvertida teoría de la mente].

¿Ayudaría que hubiese más financiación?

Yo creo que sí. Pero no todo el mundo está de acuerdo con esa postura. Por ejemplo, el físico Sean Carroll, del Instituto de Tecnología de California, escribe en una publicación de su blog en 2008: «Yo pondría la probabilidad de que algún tipo de fenómeno [psíquico] se muestre que es real en algo (sustancialmente) menor a uno entre mil millones. Podemos comparar esto con el éxito bien establecido de la física de partículas y de la teoría del campo cuántico. El presupuesto total para la física de alta energía en todo el mundo es probablemente de unos cuantos miles de millones de dólares al año. Por lo tanto, yo estaría muy feliz de apoyar la investigación [de los fenómenos psíquicos] a un nivel de unos pocos dólares al año. ¡Qué diablos, incluso estaría dispuesto a subir hasta *veinte* dólares al año, solo para estar seguro»[33] [cursiva en el original].

A la luz de los comentarios del doctor Carroll, quizás no sea sorprendente escuchar que estos fenómenos no están bien financiados. Como el doctor Gary Schwartz dice acerca de su investigación sobre las anomalías de la conciencia: «Ni siquiera en los mejores momentos económicos, las fuentes convencionales de financiación —como la National Science Foundation o los National Institutes of Health (y ambos han financiado mi investigación convencional en el pasado)— están abiertas a apoyar esta investigación que es polémica y supone un desafío».[34]

De manera parecida, el doctor Dean Radin afirma que este campo «supone un desafío para el núcleo mismo de los presupuestos de la ciencia, y no es fácil recaudar fondos para desafiar un *statu quo* poderoso».[35]

¿Y si grandes fundaciones, como la Bill & Melinda Foundation, donasen incluso una pequeña fracción de sus miles de millones de dólares para estudios relacionados con la conciencia? ¿No valdría la pena, para todos nosotros, explorar más plenamente la naturaleza de nuestra existencia? Las consecuencias podrían transformar la sociedad. Parece que ahora sea el momento de que las organizaciones filantrópicas reconozcan que estamos en el umbral de la siguiente revolución científica. No tendrá lugar sin la financiación adecuada.

¿Qué papel pueden desempeñar las generaciones más jóvenes para profundizar la exploración de estos temas?

El ganador del Premio Nobel de Física, Max Planck, observó: «Una nueva verdad científica no triunfa convenciendo a sus oponentes y haciéndoles ver la luz, sino más bien porque sus oponentes finalmente mueren».[36]

Por simple que parezca, Planck realiza una observación astuta. Con el tiempo, algunos de los científicos más contrarios a las ideas expuestas en este libro ya no estarán vivos. Tienen buenas razones para aferrarse a sus teorías: para aceptar un nuevo paradigma tendrían que admitir que estaban equivocados. Algunas personas no están dispuestas a recibir un golpe así en el ego.

Y aquí estamos tratando de desafíos a ideas que se consideran hechos. Por ello la tarea es aún más difícil. Como declaró el astrofísico Bernard Haisch: «La ciencia occidental moderna considera la conciencia un epifenómeno que no puede ser más que un subproducto de la neurología y la bioquímica del cerebro [...] Aunque esta perspectiva se considera en la ciencia moderna un hecho, en realidad es algo mucho más fuerte que un simple hecho: es un dogma. Los hechos pueden ser descartados a través de la evidencia, mientras que el dogma es impermeable a la evidencia».[37]

Corresponde a las generaciones más jóvenes avanzar en la exploración de estos temas a medida que la «vieja guardia» pierde su control sobre la ciencia.

Capítulo 13

¿CUÁLES SON LAS CONSECUENCIAS PARA LA VIDA DIARIA?

En este capítulo se analizan una serie de consecuencias, basadas en mi premisa de que uno o más de los fenómenos «anómalos» expuestos en este libro son auténticos. Y a partir de esta premisa llego a la conclusión de que los modelos materialistas de «la materia es lo fundamental» y «el cerebro crea la conciencia» son erróneos. Basándome en los datos actualmente disponibles, considero que el marco más probablemente cierto es que la conciencia es la base de la existencia (como se analiza en el prefacio). Las consecuencias que examino aquí se basan en este presupuesto.

Aunque la mayor parte del libro hasta ahora se ha basado en la ciencia dura, algunos de los conceptos comentados en este último capítulo tienden a aplicar la inferencia lógica y la extrapolación. En algunos casos, los conceptos son intrínsecamente abstractos y difíciles de captar en el lenguaje. En otros casos, los conceptos son difíciles simplemente para la mente humana limitada, a la que le cuesta comprenderlos. Pero, de todos modos, los exploraremos.

¿Por qué algunas personas tienen capacidades psíquicas y otras no?

Muchos participantes en los estudios sobre percepción extrasensorial analizados eran personas normales, y pusieron de manifiesto fenómenos psíquicos, aunque los efectos fuesen pequeños e hicieran falta estadísticas para verlos. Los estudios sugieren que todos los seres humanos tenemos esas habilidades, aunque estas sean sutiles.

Unas personas tienen más habilidades que otras, de manera natural. En su libro de 2006 *Entangled Minds* [Mentes entrelazadas], el doctor Dean Radin compara las capacidades psíquicas con los saltos de altura.[1] Cada individuo posee habilidades diferentes, y los saltadores de altura más dotados pueden saltar muy muy alto. Pero todos saltan, aunque no sean muy buenos en ello.

Un pequeño número de psíquicos son «superestrellas» y tienen fuertes habilidades en las que se puede confiar. Hemos hablado de unos cuantos en el contexto del Proyecto Stargate del Gobierno de Estados Unidos sobre la visión remota (por ejemplo, Joe Mc-Moneagle, Ingo Swann, Uri Geller, etc.).

Tenemos que preguntarnos si los cerebros de los psíquicos superestrella están configurados de manera natural de un modo que hace posible el funcionamiento psíquico más intenso. El estudio de los cerebros de los *savants* también podría ser instructivo aquí. Se necesita más investigación.

¿Puedo convertirme yo en un psíquico superestrella? ¿Y cómo encajan en el cuadro la meditación, el yoga, la hipnosis y la privación sensorial?

Muchos de quienes afirman tener habilidades psíquicas entran en un trance meditativo que les permite calmar la mente y aquietar el parloteo de sus cabezas, para poder «recibir» la información o «acceder» a ella. Probablemente esto es lo que el expresidente Jimmy Carter describía respecto al sujeto con visión remota que entró en trance antes de localizar el avión derribado en la selva africana.

Russell Targ, que trabajó en el Instituto de Investigación de Stanford con muchos de los mejores sujetos con visión remota de Estados Unidos, explica que cuando los guía: «Mi primera función es ayudar al sujeto a silenciar el constante parloteo mental (el ruido mental o la "mente de mono"».[2]

El doctor Radin examinó el tema de la investigación y las habilidades psíquicas en su libro de 2013 *Supernormal: Science, Yoga, and the Evidence for Extraordinary Psychic Abilities* [Lo supernormal: la ciencia, el yoga y la evidencia de capacidades psíquicas extraordinarias]. Resume así su análisis de la literatura científica disponible: «Hemos visto que la evidencia sugiere que la meditación avanzada puede asociarse con una mejor realización [psíquica]».[3]

En la hipnosis sucede algo similar: una persona entra en un estado hiperrelajado en el que el pensamiento se reduce. Hay informes de individuos bajo hipnosis que espontáneamente comienzan a hablar idiomas que nunca han aprendido.[4] Quizás sus «antenas» son más capaces de «recibir» información mientras su parloteo mental ordinario se ha silenciado.

La práctica del yoga también puede ser eficaz porque calma la mente de un modo similar. Al centrar la mente en los movimientos corporales, se aquieta espontáneamente.

Y los tanques de aislamiento sensorial, en los que el cuerpo queda flotando, pueden cumplir una función similar. Los tanques de aislamiento sensorial están llenos de agua salada en alta concentración, de modo que se flor en ella. Los tanques generalmente no tienen ruido ni luz, de forma que una persona flota en él, sin esfuerzo, en un entorno antigravitatorio, básicamente sin estímulos externos que el cerebro pueda procesar. El entorno estimula un estado meditativo. Quizás no sea sorprendente, pues, que uno de los beneficios de flotar sea lograr cierta claridad y aumentar la creatividad.[5] En el contexto de lo que hemos analizado, esto cobra sentido; el entorno estimula un silenciamiento de la mente: dejar la «antena» más abierta para recibir información, mientras que en un ambiente normal, el cerebro se distrae por la necesidad de procesar una gran cantidad de información externa.

¿Qué es el tercer ojo?

Existen teorías acerca de que el funcionamiento psíquico involucra el uso del «tercer ojo», más formalmente conocido como glándula pineal. Como afirma la doctora Diane Powell: «La evidencia apoya la idea de que la glándula pineal desempeña un papel en la creación de estados de conciencia que facilitan la recepción de información psíquica».[6] Se necesita una mayor investigación para comprender mejor el papel de la glándula pineal.

¿Qué relación tienen estas ideas con la nueva iniciativa centrada en el cerebro (Neuralink) de Elon Musk, que busca construir «un sombrero de mago para el cerebro»?[7]

En marzo de 2017, el empresario visionario Elon Musk anunció la formación de una compañía de interfaz cerebro-ordenador llamada Neuralink, que, como informó *The Verge*: «Se centra en la creación de dispositivos que pueden implantarse en el cerebro humano, con el propósito final de ayudar a los seres humanos a fundirse con determinado *software* y mantenerse al día en los avances de inteligencia artificial. Estas mejoras podrían aumentar la memoria o permitir una interfaz más directa con los dispositivos informáticos».[8]

Aunque hay poca información sobre Neuralink, Musk ha proporcionado algunas claves sobre lo que planea hacer. Por ejemplo, describe uno de sus objetivos para reparar cerebros dañados:

> El primer uso de la tecnología será reparar los cerebros dañados como consecuencia de un derrame cerebral o de una ablación por cáncer, en los que alguien ha perdido un cierto elemento cognitivo. Podría ayudar a personas que son tetrapléjicas o parapléjicas proporcionando una derivación neural desde la corteza motora hasta el lugar donde se activan los músculos. Puede ayudar a las personas que, al envejecer, tienen problemas de memoria y no pueden recordar los nombres de sus hijos, mediante una mejoría de la

memoria, que podría permitirles funcionar bien hasta una etapa muy posterior de la vida; los elementos médicamente ventajosos de esto para lidiar con la discapacidad mental de un tipo u otro, lo que desde luego nos sucede a todos cuando envejecemos suficientemente, son muy significativos.[9]

Estos objetivos son nobles, pero si Musk quiere realmente construir un «sombrero de mago», tendrá que apartarse de los paradigmas actuales de la neurociencia materialista. Tendrá que explorar la posibilidad de que la conciencia no esté localizada en el cerebro. Si puede entender mejor cómo se relaciona el cerebro con la conciencia, quizás Neuralink pueda desbloquear a nuestro «mago interno» induciendo artificialmente estados cerebrales que faciliten las capacidades psíquicas a petición.

¿Te imaginas pulsar un botón que introduce tu cerebro en un estado meditativo y te permite tener visión remota a una distancia de varios kilómetros? ¿O pulsar un botón para leer la mente de alguien? ¿O poder producir un impacto en la materia, con tu mente, cuando quieras?

Habría que tener en cuenta la ética, por supuesto. Probablemente no querrías que un extraño tuviese visión remota de ti mientras te das una ducha, o que alguien conociera tus pensamientos sin tu permiso. Y no te gustaría que alguien pudiera dañarte físicamente utilizando su mente.

Pero antes de dejarnos llevar, recordemos lo poco que sabemos acerca de estos temas. Nuestra comprensión del cerebro es limitada, y la relación del cerebro con las habilidades psíquicas está menos desarrollada aún. Philip Sabes, cofundador de Neuralink y profesor emérito de la Universidad de California, en San Francisco, reconoce nuestras limitaciones actuales: «Si fuera un prerrequisito comprender el cerebro para interactuar con él de una manera importante, tendríamos dificultades».[10]

¿Cuáles son las consecuencias para la inteligencia artificial?

Nuestra limitada comprensión del cerebro puede también inhibir nuestra capacidad de comprender el potencial de la inteligencia artificial. Algunos científicos, como el ejecutivo de Google Ray Kurzweil, temen que la inteligencia artificial represente una amenaza para la humanidad. En 2001 afirmó: «Dentro de un cuarto de siglo, la inteligencia no biológica [esto es, los robots] será equivalente al alcance y la sutileza de la inteligencia humana. Luego, la superará debido a la aceleración constante de las tecnologías basadas en la información, así como a la capacidad de las máquinas para compartir instantáneamente su conocimiento [...] La inteligencia no biológica tendrá acceso a su propio diseño y podrá mejorarse a sí misma en un ciclo cada vez más rápido de rediseño. Llegaremos a un punto en el que el progreso técnico será tan rápido que la inteligencia humana mejorada será incapaz de seguirlo».[11]

No cabe duda de que la inteligencia artificial se está volviendo cada vez más sofisticada. Pero ¿puede «el alcance y la sutileza» de la inteligencia humana ser replicado por un ordenador?

La concepción materialista es que la conciencia es producida por un cerebro material. De manera que si podemos crear una máquina como el cerebro, podríamos crear inteligencia artificial «consciente». Dicho de otro modo, seríamos capaces de crear máquinas que tengan sentimientos, pensamientos y la sensación de experimentar sus existencias: un sentido del «yo». Y si estas máquinas se volvieran lo suficientemente inteligentes, quizás podrían dominar el mundo.

Este enfoque es demasiado simplista si adoptamos las lentes establecidas en este libro. Para crear inteligencia artificial verdaderamente «consciente», necesitaríamos comprender mejor cómo la conciencia se recibe, se filtra y se localiza en el cerebro. Quizás no podamos construir máquinas conscientes. Quizás lo único que podamos hacer es construir máquinas capaces de realizar tareas de computación, pero que no tienen sentimientos.

Estas son ideas importantes y temas candentes en la comunidad tecnológica. La conciencia y su relación con el cerebro tienen que entenderse mejor antes de poder extraer conclusiones. Las capacidades, limitaciones y desafíos de la inteligencia emocional puede que, en última instancia, dependan de nuestra comprensión de dónde se origina la conciencia.

Puedo utilizar las habilidades psíquicas para ganar dinero?

Algunas personas dicen que sí. Por ejemplo, tras abandonar el Instituto de Investigación de Stanford en 1982, Russell Targ formó Delphi Associates, cuyo objetivo era ganar dinero en los mercados utilizando habilidades psíquicas. Como él mismo lo resume, su grupo «pronosticó psíquicamente los cambios en el precio de la plata, con éxito, nueve veces en nueve semanas, ganando ciento veinte mil dólares, que en ese momento era mucho dinero. Como un corredor de bolsa le dijo a NOVA, cuando esta empresa documentaba nuestras hazañas: "Hacer algo nueve veces seguidas en este mercado volátil es imposible!"».[12] Al escuchar historias como esta surgen, obviamente, cuestiones éticas. No obstante, resultan fascinantes.

¿Pueden utilizarse las habilidades psíquicas para desarrollar sistemas de alerta?

En el estudio que Rupert Sheldrake llevó a cabo sobre las habilidades psíquicas de los animales, observa que estos parecen conocer con antelación cuándo están a punto de producirse terremotos, tsunamis, avalanchas, tormentas, e incluso ataques aéreos.[13] Una posible explicación es que los animales utilizan sus capacidades psíquicas innatas.

Sheldrake sugiere que pueden utilizarse para advertirnos con antelación de los desastres naturales: «Imagina qué podría suceder en California y otras partes del mundo occidental si, en lugar de ignorar las advertencias dadas por los animales, la gente las tomara en serio. A través de los medios de comunicación, podría informarse a millones de dueños de mascotas sobre los tipos de conducta que sus mascotas y otros animales podrían mostrar si fuera a tener lugar inminentemente un terremoto».[14]

Quizás te sorprenda saber que China utiliza tales sistemas. Si bien el sistema no ha sido perfecto, ha habido éxitos como los informados por el doctor Sheldrake: «Han tenido algunos fracasos espectaculares, sobre todo el imprevisto terremoto de Tangshan de 1976, en el que murieron al menos veinticuatro mil personas. Pero han seguido haciendo predicciones exitosas. Por ejemplo, en 1995 advirtieron a las autoridades locales de la provincia de Yunnan un día antes de que ocurriera un importante terremoto».[15]

Yanong Pan, profesor en el Chohua College, en la provincia de Anhul, fue un científico implicado en estos estudios. Proporcionó al doctor Sheldrake una explicación del sistema de advertencia de China, declarando lo siguiente:

Antes del terremoto, los animales tendrán sentimientos o características diferentes. Lo más importante es seguir observándolos, por si ocurre algo. Los caballos, los burros, las vacas y las cabras no quieren volver a sus establos. Los ratones huyen de sus madrigueras en grupos. Las gallinas vuelan para subirse a los árboles y los cerdos intentan destrozar sus pocilgas. Los patos y los gansos tienen miedo de entrar en el agua, los perros ladran de pena y dolor. Las serpientes que están hibernando se despiertan inusualmente temprano. Las golondrinas, las palomas y otras aves se alejan volando. Los conejos tienen las orejas hacia arriba y van dando saltos, tropezando con las cosas. Los peces se sienten amenazados y están aterrorizados; permanecen cerca de la superficie del agua sin moverse. Observa cuidadosamente, a los de cada familia; observa lo que sucede, extrae tus conclusiones, y si estás seguro díselo al gobierno lo antes posible.[16]

¿Pueden emplearse las habilidades psíquicas para cuestiones de seguridad, tanto nacional como personal?

La razón del Proyecto Stargate, que duró más de veinte años, financiado por el Gobierno de Estados Unidos, era utilizar la visión remota para la seguridad nacional. De modo que el Gobierno vio con claridad el valor que tenía, al menos investigarlo.

También hay informes de que las fuerzas del orden utilizan las habilidades psíquicas. El investigador de la visión remota Stephan A. Schwartz, declara: «En todo el país [...] alrededor de cien departamentos de policía trabajan abiertamente con sujetos que tienen visión remota, de manera regular. Otras personas que trabajan en la aplicación de la ley y que consultan a sujetos que tienen visión remota (no hay estadísticas acerca de cuántos están implicados) lo hacen de manera extraoficial: un oficial busca ayuda, de manera silenciosa, por su cuenta».[17]

Un ejemplo de perfil alto es el secuestro de Patricia Hearst (hija del magnate de los periódicos William Randolph Hearst). En 1974, el inspector de policía jubilado Pat Price, utilizó sus habilidades psíquicas para rastrear a los secuestradores de Hearst.

La policía de Berkeley contactó con el Instituto de Investigación de Stanford y le pidió asistencia psíquica sobre el asunto. Price era un sujeto con visión remota que había trabajado en el programa realizado en Stanford y podía ayudar. Su primera impresión psíquica fue que los secuestradores no querían dinero, sino que el secuestro era de naturaleza política. La policía le mostró cientos de fotos sin etiquetar y él seleccionó tres; todos ellos formaban parte del grupo que más tarde se supo que había secuestrado a Hearst. Price observó que uno de los hombres «recientemente se había extraído un diente en el dentista sin anestesia, confiando en la autohipnosis».[18]

Dos días después, los secuestradores establecieron contacto con la policía y, como Price había predicho, afirmaron que no querían dinero; en lugar de eso, querían comida para los pobres.

Finalmente, la policía determinó que los tres hombres que Price había elegido eran, ciertamente, tres de los hombres de este grupo e incluso confirmó la historia de Price acerca del incidente dental del secuestrador.[19] Price utilizó también la visión remota para localizar el coche de los secuestradores, que estaba a ochenta kilómetros de distancia.[20]

¿Qué implicaciones tiene para las intenciones «grupales»?

En el capítulo ocho vimos que los generadores de números aleatorios (RNG) de todo el mundo pueden comportarse de manera no aleatoria cuando muchas personas se focalizan en lo mismo al mismo tiempo. Esto plantea la siguiente pregunta: si colectivamente decidimos focalizarnos en lo mismo, al mismo tiempo, como grupo numeroso, ¿podemos producir un impacto en el mundo físico? ¿Podemos hacer esto para cambiar el mundo en una dirección deseada?

El investigador Bryan Williams analizó esta cuestión en 2013 examinando los datos RNG del Proyecto Conciencia Global. Centró sus análisis en ejemplos de «armonía global». Dicho de otro modo, los sucesos que seleccionó para su análisis eran aquellos en los que había una intención colectiva para producir un impacto positivo en la sociedad. Halló que durante ciento diez sucesos de ese tipo entre 1998 y 2012, los RNGs se habían comportado de manera no aleatoria. Su interpretación es que «estos momentos efímeros en los que estamos "simplemente deseando" [...] tienen eficacia en el mundo».[21] Los efectos eran pequeños, pero parece que existieron.

El doctor Radin ofrece otra perspectiva sobre este asunto, que merece ser tenida en cuenta:

> Si tienes un pozo y quieres sacar toda el agua que hay en él, puedes tomar una roca y arrojarla al pozo, y como resultado saldría un poco de agua. De modo que podrías pensar: «Bueno, consigo mil

amigos, arrojamos nuestras rocas al pozo y así saldrá toda el agua». Pero probablemente no ocurrirá eso. La razón es que a menos que arrojéis las rocas exactamente al mismo tiempo y exactamente con la misma configuración, no lograréis crear una ola gigante. En vez de eso, lo que conseguiréis es una superficie un poco agitada de un pozo, porque todas las olas se interfieren las unas en las otras. Por la misma razón, si tenemos una persona pensando sobre la paz, eso probablemente afecte al mundo, un poco. Pero si tenemos cien personas pensando en lo mismo, si no están todas perfectamente alineadas entre sí, entonces no obtendremos una intención cien veces mayor. Podemos terminar con una intención nula porque las ondas se cancelan entre sí.[22]

Si nuestras mentes pueden provocar un impacto en el mundo físico, ¿cuáles son las implicaciones para la experimentación científica?

Cuando hablamos de un experimento científico «controlado», suponemos que estamos controlando o fijando todas las variables. En este proceso, tendemos a suponer que la mente del experimentador es completamente independiente del experimento. Esta suposición procede del materialismo, el cual dice que el cerebro produce la conciencia y, como subproducto del cerebro, la conciencia no tiene la capacidad de producir un impacto en el mundo.

Como hemos descubierto en el capítulo ocho sobre la psicoquinesia, la mente puede tener la capacidad de producir un impacto en el mundo físico. Si la conciencia es más fundamental que la materia, entonces, por supuesto, la mente podría producir efectos en los sucesos físicos.

Este tema es importante tenerlo en cuenta cuando evaluamos los resultados experimentales. Si un experimentador escéptico está dirigiendo un experimento con la esperanza de mostrar que no hay efectos, ¿podría ese experimentador afectar con su mente, sin saberlo, a los resultados? Al menos, tenemos que estar abiertos a la idea de que esto pueda ser cierto. De manera similar, un experimentador que desea que un experimento muestre efectos positivos podría influenciar el resultado. Y no podemos olvidar a los propios participantes: ¿cómo podrían sus estados de conciencia afectar a los resultados?

La ciencia actualmente no tiene las respuestas, pero la comunidad científica tendrá que tomar en serio esas consecuencias, y reconsiderar los resultados empíricos, si queremos alejarnos del materialismo.

¿Hay implicaciones para nuestra comprensión de la ciencia, la tecnología y el universo, más allá de la experimentación científica?

Si la conciencia es más que un simple subproducto del cerebro, entonces la ciencia contemporánea se está perdiendo algo muy grande. ¿Quién sabe qué tipos de avances podríamos ver si los científicos y los tecnólogos modificasen sus métodos y sus teorías de acuerdo con ello? Resulta difícil proyectar lo significativos que podrían ser los avances si hubiéramos estado equivocados de una manera tan fundamental.

Además, esta nueva comprensión de la conciencia podría ayudarnos a enmarcar de un modo diferente nuestra manera de pensar acerca del universo. La física moderna se esfuerza por reconciliar la teoría cuántica con la relatividad general: las teorías funcionan bien independientemente, pero no lo hacen cuando se aplican juntas. La incapacidad de idear una teoría unificada es una espina en los físicos que no desaparecerá por sí sola. Pero ¿qué sucedería si introducir la conciencia en el cuadro pudiera ayudar?

Algunos científicos creen que la conciencia ciertamente nos ayuda a acercarnos a una teoría unificada. Por ejemplo, la cosmóloga doctora Jude Currivan propone una concepción del mundo centrada en la conciencia, en su libro de 2017 *The Cosmic Hologram*. El eje fundamental de su premisa —apoyada por una amplia evidencia procedente de muchos campos de investigación y muchas escalas de la existencia– es que «todo lo que se manifiesta en el mundo físico emerge de niveles más profundos y más ordenados de la realidad no física e "in-formada"».[23] Esta perspectiva considera el universo existente y en evolución como una entidad unificada; una realidad constituida fundamentalmente de conciencia, en forma de información digitalizada. Y además, su apariencia es simplemente una proyección holográfica de su límite holográfico. La doctora Currivan proporciona asimismo una perspectiva nueva de las «incompatibles» teoría cuántica y teoría de la relatividad, viéndolas no como antagonistas, sino como expresiones complementarias de la información que se manifiesta como la energía-materia y el espacio-tiempo de nuestra realidad holográfica interconectada.

Siguiendo esta dirección, tenemos que preguntarnos si la incorporación de la conciencia a la física convencional podría también ayudarnos a comprender las misteriosas «energía oscura» y «materia oscura» que constituyen aproximadamente el 96% del universo.

Si bien todavía nos queda mucho por comprender, lo que parece claro es que la inclusión de la conciencia y el significado de la información tienen que ser llevados al foco de atención de la ciencia.

¿Qué implicaciones tiene para los asuntos más cotidianos, como la salud mental? ¿Pueden ayudar en algo los psicodélicos?

Recientemente, se está prestando una atención cada vez mayor a los potenciales beneficios de los psicodélicos para la salud, en el caso de personas con trastornos mentales. Por ejemplo, la Universidad Johns Hopkins y la Universidad de Nueva York han mostrado resultados impresionantes en sus estudios. En uno de ellos sobre la psilocibina (el psicodélico activo en los hongos «mágicos»), el 80% de los pacientes terminales de cáncer informaron de que experimentaban menos ansiedad y depresión ante la perspectiva de morir, seis meses después de ser tratados con la sustancia. Dos tercios de ellos describieron su experiencia con la sustancia como una de las cinco experiencias más significativas de su vida.[24]

La idea de que los psicodélicos pueden ser terapéuticos no es nueva. Los indígenas de la Amazonia, por ejemplo, han utilizado la ayahuasca, que es psicodélica, como agente sanador durante siglos. La ayahuasca se está volviendo ahora muy popular en Estados Unidos.[25]

¿Por qué podrían ser terapéuticos los psicodélicos? Si consideramos que el cerebro es un filtro, una «válvula reductora» de la conciencia, y si consideramos que los psicodélicos desbloquean parcialmente el filtro para reducir la actividad cerebral (como hemos analizado en el capítulo dos), entonces quizás los psicodélicos posibiliten de manera natural un cambio de actitud mental. En lugar de quedarse atrapado en una realidad limitada de ansiedad y depresión, trastorno de estrés postraumático, adicción, etcétera, quizás obtener un vislumbre de una realidad más amplia produzca un cambio espectacular de perspectiva, algo que la «terapia por el habla» tradicional podría tardar años en lograr. Esta visión puede tenerse igualmente en otras experiencias trascendentales o místicas, como las ECM y las experiencias de iluminación o de despertar (diré algo más sobre esto más adelante). Tenemos que preguntarnos si los psicodélicos mostrarán ser más efectivos que los medicamentos para la salud mental. Se necesita una mayor investigación.

¿Cuáles son las implicaciones para la medicina y para la salud personal, en un sentido más amplio?

La idea de integrar las «intenciones mentales» en prácticas para la salud ya existentes, como los estudios analizados sobre sanación energética, parece digna de investigación. Los paradigmas actuales de la medicina occidental generalmente no explican la idea de que la mente puede producir un impacto en la materia. El doctor Bruce Lipton, autor de *La biología de la creencia*, señala la situación a la que se enfrenta la medicina moderna: «Los médicos están apresados en una roca intelectual y en un lugar difícil [...] Sus capacidades curativas se ven obstaculizadas por una formación médica arcaica basada en un universo newtoniano, de solo materia. Desafortunadamente, esa filosofía dejó de estar de moda hace setenta y cinco años, cuando los físicos adoptaron oficialmente la mecánica cuántica».[26]

El doctor Lipton y otros, como el filósofo Dawson Church, en su libro *El genio en sus genes*, enfatizan la importancia de nuestros pensamientos y emociones sobre nuestros genes. Este campo emergente, conocido como epigenética, «ha sacudido los cimientos de la biología y la medicina hasta su núcleo central porque revela que no somos víctimas, sino dueños de nuestros genes».[27]

En epigenética, la expresión de los genes está controlada «desde el exterior del ADN»: las señales del entorno, incluyendo nuestros estados mentales, «activan y desactivan los genes».[28] Así pues, como el doctor Church nos recuerda, hay estudios que muestran que una actitud positiva puede reducir el riesgo de enfermedad cardiovascular respecto a quienes tienen una perspectiva más pesimista.[29] De manera similar, las situaciones que inducen estrés pueden provocar la liberación de hormonas que afectan negativamente a la salud. Pueden matar células cerebrales y eliminar los recursos que el cuerpo tiene para la reparación celular.[30]

Los estudios sobre la conciencia, combinados con campos como la epigenética, sugieren que los médicos no deberían limitar el foco de su atención a las causas y los tratamientos físicos de las enfermedades. Deberían incorporar también aspectos mentales, no físicos. Esta sugerencia marcaría un cambio radical en la medicina occidental. Estos principios no se enseñan tradicionalmente a los médicos en las facultades occidentales de Medicina.

Como vimos en el capítulo nueve, el estado mental de Anita Moorjani cambió durante su ECM y después de ella, lo que hizo que desapareciera milagrosamente el cáncer terminal que llevaba sufriendo cuatro años. Sus médicos quedaron atónitos y no podían explicar cómo ni por qué sucedió. Como dice Moorjani: «Comprendí que mi cuerpo es solo un reflejo de mi estado interior. Si mi yo interior fuese consciente de su grandeza y su conexión con Todo-lo-que-es, mi cuerpo pronto reflejaría eso y sanaría rápidamente».[31]

Finalmente, la investigación sobre la reencarnación dirigida por los doctores Ian Stevenson y Jim Tucker plantea cuestiones que la medicina actualmente no puede responder. Una suposición fundamental de la medicina convencional es que las características y las enfermedades físicas son causadas por una combinación de genética y medioambiente. Sin embargo, en casos en los que los niños recuerdan vidas pasadas, estos niños «heredaron» recuerdos, preferencias, marcas de nacimiento y deformidades físicas que parecen no tener relación alguna ni con la genética ni con el entorno. Así pues, existe la posibilidad de un «tercer factor» desconocido que tiene que considerarse, más allá de la genética y del entorno. Si en realidad existe ese «tercer factor», entonces necesitamos repensar la medicina de cabo a rabo.

Si la conciencia sobrevive a la muerte del cuerpo físico, como parecen indicar los resultados de los capítulos nueve a once, ¿cómo cambiaría eso nuestra visión de la muerte (y de la vida)?

Los fenómenos psíquicos sugieren que la conciencia no está localizada en el cuerpo físico. La investigación sobre ECM, comunicaciones con personas fallecidas y niños que recuerdan vidas anteriores lleva esta idea un paso más allá y sugiere que la conciencia incluso sobrevive a la muerte corporal. Como afirma *Sir* David Hawkins, médico y filósofo: «La conciencia no depende de la fisicalidad, sino que existe independientemente de ella».[32]

Adoptar esta perspectiva puede cambiar radicalmente la visión que uno tiene de la muerte. Nuestra sociedad tiende a suponer que cuando el cerebro y el resto del cuerpo mueren, la mente muere con ellos. Pero, en lugar de considerar la muerte como el fin de la vida, podría considerarse más bien como una «transición» desde este mundo físico a algún otro estado de ser. Si adoptamos la analogía del remolino utilizada por el doctor Kastrup, que compara la realidad a una corriente de agua (de conciencia) en la que cada uno de nosotros constituye un remolino localizado, entonces cuando el remolino se deslocaliza, simplemente fluye de nuevo hacia la corriente. No «muere». La localización cambia de forma. Pero sigue estando hecha de agua (conciencia). El agua no desaparece de la corriente.

Las ECM pueden proporcionarnos un vislumbre de cómo es ese estado de transición. Recuerda que muchos de los sujetos que experimentan una ECM están clínicamente muertos —sus cerebros están «apagados»— y sin embargo tienen experiencias lúcidas, a menudo gozosas. Así que podemos preguntarnos si las ECM proporcionan una visión previa literal de lo que le ocurre a la conciencia cuando el cuerpo físico muere.

Uno de tales sujetos lo resume así: «Cuando llegamos a la luz, la totalidad de la vida era amor y felicidad. No había nada más. Y era intenso. Muy intenso, y de un alcance extraordinario».[33] Otro sujeto lo describe así: «¡El sonido de esa música no puede ser descrito con palabras, porque en este mundo no pueden ser escuchados con esa claridad! Los colores no eran de este mundo: ¡tan profundos, tan luminosos, tan hermosos!».[34] Y otro recuerda: «Parecía mucho más real que todo lo que había experimentado en mi vida».[35]

Quienes han tenido una ECM estuvieron cerca de la muerte, pero realmente no murieron. De manera que viendo la experiencia de estas personas lo que hacemos es inferir lo que podría ocurrir en la muerte, aunque no podemos demostrarlo. Si tomáramos los muchos relatos existentes de ECM como descripciones literales de lo que ocurre cuando el cuerpo físico muere, entonces no deberíamos temer a la muerte. No obstante, se necesita seguir estudiando el fenómeno antes de poder extraer conclusiones. Por ejemplo, una minoría de ECM son descritas como terroríficas.[36] ¿Cómo encaja eso en nuestra imagen de lo que ocurre después de la muerte física?

Pero relatos como el del ingeniero doctor Alan Hugenot terminan siendo reconfortantes. Dice que como consecuencia de su ECM transformadora: «No tengo miedo a la muerte. Si bien temo ser herido o sufrir daño, de la muerte sencillamente no tengo miedo. Sé que la muerte es solo una transición, y soy plenamente consciente de que nuestra conciencia sobrevive a ese cambio».[37]

La doctora Elisabeth Kübler-Ross, una destacada investigadora del final de la vida, adoptó una postura similar. Muchos años de estudiar a pacientes moribundos la llevaron a concluir: «La muerte es simplemente el desprendimiento del cuerpo físico, como cuando la mariposa se desprende del capullo. No es muy distinto de quitarse la ropa que uno ya no necesita. Es la transición a un estado superior de conciencia en el que se sigue percibiendo, entendiendo, riendo y creciendo».[38]

Esta idea podría afectar profundamente al modo como tratamos al moribundo, como nos lamentamos por la pérdida de los seres queridos y como vivimos la vida en general. Muchas personas temen la muerte porque se considera un «fin». Si no es el final, y es tan gozoso como la mayoría de quienes han tenido una ECM cuentan, entonces quizás no deberíamos tenerle miedo. Y quizás podríamos vivir vidas más felices sin sentirnos agobiados por el terror del final de la vida física.

¿Tiene implicaciones la supervivencia de la conciencia para la cuestión de si la vida tiene un significado profundo?

Las revisiones panorámicas de la vida descritas en muchas ECM resultan instructivas aquí. Sugieren que una de las razones principales para vivir es que la conciencia aprenda y evolucione. En la retrospección vital, los sujetos revisan su vida desde su perspectiva y desde la perspectiva de aquellos a quienes han afectado en su vida, todo ello mientras se juzgan a sí mismos –como para aprender a hacerlo mejor la próxima vez– y en última instancia trabajando hacia un estado de amor incondicional. De hecho, podría haber una «próxima vez» si aceptamos la evidencia sobre la reencarnación analizada en el capítulo once. Esta idea hace que el cuerpo físico parezca una especie de conducto o recipiente temporal para una conciencia más amplia. El cuerpo de cada individuo es así la lente a través de la cual la conciencia más amplia tiene una experiencia particular en una forma física. Y cuando la experiencia física se termina (lo que llamamos «muerte»), la conciencia puede entrar en otro vehículo físico para una experiencia de aprendizaje diferente. Si realmente estamos entrelazados como «una sola mente», entonces cada experiencia de aprendizaje del individuo es simplemente una pieza del aprendizaje más general y de la evolución de una conciencia «única», universal, colectiva.

El doctor Ervin Laszlo, filósofo de la ciencia y teórico de sistemas, nominado en dos ocasiones para el Premio Nobel de la Paz, concluye su libro *La naturaleza de la realidad* (publicado originalmente en 2016) con un breve resumen de las ideas anteriores. Dice así:

Estamos aquí para la evolución de la conciencia del cosmos, a través de la evolución de nuestra conciencia. Podemos perseguir esta tarea a través del ciclo de nuestra existencia. Durante las fases encarnadas, cuando la conciencia parece residir en nuestro cuerpo, podemos hacer evolucionar nuestra conciencia fomentando su capacidad de entrar en los dominios en los que aparecen las intuiciones no locales y las experiencias de unidad de amor incondicional [...] Al terminar la fase desencarnada, nuestra conciencia en evolución encuentra las condiciones óptimas para reencarnar en una existencia terrestre. En la nueva fase encarnada se conceden nuevas oportunidades para experimentar y aprender, así como para evolucionar a formas de conciencia más elevadas. El ciclo se repite. La conciencia en evolución asciende a planos de existencia cada vez más elevados.[39]

Las ideas anteriores están en marcado contraste con la concepción materialista. Puedo describir la visión materialista fácilmente porque fui materialista la mayor parte de mi vida. El materialismo enseña que la conciencia surge de nuestro cerebro. Cuando nuestro cerebro muere, nuestra conciencia muere. Es como apagar un ordenador. Todo lo que la persona había experimentado en la vida no tenía verdadero significado más allá de lo que esa persona hizo con ello. Una vez mueres, ninguno de los significados artificialmente creados es relevante para ti, porque tu cerebro está apagado y por tanto tu conciencia ya no existe. Puedes intentar producir un significado mientras vives, pero en última instancia cualquier significado que crees es fabricado y efímero. Esto es lo que implica una interpretación estricta del materialismo, por sombría que parezca.

Este libro sugiere que el materialismo es erróneo. Así que la anterior explicación materialista del significado de la vida parece también equivocada. Si la conciencia es fundamental, entonces la vida tiene que verse bajo una luz más significativa, ya que alguna parte de nosotros en realidad no muere.

Cómo definir ese significado es otro tema. Tenemos que preguntarnos si hay límites para lo que nuestra mente humana puede conocer y comprender. Las teorías anteriores son intentos de reconstruir una historia a partir de unos pocos datos.

La perspectiva que describes suena extraordinariamente reconfortante, pero ¿crees que es algo más que una racionalización?

Como materialista, yo pensaba que las teorías reconfortantes de la existencia tenían que ser erróneas. Las veía como racionalizaciones. Para mí no eran más que métodos para esconderse de la inevitabilidad de la muerte. Sin embargo, viéndolo retrospectiva-mente me doy cuenta de que era un error lógico. Pensaba que si una teoría de la existencia era reconfortante, tenía que ser fal-sa. Descartaba abiertamente la posibilidad de que una teoría de la existencia pudiera ser reconfortante y al mismo tiempo verdadera. Tras haber estudiado la evidencia, ahora tengo una perspectiva muy diferente. Creo que una imagen reconfortante de la existencia es probable que sea verdadera.

Si la conciencia no es tan solo un producto del cerebro, y si sobrevive a la muerte del cuerpo físico, más allá del espacio y el tiempo, entonces ¿cómo encaja en nuestra imagen del universo?

El experimento de la doble rendija descrito en el capítulo tres su-giere que el observador, algunos dirían la conciencia, desempeña un papel especial en nuestra realidad física. Recuerda que el obser-vador «colapsa la función de onda», pues hasta que el observador «observa», la partícula se comporta como una onda de posibilida-des. Pero cuando el observador observa, la onda se comporta de manera diferente. Se comporta como una partícula, en lugar de hacerlo como una onda. Y como vimos en los estudios potencial-mente revolucionarios del doctor Radin, parece haber evidencia de que la conciencia afecta, ciertamente, a la función de onda.

Una extrapolación de estos hallazgos podría llevarnos a argu-mentar que la conciencia crea el mundo físico que experimenta-mos. Como afirmó el cardiólogo doctor Pim van Lommel: «Algu-nos destacados físicos cuánticos, entre ellos Eugene Wigner, Brian Josephson y John Wheeler, así como el matemático John von Neu-mann, apoyan la interpretación radical de que la propia observa-ción literalmente crea la realidad física, una postura que considera la conciencia como más fundamental que la materia».[40]

Recuerda que el padre de la física cuántica, Max Planck, de-claró en 1931: «Yo considero la conciencia como fundamental. Y la materia la veo como un derivado de la conciencia. No podemos ir detrás de la conciencia .Todo lo que decimos, todo lo que consideramos existente, postula la conciencia».[41]

Como Planck, muchos otros han concluido que la conciencia es el principio fundamental del universo. Lo primordial es la conciencia, no la materia. Es como si la conciencia estuviese creando el mundo material que vemos. De modo que decir que el cerebro produce la conciencia es invertir completamente el proceso. Es al revés. ¡La conciencia produce el cerebro!

Por ejemplo, el doctor Jim Tucker, de la Universidad de Virginia, afirma: «No es que exista la conciencia porque existe el mundo físico, sino que el mundo físico existe porque la conciencia existe».[42] Y añade: «La conciencia es independiente del mundo físico, incluso es la creadora del mundo físico».[43]

Del mismo modo, el neurocirujano doctor Eben Alexander afirma: «La conciencia no solo es muy real; en verdad es *más real* que el resto de la existencia física, y muy probablemente la base de todo ello»[44] [cursivas en el original].

El biólogo de células madre Robert Lanza y el físico Bob Berman postulan una idea similar —la llaman «Biocentrismo»—, que sostiene: «Si no hubiera observadores, el cosmos no solo se vería como nada, que no es sino decir lo obvio. No, más que eso, no existiría de ningún modo».[45] El físico de la Universidad de Stanford, Andrei Linde, afirma de manera similar: «El universo y el observador existen como una pareja. No puedo imaginar una teoría consistente del universo que ignore la conciencia. No conozco ningún sentido en el que pudiera decirse que el universo existe en ausencia de observadores».[46]

El físico y matemático de la Universidad de Oxford, Roger Penrose, y el anestesiólogo de la Universidad de Arizona, doctor Stuart Hameroff, declaran además: «Llegamos a la conclusión de que la conciencia desempeña un papel intrínseco al universo».[47]

El físico de la Universidad Johns Hopkins, Richard Conn Henry, afirma que «el universo es completamente mental» y nos recuerda: «Ha habido intentos serios de preservar un mundo material [...] pero no produce ninguna física nueva, y solo sirve para mantener una ilusión».[48] (Se refiere a la ilusión de que el mundo físico existe fuera de la conciencia). Y el físico Norman Friedman lo sintetiza así: «Según mi visión de la teoría cuántica, no es la materia lo que produce la conciencia. Es al contrario. La conciencia produce los sucesos materiales. Esto se lleva a cabo "eligiendo" a partir de un campo latente de sucesos probables».[49] Estas ideas nos hacen volver al lugar desde el que comencé el prefacio. Las imágenes siguientes ilustran la cadena de la realidad sugerida por el materialismo versus la alternativa «la conciencia es lo primordial».

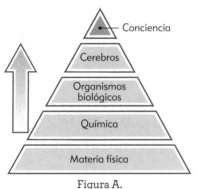

Figura A.
Materialismo:
la conciencia procede de la materia

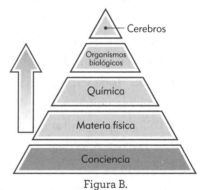

Figura B.
Una perspectiva alternativa en la que la conciencia es lo primordial

Bajo la concepción de la figura B, que es lo que sugiere la evidencia de este libro, podemos comprender por qué el ganador del Premio Nobel, el físico Steven Weinberg, afirmó: «Así pues, la materia pierde su papel central en física».[50]

Y como se expresó en una compilación de artículos científicos escritos por los físicos Roger Penrose, Henry Stapp, y Menas

Kafatos, así como por una multitud de otros científicos: «La conciencia se convirtió en el universo».[51]

Si la conciencia es lo primordial, la física cuántica y las «anomalías» de la conciencia empiezan a tener sentido. Solo son anomalías si suponemos que la materia es lo primordial (materialismo).

Y recuerda, como dije en el prefacio de este libro, que el paradigma actual del materialismo (figura A) es un sistema de creencias indemostrable. Einstein incluso aseguró que era una religión.[52] No podemos demostrar que exista algo fuera de la conciencia, mucho menos que algo (materia) existiese antes y sea su causa.

El filósofo Rupert Spira resume así el enigma: «Nadie ha encontrado nunca, ni podrá encontrarse nunca, algo fuera de la conciencia».[53] Además, ofrece un ejercicio para demostrar esta idea: «Intenta ahora, con tu atención, abandonar el campo de la conciencia en el que toda experiencia aparece, del mismo modo que un niño puede echarse en la cama preguntándose hasta dónde llega el espacio y qué podría haber más allá de él, si es que puede haber algo. Observa cómo la atención nunca abandona el campo de la conciencia. Toda experiencia tiene lugar en la conciencia y es conocida por la conciencia, y dado que experiencia es «todo lo que es» o todo lo que podría ser conocido, no podemos legítimamente afirmar la existencia de nada fuera de la conciencia. Hacerlo requeriría un salto de fe».[54]

El materialismo, como se ilustra en la figura A, no solo fracasa a la hora de explicar los fenómenos descritos en este libro, sino que también es indemostrable.

¿Quiere eso decir que defiendes un «panpsiquismo»?

No, no tal como a menudo se define el panpsiquismo. La distinción es aquí sutil, pero importante. El panpsiquismo se utiliza a veces para abordar el problema difícil de la conciencia. El problema difícil consiste en que no sabemos cómo la materia física podría hacer surgir la conciencia no física. La concepción panpsiquista pregunta: «¿Y si la conciencia fuera una propiedad inherente a la materia»? En otras palabras, cada trozo de materia, incluso una pequeñísima partícula, tiene cierta cantidad de conciencia. El nivel de conciencia de un sistema variará según el modo de configuración de la materia. Sin embargo, esta perspectiva es una forma velada de materialismo. Afirma que la materia *tiene* conciencia. De manera que el panpsiquismo comienza con la materia y dice que la conciencia *procede de* ella.[55] Por el contrario, yo propongo un marco de referencia que hace de la conciencia la base de la realidad. La materia es una experiencia en la conciencia. Usando la jerga filosófica, la imagen metafísica de la realidad que estoy defendiendo se llama, en ocasiones, *idealismo monista*: «La idea de que toda la realidad se fundamenta en una forma transpersonal de conciencia».[56]

¿Qué implica esto sobre lo que significa ser humano?

Desde la perspectiva del materialismo, cada uno de nosotros es un cuerpo que tiene una conciencia. Sin embargo, la evidencia presentada en este libro me hace pensar que podría ser a la inversa. Parece más probable que primero y ante todo seamos una conciencia que está teniendo la experiencia de un mundo físico a través de un cuerpo. Esa es una perspectiva diferente de la materialista. Enseguida vamos a explorar con más detalle distintas nociones de identidad.

Si eso es cierto, entonces ¿por qué no sabía esto sobre mí mismo? ¿Quizás, de algún modo, lo he olvidado?

Esta es, en realidad, una pregunta acerca de la naturaleza de la memoria. Si bien para muchas cosas podemos confiar en la memoria, tengamos en cuenta la gran cantidad de cosas de nuestra vida que no recordamos. Por ejemplo, yo no tengo memoria de ser un bebé. Ni siquiera recuerdo detalles de sucesos más recientes. Si me preguntas qué estaba haciendo en un momento concreto del pasado reciente, digamos a las 22:07 del 8 de diciembre de 2014, no sabré qué responderte. ¿Tendría que suponer, entonces, que no existía en ese momento? No. Simplemente significa que no puedo recordar exactamente lo que sucedió. Lo mismo ocurre con los sueños. No recordamos todos los detalles de cada sueño que tenemos. Así que todo esto nos hace pensar que tenemos una forma de amnesia, lo reconozcamos generalmente o no.

Debemos preguntarnos: «¿Qué más podría haber ocurrido que no recordemos? ¿Es concebible que nuestra verdadera identidad sea parte de una conciencia más amplia y que simplemente lo hemos olvidado?».

Recuerda del capítulo once que algunos niños pequeños recuerdan vidas anteriores y luego aparentemente las olvidan a medida que crecen. ¿Por qué pueden recordar vidas primero, y por qué más tarde las olvidan? ¿Por qué algunos niños recuerdan vidas pasadas mientras que otros no? La ciencia todavía no tiene respuestas. Sin embargo, las cuestiones que se relacionan con la memoria son fundamentales para desarrollar una buena comprensión de nuestra existencia y merecen una mayor investigación. Mientras tanto, deberíamos recordar lo limitadas que en realidad son nuestras memorias.

Las ideas acerca de la conciencia que estás comentando se parecen mucho a lo que las tradiciones místicas han estado diciendo durante milenios. ¿Es correcto?

Fritjof Capra escribió todo un libro sobre esta cuestión, llamado *El tao de la física*,[*] que explora los vínculos entre la física moderna y las creencias de las tradiciones místicas como el hinduismo, el budismo, el zen y otras religiones orientales. Las tradiciones místicas de las religiones occidentales —como el gnosticismo (cristianismo), la cábala (judaísmo) y el sufismo (islam)— se hacen eco también de estas ideas.

---

[*] Editorial Sirio (2017).

De modo que la idea de que «la conciencia es lo primordial» de ninguna manera es nueva. Puede sonarnos nueva a algunos de nosotros debido al sesgo materialista de la academia contemporánea. Pero no es nueva.

Tan solo para ofrecer el sabor de los tipos de creencias mantenidas por los místicos en diversas culturas durante siglos, veamos esta cita del místico y no científico Sri Nisargadatta Maharaj: «La conciencia misma es la fuente de todas las cosas».[57] Esto se parece mucho a lo que la ciencia está indicando actualmente.

Supongamos que la conciencia es realmente la fuente de todas las cosas. Entonces, ¿de dónde viene la conciencia?

Esta es una pregunta natural, pero quizás esté desencaminada. Procede de la creencia del sentido común de la limitada mente humana de que algo tiene que ser causado por otra cosa. Como hemos visto, nuestra experiencia ordinaria puede llevarnos por mal camino cuando intentamos comprender la realidad más allá de una aproximación.

Pongamos un ejemplo: golpeo una pelota de tenis con una raqueta, y la pelota pasa por encima de la red. Desde una perspectiva local, estrecha, al ver cómo la raqueta golpea la pelota parece que ha sido la raqueta la que ha causado que la pelota pase por encima de la red.

Pero miremos con mayor profundidad. ¿De dónde proceden tanto la raqueta como la pelota? Podemos trazar la cadena de sucesos y hallar que el número de cosas que hacía falta que sucedieran para que la raqueta golpeara la pelota es astronómica: desde el *Big Bang* hace más de trece mil millones de años, que condujo finalmente a la evolución de la vida en la Tierra miles de millones de años más tarde, pasando por la evolución de la humanidad, hasta llegar al momento en que los humanos pudieran manufacturar raquetas y pelotas de tenis; además, era preciso que yo naciera para sostener la raqueta que golpeó la pelota de tenis, y yo solo nací debido a todos mis ancestros, que son muchos; y la lista podría seguir y seguir. La cuestión es que hay una cantidad innumerable de factores que se necesitan para que yo esté en la posición exacta en la que la raqueta y la pelota se juntan.

De modo que, en el nivel más profundo, la propia raqueta, por sí sola, no hizo que la pelota pasara por encima de la red. Tanto la raqueta como la pelota son productos y partes del universo (la conciencia). Son cosas que emergen del propio universo.

Como afirmaba Maharaj: «Como todo lo mental, la llamada ley de causa-efecto se contradice a sí misma. Nada en la existencia tiene una causa particular: todo el universo contribuye a la existencia incluso de la cosa más pequeña; nada podría ser como es sin que el universo fuera como es. Cuando la fuente y el fundamento de todo lo que existe es la única causa de todas las cosas, hablar de la causalidad como ley universal es erróneo».[58]

El doctor David Hawkins lo dice de otra manera: «La creencia en la causalidad lineal es un axioma básico de toda la estructura del sistema de creencias dualista ego/mente. Ver más allá de esa ilusión constituye el salto más grande y más importante para acercarse a la comprensión de la realidad».[59]

La causalidad, tal como la conocemos, deriva también en problemas con nuestra comprensión del «tiempo». La idea de causalidad que tiene el sentido común implica que algún suceso tiene que venir antes de otro suceso para causarlo. Dicho de otro modo, implica que el tiempo va del pasado al presente y de este al futuro. Pero descubrimientos de la física cuántica están empezando a cuestionar esta suposición básica. Los descubrimientos sugieren que el futuro puede afectar al pasado. Además, hemos visto ejemplos de precognición que ponen en cuestión la dirección de la flecha del tiempo.

El tiempo, tal como lo concebimos, podría ser una ilusión (diré algo más sobre esto). Y si es así, entonces quizás el concepto básico de «X del pasado causa Y en el futuro» no se aplica en el nivel más fundamental.

Si la conciencia es, en realidad, fundamental, quizás simplemente *existe* —más allá del espacio y el tiempo— sin que nada actúe como la causa de que sea. Simplemente *es*. La idea de que algo ha de proceder de otra cosa para que exista podría ser solo una suposición de la mente humana inherentemente limitada. La causalidad parece ser cierta en la mayoría de los sucesos localizados que vemos y experimentamos, pero lo que vemos y experimentamos es extremadamente limitado respecto a la totalidad.

El doctor Eben Alexander pone esta idea en palabras cuando recuerda la ECM que transformó su vida: «No tengo un centro verdadero de la conciencia. No sabía quién o qué era, ni siquiera si era [...] Simplemente estaba [...] *allí*, una conciencia singular en medio de una nada espesa, oscura y fangosa que no tenía principio ni, aparentemente, final»[60] [cursiva en el original].

¿Qué existía antes de la conciencia?

Si el tiempo es, en realidad, ilusorio, entonces quizás no había un «antes» de la conciencia. Existe más allá del espacio y el tiempo. De ahí que veamos la representativa descripción de la ECM del doctor Alexander sintiendo que su conciencia era infinita y sin comienzo ni fin. El ganador del Premio Nobel, el físico Erwin Schrödinger incluso afirmó: «En realidad no hay antes ni después para la mente. Solo existe el ahora, que incluye recuerdos y expectativas».[61] También comentó: «Podemos, o al menos así lo creo, afirmar que la teoría de la física en su etapa actual sugiere fuertemente la indestructibilidad de la mente por el tiempo».[62] Quizás la conciencia simplemente es, aunque sea difícil para nuestra mente captarlo totalmente. Porque algo sea difícil de captar, eso no implica que no sea real. Por ejemplo, el concepto de «infinitud» está ampliamente aceptado. Pero ¿podemos captar totalmente lo que es la infinitud? No.

Si la conciencia simplemente es, y es todo lo que existe, entonces cada uno de nosotros sería parte de esa conciencia. Por tanto, estaríamos todos conectados. ¿Estamos, realmente, todos conectados?

La idea de que estamos todos conectados parece plausible a partir de la evidencia que hemos visto. Por ejemplo, recuerda el concepto de entrelazamiento cuántico del capítulo tres. En el entrelazamiento cuántico, los estados de dos partículas físicamente distantes se reflejan mutuamente de manera instantánea. Este fenómeno apunta hacia la existencia de conexiones invisibles que no podemos ver con nuestros ojos.

Quienes han tenido una ECM, como Anita Moorjani, a veces describen un sentimiento de unidad. Ella recuerda sentir que «abarcaba —*no que se convirtiera en*— todas las cosas y a todo el mundo»[63] [cursivas en el original]. Esta idea aparece también durante algunas revisiones de vida en las ECM. Recuerda un pasaje del capítulo nueve en el que una de las personas que han tenido una ECM describe su revisión de vida: «No solo percibía todo desde mi propio punto de vista, sino que también sabía los pensamientos de todos los que estaban implicados en el suceso, como si tuviera sus pensamientos dentro de mí. Esto significaba que percibía no solo lo que yo había hecho o pensado, sino incluso de qué manera había influido en otros, como si viera las cosas con unos ojos que lo ven todo».[64] Esta idea tiene sentido si cada uno de nosotros está interconectado de manera fundamental como parte de la misma conciencia subyacente.

Además, los fenómenos psíquicos hacen pensar en una interconexión oculta entre las mentes. El doctor Radin llega a formular una teoría de las «mentes entrelazadas», argumentando que estos fenómenos son «una consecuencia inevitable de vivir en una realidad física interconectada, entrelazada».[65]

El físico Nassim Haramein ofrece una perspectiva similar en su ensayo de 2016 *The Physics of Oneness* [La física de la unidad]:

«Vivimos en un universo altamente entrelazado, interconectado, en el que un campo fundamental de información se comparte en todas las escalas para generar materia organizada y finalmente sistemas autoorganizados, que llevan a organismos que reflexionan sobre sí mismos y que formulan preguntas cruciales acerca de la existencia. Este proceso impulsa la formación de mecanismos evolutivos en los que el entorno influye en el individuo y el individuo en el entorno, en una totalidad interconectada no local: un universo que, en última instancia, es UNO».[66] Y recuerda al ganador del Premio Nobel, el físico Erwin Schrödinger, afirmando explícitamente: «En realidad, hay una sola mente».[67]

La idea de que todos somos uno suena bien, pero yo no lo creo. Miro alrededor y veo objetos y personas que están separados de mí. Yo soy yo. Ellos son ellos. ¿Cómo puede ser que todos seamos uno?

Hagamos un ejercicio (inspirado en las enseñanzas de Rupert Spira y adaptado) que exigirá una observación meticulosa de tu propia experiencia. Tienes que ir tan lentamente como sea necesario a través de este fragmento:

Imagina que ves un árbol allá a lo lejos. Estamos condicionados a pensar: «Yo estoy aquí, y allí hay un árbol que está separado de mí». Pero ¿es eso exacto?

¿Qué sabes realmente del árbol? Lo único que conoces verdaderamente del árbol es tu experiencia de él. Y tu experiencia de él es que lo ves. Es una experiencia visual.

Ahora pregunto: «¿Dónde tiene lugar tu experiencia de verlo? ¿Ver el árbol ocurre "aquí" u ocurre "allí"?».

En realidad, te das cuenta de que tu visión del árbol ocurre justo aquí, en el campo de tu conciencia. Dicho de otro modo, lo que has etiquetado como «un árbol allí» realmente es solo una percepción visual que tiene lugar «aquí», más que «allí». El árbol no es nada más que una modulación del campo de tu conciencia. De modo que el árbol está hecho de conciencia. El árbol está solo en tu mente.

Entonces podrías preguntarte: «Bueno, puedo caminar hasta el árbol y tocarlo, y ese tocar tendrá lugar allí y no aquí». Cuando haces esto, tu mano toca la corteza del árbol. Percibes una sensación de hormigueo que etiquetas como «mano tocando la corteza». Pero si cierras los ojos y abandonas toda asociación con los conceptos de «mano» y «corteza», ¿qué sientes? Imagina que fueses un bebé recién nacido que no sabía qué objetos eran. ¿Cómo describiría el bebé la sensación que tú llamas «mano tocando la corteza»? La respuesta es: todo lo que experimentas es una sensación de hormigueo. Al cerrar los ojos e imaginarlo, ¿dónde tiene lugar la sensación de hormigueo? La sensación ocurre justo en el campo de tu conciencia. La sensación de tocar el árbol no es más que una modulación de tu conciencia. El árbol, como tú lo «ves» y lo «sientes», no es más que conciencia. El árbol existe en tu mente.

Podrías preguntarte de nuevo: «¿Y si oigo cómo se rompe una de las ramas del árbol?: el sonido tiene lugar en el árbol, que está "allí"». Realiza el mismo ejercicio que antes. ¿Dónde tiene lugar tu experiencia de oír que la rama se rompe? ¿Ocurre en el lugar del árbol? Cierra los ojos e imagínalo; piensa profundamente dónde tiene lugar tu experiencia de oír que la rama se rompe. Hallarás que igual que ver el árbol y sentirlo, que oigas cómo la rama se rompe tiene lugar en el campo de tu conciencia. El sonido es una modulación de tu conciencia. No es más que conciencia. El árbol, tal como tú lo «ves» y lo «sientes», no es más que conciencia. El árbol solo existe en tu mente. No hay «árbol» independiente y fuera de tu mente. Y puesto que el árbol existe en tu mente como una modulación de tu conciencia, no es más que una modulación de ti mismo. Tú no estás separado del árbol, aunque has sido condicionado para interpretar tus percepciones de ese modo. De manera similar, considera tus pensamientos y tus emociones. ¿Dónde tienen lugar? Cierra los ojos y observa el fluir de tus pensamientos y tus emociones. Hallarás que también ellos se producen en el campo de tu conciencia. No son sino modulaciones de tu conciencia. Están hechos de conciencia.

Considera incluso tu cuerpo. Olvídate por un momento de todas las etiquetas, y actúa como si fueras un niño pequeño que no supiera nada de definiciones mundanas y no conociera más que el experimentar puro. Tu cuerpo es una serie de sensaciones que tienes y una serie de percepciones que ves y etiquetas como «partes del cuerpo». ¿Dónde tienen lugar esas sensaciones y percepciones de tu cuerpo? Ocurren aquí, en el campo de tu conciencia. No son más que modulaciones de conciencia. Están hechas de conciencia. Tu cuerpo está hecho de conciencia. Tu cuerpo existe en tu mente.

Este ejercicio podría hacerse para *cualquier experiencia de cualquier cosa*. Nuestra vida no es más que una serie de experiencias; por tanto, todo en tu vida puede pensarse de este modo. Todos los pensamientos, emociones, sensaciones (como sentir, saborear, oler) o percepciones (ver, oír) tienen lugar en el campo de tu conciencia. Todos ellos son modulaciones de tu conciencia. Están hechos de conciencia. Todo es conciencia, y por tanto todo es uno.

Peter Russell lo resume así: «Todo lo que percibo —todo lo que veo, oigo, saboreo, toco y huelo— ha sido reconstruido a partir de datos sensoriales. Creo que estoy percibiendo el mundo que me rodea, pero todo aquello de lo que soy consciente directamente son los colores, las formas, los sonidos y los olores que *aparecen en la mente*»[68] [cursivas añadidas].

(Si encuentras difícil entender esta idea, no eres el único. Requiere desmadejar toda una vida de condicionamiento. Para sentir y experimentar de verdad estos ejercicios se necesita tiempo y práctica. De hecho, Rupert Spira ha creado una serie de meditaciones de treinta horas llamada *Transparent Body, Luminous World: The Tantric Yoga of Sensation and Perception* [Cuerpo transparente, mundo luminoso: el yoga tántrico de la sensación y la percepción], diseñadas para permitir que el cuerpo sienta estos conceptos.)

Yo sigo confuso. ¿Cómo es que todo está «en la mente» cuando sabemos que estamos en una realidad que en su núcleo comprende el espacio, el tiempo y la materia?

Como vimos en el capítulo tres, el espacio, el tiempo y la materia son menos fijos de lo que pensábamos. La teoría de la relatividad de Einstein muestra que el espacio y el tiempo se encogen o se dilatan dependiendo de la velocidad relativa y de la fuerza gravitacional. Hemos visto en este libro que el tiempo puede que no vaya del pasado al presente y al futuro. Además, hemos visto que la «materia» es espacio casi totalmente vacío y que existe como onda a menos que un observador la observe. Como afirmó el doctor Laszlo: «Cuando los físicos descienden a la dimensión ultrapequeña, no encuentran nada que pudiera llamarse materia».[69] Así que sabemos que el espacio, el tiempo y la materia funcionan de maneras que van contra nuestras experiencias ordinarias, cotidianas. Si queremos afirmar que nuestro mundo está hecho de «espacio», «tiempo» y «materia», deberíamos dar un paso atrás y definir lo que son.

En el capítulo tres establecimos que no sabemos de qué está hecha la materia. No sabemos qué es.

¿Y qué pasa con el tiempo? Como sugiere el doctor Bernardo Kastrup, podríamos definir el tiempo como «el intervalo entre dos sucesos». Pero «intervalo» no es más que otra forma de «tiempo». Así que estamos usando el tiempo para definir el tiempo. ¡Eso no es muy útil! ¿Podemos encontrar otro modo de definirlo sin utilizar la palabra que queremos definir? No, no podemos. Cuando queremos definir el tiempo, terminamos en un bucle circular que no nos lleva a ninguna parte.[70] No podemos definirlo de manera que tenga sentido.

El doctor Kastrup proporciona un ejemplo similar respecto al «espacio». Si decimos que el espacio es meramente «la distancia entre dos objetos», desembocamos en el mismo problema que teníamos con el «tiempo». Utilizar *distancia* para definir *espacio* es circular. Si defines *distancia*, te darás cuenta de que su definición implica *espacio*. Y no queremos definir *espacio* utilizando el término *espacio*. Así que, igual que con el tiempo, no podemos definir el espacio de ningún modo.[71]

Como afirmó el doctor Kastrup:

> Todos damos por supuesto el espacio y el tiempo hasta que intentamos decirnos a nosotros mismos qué son. Entonces descubrimos que, a pesar de que parece que vivimos en ellos, no pueden definirse sin referirse a sí mismos. Surgen mágicamente a partir de la autorreferencia [...] El espacio y el tiempo son como fantasmas que se desvanecen en el aire cada vez que intentamos apresarlos. Su «forma» es «vacuidad» refiriéndose a sí misma en una especie de cortocircuito cognitivo. Por supuesto, *si no puedes decirte a ti mismo qué es algo, entonces lo más probable es que sea una ilusión procedente de un cortocircuito cognitivo*; no existe realmente ahí fuera. Más concretamente, sugiero que el espacio y el tiempo son fantasmas del lenguaje. Solo parecen existir como entidades independientes porque los conceptualizamos en palabras[72] [cursivas en el original].

Todavía estoy confuso: en mi experiencia, los sucesos pasados han ocurrido, y he estado en muchos lugares distintos. Así que he estado en puntos diferentes del tiempo y del espacio. Experimento el tiempo y el espacio en cada momento del día. ¿Cómo puedes afirmar que son ilusiones? Dices que los sucesos pasados ocurrieron. Por ejemplo, te has despertado esta mañana. Ayer comiste. Te graduaste en la universidad. Llevaron un payaso a tu fiesta de cumpleaños cuando cumpliste cinco años. Naciste. Todos esos sucesos ocurrieron en el pasado.

¿Puedes demostrar que esas experiencias ocurrieron en el «pasado»? ¿Realmente has estado en el «pasado» o lo has experimentado alguna vez? No, no puedes probar que los sucesos ocurrieron en el pasado, y nunca has estado en el pasado. El pasado es una inferencia. Todo lo que sabes, de verdad, de él son tus recuerdos o historias sobre el pasado. Pero esos recuerdos y esas historias tienen lugar *ahora*. Siempre ocurren *en el momento presente*. En palabras del doctor Kastrup: «Lo mismo sirve en el caso de los artefactos históricos en [...] los museos: los percibimos en el presente. Que proceden del pasado es una historia, una explicación, sea verdadera o falsa. El pasado es siempre un mito».[73]

De manera similar, ¿has estado alguna vez en el futuro? Lo único que podemos saber del futuro son nuestros pensamientos acerca del futuro. Y esos pensamientos ocurren ahora. Siempre ocurren en el presente.

¿Alguna vez no ha sido ahora? No. Siempre ha sido, y siempre será, el presente.

¿Qué es exactamente el momento presente? Ni siquiera podemos definirlo. Si tratamos de identificarlo cuando ocurre, diciendo «es el momento presente», estamos una fracción de segundo demasiado tarde. Está ocurriendo, pero no podemos apresarlo.

Por ello, el doctor Kastrup concluye: «El pasado y el futuro son mitos: historias de la mente [...] No puedes salir del presente; nunca; ni siquiera teóricamente».[74] Además, dice: «Que pensemos en la vida como una serie de sucesos sustanciales que cuelgan de una línea temporal histórica es una fantástica alucinación cognitiva».[75]

Con esta comprensión, se aclara por qué muchos filósofos hablan de la importancia de centrarse en «el ahora», como en el número uno en ventas, según la lista de *The New York Times*, titulado *El poder del ahora*, de Eckhart Tolle.

Hagamos el mismo ejercicio que antes, pero ahora con el espacio:

Por ejemplo, te despertaste esta mañana en tu cama. Comiste ayer en un restaurante. Te graduaste en la universidad de tu ciudad natal. Al cumplir cinco años llevaron a tu fiesta un payaso en la casa de tu infancia. Naciste en el hospital. Todos ellos parecen sucesos que ocurrieron en lugares distintos. Dicho de otro modo, en todos esos casos estuviste en puntos diferentes del espacio.

Pero ¿estabas realmente allí? Si te preguntara justo ahora: «¿Dónde estás?», una respuesta precisa sería «aquí». Cuando comiste ayer, en este momento, estabas «aquí». Podrías seguir con este ejercicio en cada suceso de tu vida. En todos los casos te describirías como estando situado «aquí». De manera similar, en todos los casos describirías el tiempo (en el momento del suceso) como habiendo sido «ahora».

Podrías contestar: «Pero puedo ver un "allí", y eso no está "aquí"». Como hemos visto antes, tu percepción del «allí» ocurre «aquí», en el campo de tu conciencia.

Como lo expresa Spira: «La experiencia del "allí" ocurre *aquí*, igual que la experiencia del pasado o el futuro tiene lugar *ahora*. No es posible dejar el "aquí" y visitar el "allí". El "allí" es siempre un concepto, nunca una experiencia. El espacio es la distancia entre el punto "aquí" y el punto "allí", o entre dos puntos "allí". Sin embargo, solo se experimenta el *aquí*»[76] [cursivas en el original].

Pero ¿dónde está el «aquí»? ¿Podemos precisarlo? No, no podemos. Es como un lugar sin localización definible. Igual que sucede con el «ahora», no podemos definir ni aislar el «aquí».

Y sin embargo, siempre estás «aquí». Nunca has dejado de estar «aquí». Del mismo modo, siempre es «ahora». Nunca ha existido otra cosa más que «ahora». La tabla que encontrarás más adelante ilustra que siempre ha habido solo aquí y ahora. Desde el punto de vista del que percibe, en el momento del suceso, es siempre aquí y ahora.[77]

Así pues, ¿qué son realmente el espacio y el tiempo? Hemos acordado que no pueden definirse de ninguna manera verdaderamente útil. Y lo único que podemos decir definitivamente acerca de nuestra experiencia de estos términos no definidos es que son «aquí» y «ahora», respectivamente. Y además de eso, ni siquiera podemos precisar el «aquí» y el «ahora»; son totalmente amorfos y sin límites.

SUCESO (A TÍTULO ILUSTRATIVO)	MOMENTO EN QUE OCURRIÓ EL SUCESO (EN EL MOMENTO DEL SUCESO)	UBICACIÓN DEL SUCESO (EN EL MOMENTO DEL SUCESO)
Te despertaste esta mañana en la cama.	Ahora	Aquí
Comiste ayer en un restaurante.	Ahora	Aquí
Te graduaste en la Universidad de tu ciudad natal.	Ahora	Aquí
En la fiesta de tu quinto cumpleaños fue un payaso a tu casa.	Ahora	Aquí
Naciste en el hospital.	Ahora	Aquí

El doctor Robert Jahn y la doctora Brenda Dunne, del laboratorio PEAR de Princeton, reconocieron los problemas inherentes al espacio y el tiempo durante sus casi treinta años de investigación sobre la conciencia no-local. Comentaron que sus estudios planteaban la cuestión de «si el espacio y el tiempo eran propiedades realmente intrínsecas del mundo físico o si, como muchos pensadores importantes han destacado, son coordenadas *subjetivas* que la conciencia impone para organizar sus experiencias»[78] [cursiva en el original].

Dicho de otro modo, el mundo físico de «materia» que aparece en el «espacio» y en el «tiempo» no es como nosotros creemos. No son más que constructos de la mente. Como Spira lo ve, el tiempo es el modo como la mente humana interpreta el pensamiento. El espacio es el modo como la mente humana interpreta la percepción.[79] Le da la vuelta a nuestra concepción del espacio y el tiempo: «No nos estamos moviendo a través del tiempo y el espacio. Podría decirse que el tiempo y el espacio se mueven a través de nosotros».[80] Además, comenta: «Nunca voy a ninguna parte.

Siempre estoy en el mismo lugar del "yo soy", el lugar sin lugar llamado aquí, el tiempo sin tiempo llamado ahora».[81]

El espacio y el tiempo (y la materia) solo están en la mente; están en la conciencia. Por esta razón, podemos comprender más plenamente por qué el físico de la Universidad Johns Hopkins, Richard Conn Henry, aseguraba: «El universo es mental».[82]

Y podemos ver por qué se cita a místicos como Ramana Maharshi diciendo: «El mundo que vemos ni siquiera existe».[83]

Si el mundo que vemos –que consta de espacio, tiempo y materia– no existe fuera de la mente, ¿cómo encajo yo en esto? ¿Quién soy yo? Yo existo, ¿no es así?

Una parte obvia de tu existencia es que estás aquí, justo ahora, teniendo una experiencia. Si el espacio, el tiempo, la materia o cualquier otra cosa es «real» está abierto a debate, pero es innegable que estás leyendo estas palabras, teniendo una experiencia como el «yo» que está leyéndolas. El «yo» incuestionablemente existe como el experimentador justo aquí y ahora. Es tu identidad última.

Nuestros estados de ser pueden variar. Puedes decir «estoy feliz», «estoy sano», «estoy en California», «soy una esposa», «soy un artista» o «soy un graduado».

Sea cual sea la descripción, hay una constante. Esa constante es el «yo».

¿Quién es el «yo»? Investiguemos realizando un ejercicio inspirado por las enseñanzas de Rupert Spira.

¿Podemos definir el «yo» como nuestros pensamientos? Justo ahora estás pensando sobre este libro. Antes estabas pensando en tu familia. Y antes de eso pensaste en tu trabajo. Tus pensamientos cambian. Pero el «yo» que estaba teniendo los pensamientos no ha cambiado. «Yo estoy pensando sobre este libro», «yo estoy pensando sobre mi familia», «yo estoy pensando sobre mi trabajo»: el «yo» siempre ha estado ahí durante el mar de pensamientos cambiantes. Por tanto, no podemos identificar el «yo» con tus pensamientos. El «yo» y los pensamientos no son una y la misma cosa. El «yo» experimenta los pensamientos, pero no está hecho de los pensamientos.

¿Es el «yo» mi cuerpo? El cuerpo de hoy no es el mismo que el de hace cinco años. No es el mismo que hace veinte años. No es el mismo que cuando era niño. Pero en todos los casos, «yo» estaba presente. El «yo» no ha cambiado, pero mi cuerpo sí que lo ha hecho. El doctor Kastrup comenta: «Si he perdido un miembro o me han hecho un trasplante de corazón, mañana todavía tendré la misma sensación de identidad».[84] El «yo» que existía antes de estos cambios corporales es el mismo que el de después de ellos. Por tanto, el «yo» no puede identificarse con mi cuerpo. «Yo» experimento mi cuerpo, pero el «yo» no es el cuerpo.

¿Es el «yo» mis genes? Sabemos, gracias a la biología, que los genes mutan. Así que no tengo la constitución genética exactamente igual a la que tuve antes, a lo largo de mi vida. Sin embargo, el mismo «yo» persiste incluso si mis genes son ligeramente diferentes. Pensado de otro modo por el doctor Kastrup: «¿Soy mi código genético? No, porque podría tener un gemelo idéntico con el mismo código genético y yo no sería él».[85] Así que hay una distinción entre «yo» y mis genes. El «yo» no es lo mismo que mis genes.

Este ejercicio podría seguir indefinidamente. En cualquier ejemplo de «yo soy ___», vemos que hay una distinción entre «yo» y cualquiera que sea el estado «___». Pruébalo. Inserta cualquier cosa en «___», y mira si puedes hallar algo que sea idéntico al «yo». No es posible.

Como afirma el doctor Hawkins: «Igual que el ojo no es afectado por lo que observa ni el oído por lo que oye, hay un proceso constante de observación que resulta inafectado por lo observado».[86] El «yo» que observa la propia vida persiste, mientras que los estados de su experiencia pueden cambiar.

De modo que acabamos de acordar que el «yo» no es tocado por ningún estado transitorio que venga después de «yo soy». El «yo» es sin cualificación ni limitación. El «yo» es «i-limitado».

Entonces, podemos preguntar: «¿Quién es el que sabe que "yo soy"?». La respuesta es: «Yo». ¿Es el «yo» que conoce que «yo soy», el mismo «yo» que el del «yo soy»? Sí. De manera que el «yo» es consciente de sí mismo. El «yo» se conoce a sí mismo. El «yo» es tanto el que percibe como lo percibido, el conocedor y lo conocido, el sujeto y el objeto. El «yo» es, por tanto, autoconsciente.

Podemos preguntarnos, pues, cuál es la forma del «yo». Mi cuerpo tiene una forma medible. Mi mesa tiene límites finitos. Puedo medir el tamaño exacto y los límites de mi móvil. Pero ¿tiene el «yo» límites? Cierra los ojos y piensa en ello. ¿Puedes localizar al «yo» que está teniendo experiencias? ¿Puedes ponerle un límite o un borde? ¿Puedes confinarlo a un espacio definido? La respuesta a la que llegarás es que no puedes poner nada finito alrededor del «yo». Sea lo que sea, no es algo finito. Por tanto, el «yo» es «in-finito».

Finalmente, podemos preguntarnos cuándo está presente el «yo». Justamente ahora, el «yo» está presente leyendo estas palabras. Hace diez años, el «yo» estaba presente. Cuando nací el «yo» estaba presente. Hasta donde podemos decirlo, ¿ha habido alguna vez en la que el «yo» no estuviera presente? No. El «yo» siempre ha estado presente en tu vida. Por lo menos, desde el nacimiento hasta la muerte, el «yo» está presente. Y no hemos experimentado nuestro propio nacimiento ni nuestra propia muerte; para experimentar tales sucesos hipotéticos, tendríamos que hacer lo imposible: estar presente antes del nacimiento y después de la muerte. Hasta donde nuestra experiencia nos dice, el «yo» siempre está presente. El «yo» nunca ha dejado de estar presente. Otro modo de expresar su presencia constante es decir que el «yo» es eterno.

Así que nuestra introspección nos dice que el «yo» tiene las características siguientes: es *ilimitado, autoconsciente, infinito y eterno* (ver el cuadro siguiente como resumen).

CARACTERÍSTICAS DEL YO	LA RAZÓN DE ELLO
Ilimitado	«Yo» puedo experimentar muchos estados diferentes, pero esos estados cambian, mientras que el mismo «yo» permanece. Si digo «yo soy___», no importa qué es «___», el «yo» está presente. No hay límite que pueda imponerse al «yo».
Autoconsciente	El «yo» es la entidad que es consciente de que «yo soy»; es consciente de sí mismo.
Infinito	El «yo» no tiene un límite finito como mi cuerpo o mi mesa. El «yo» no tiene fronteras ni nada que lo contenga.
Eterno	El «yo» siempre está presente en mi vida, sin importar en qué estado se encuentre. El «yo» es omnipresente (es decir, eterno).

Las religiones, en todas las culturas, tienen un nombre para un ser ilimitado, autoconsciente, infinito y eterno. El nombre que dan a ese ser es: «Dios».[87]

Ahora podemos entender plenamente por qué Rumi, el místico sufí del siglo XIII, dijo: «Busqué a Dios y solo me encontré a mí mismo. Me busqué a mí mismo y solo encontré a Dios».

Y podemos entender por qué quienes experimentan estados de conciencia trascendentes (por ejemplo, los que tienen una ECM y algunos de quienes utilizan psicodélicos) afirman experimentar la divinidad: están estableciendo contacto con el «yo» que realmente son. Como Anita Moorjani recuerda a partir de su ECM: «Me sentí abrumada por la comprensión de que Dios no es un ser, sino un estado de ser [...] y ahora yo estaba en ese estado de ser».[88]

¿Es el «yo» el mismo para todos nosotros?

Si llevamos a cabo el ejercicio anterior para todos los seres vivos, hallaremos exactamente las mismas cualidades. El «yo» que está experimentando la vida de Mark tiene exactamente las mismas características que cualquier otro daría a su «yo». Aislar el «yo» conduce a la misma conclusión acerca de sus características: es ilimitado, autoconsciente, infinito y eterno. Todos nosotros, en calidad de «yo», tenemos exactamente esas cualidades.

Esto implica que el «yo» que yo soy es el mismo que el «yo» que tú eres. Nuestros cuerpos, nuestros pensamientos, sentimientos, sensaciones, percepciones y experiencias, puede que sean diferentes, pero el «yo» que los experimenta es el mismo. La idea de «Dios» y la idea de que «todos somos uno» y de la «igualdad» cobran ahora nuevos significados profundos. El foco de nuestra atención pasa de estar dirigido hacia el exterior a dirigirse al interior. Somos guiados hacia lo que somos, en lugar de hacia lo que buscamos fuera de nosotros mismos.

El doctor Kastrup comenta: «La conclusión [...] es que nuestro sentido interno del "yo" es fundamentalmente independiente de cualquier historia con la que podamos disfrazarnos. Como tal, es algo totalmente indiferenciado e *idéntico* en todas las personas»[89] [cursiva añadida].

Y Spira afirma: «Todos nosotros somos, como tal, *la misma persona*, aparentemente diversificada y separada a través del caleidoscopio del pensamiento y la percepción [...] Somos literalmente todos los demás. Cada uno de nosotros es el rostro externo, o la objetivación, de la única mente que existe, la conciencia infinita, eterna. Somos todos espejos de la misma conciencia»[90] [cursivas en el original].

Finalmente, Erwin Schrödinger, físico ganador del Premio Nobel, se hizo eco de estos sentimientos: «Dividir o multiplicar la conciencia es algo absurdo. En todo el mundo no hay ningún marco de referencia en el que podamos encontrar la conciencia en plural; esto es algo que simplemente construimos debido a la pluralidad espacio-temporal de individuos, pero es una falsa construcción».[91] De ahí que, como he mencionado ya, afirmase: «En realidad, hay una sola mente».

¿Cambiaría esta noción nuestras concepciones del amor y de la belleza?

Indudablemente, posibilita una manera de recontextualizarlos. Cuando era estudiante de Psicología en la Universidad de Princeton, un enfoque frecuente que se adoptaba para comprender la conducta humana era descubrir la base evolutiva que tenía. Preguntábamos: «¿En qué sentido esta conducta permitió a un organismo sobrevivir para poder reproducirse?»; en muchos casos, podíamos dar con buenas razones. Por ejemplo, la conducta lujuriosa tiene mucho sentido. La reproducción sexual es necesaria para la supervivencia constante de una especie, por lo que el deseo de tener sexo es fundamental, así que sería seleccionado para la descendencia y pasaría a ella.

Pero una pregunta que surgía constantemente en mis clases de Psicología era: «¿Cuál es la explicación evolutiva del amor?». Era un misterio. Podríamos dar razones de por qué el amor sería útil. Cuidar a otros podría ayudar a las posibilidades de supervivencia y posibilitar la transmisión de los genes. Pero ¿para eso hace falta el amor? Es discutible. Ciertamente, no es pan comido. Y sin embargo, el amor es parte fundamental de la experiencia humana; no obstante, la ciencia no lo entiende del todo.

De manera similar, no hay explicaciones evolutivas poderosas para la belleza natural. ¿Por qué sería beneficioso desde el punto de vista evolutivo encontrar bella una puesta de sol? ¿O un cuadro? Hallar las cosas hermosas no conferiría una ventaja selectiva para la supervivencia. Sin embargo, la noción de belleza impregna toda la experiencia humana.

Quizás haya otra explicación que deje la evolución fuera de la ecuación. ¿Y si el amor y la belleza tienen algo que ver con nuestra cualidad innata como conciencia –como «yo»–, una cualidad que trasciende la biología? Como dice Spira: «En el nivel más profundo, todas las mentes están conectadas porque están todas sumergidas en el mismo campo de conciencia infinita, y los distintos grados de conexión que sentimos con otro o con los animales, los objetos y la naturaleza son los grados a los que nuestra mente es transparente a este canal compartido. *Amor* es la palabra que utilizamos cuando *sentimos* este médium compartido con otras personas y otros animales. La misma experiencia se considera belleza en relación con los objetos»[92] [cursiva en el original].

Y si somos parte de una conciencia única –el canal único, compartido, de la existencia–, quizás el amor y la belleza sean características intrínsecas. Así pues, no son productos de la evolución o de la biología; ¡son algo crucial para lo que somos fundamentalmente!

Con esta perspectiva, quizás podamos explicar los sentimientos descritos en las experiencias místicas, como las inducidas por psicodélicos y por las ECM. Quienes las han experimentado suelen describir sentimientos de amor incondicional, y aprecian la belleza de maneras nuevas. Estas experiencias ocurren cuando el cerebro ha *reducido* su funcionamiento, lo que significa que el experimentador está *más* conectado con la conciencia más amplia y su estado de ser espontáneamente amoroso y hermoso. En estas experiencias, el filtro del cerebro está parcialmente desbloqueado.

Así que quizás experimentamos nuestro estado natural de amor y belleza *más* cuando nuestro cerebro hace *menos*.

¿Son estas experiencias similares a lo que se describe como «iluminación» o «despertar»?

Algunos individuos a lo largo de la historia han descrito estados de «iluminación» o de «despertar» en los que alcanzan el estado de amor y de gozo antes mencionado, a través de la meditación o de otras vías (a veces espontáneamente). Desde una perspectiva materialista, las afirmaciones de estados así deben de ser efectos biológicos colaterales del cerebro que todavía no entendemos completamente. Ocurren a causa de la química cerebral y nada más.

Si consideramos que la conciencia es fundamental, entonces quizás la iluminación y el despertar sean algo más. Quizás tengan algo que ver con alinearse con nuestro yo «verdadero», el «yo» en nosotros que durante tanto tiempo hemos descuidado. Quizás sean experiencias adicionales de «desbloqueo del filtro» de manera que podemos experimentar la realidad más amplia que normalmente nuestro cerebro oculta a nuestra experiencia.

Veamos el caso de *Sir* David Hawkins, médico, filósofo y psiquiatra muy respetado, autor de *Psiquiatría ortomolecular* (1973) junto al ganador del Premio Nobel Linus Pauling. Durante su vida, alcanzó estados que se asemejan a lo que muchos describen como iluminación. Describió así esos estados: «Era necesario detener la práctica habitual de meditar durante una hora por la mañana y otra antes de cenar, porque intensificaba el gozo hasta tal punto que no era posible funcionar normalmente».[93]

Informó también de aparentes milagros:

> Sucedían cosas milagrosas, más allá de la comprensión ordinaria. Muchas enfermedades crónicas de las que el cuerpo sufría desde hacía años habían desaparecido; la visión se normalizó espontáneamente, y ya no volvió a ser necesario utilizar gafas bifocales. Ocasionalmente, una exquisita energía de gozo, un Amor Infinito comenzaban a irradiar desde el corazón hacia la escena de alguna calamidad. Una vez, conduciendo por una autopista, esta exquisita energía comenzó a brillar desde el pecho. Al tomar una curva, hubo un accidente de coche; las ruedas del coche volcado seguían girando. La energía pasó con gran intensidad a los ocupantes del coche y luego paró por sí misma. En otra ocasión, mientras caminaba por las calles de una ciudad extraña, la energía comenzó a fluir calle abajo y llegó a la escena de una incipiente lucha de pandillas. Los que se estaban peleando retrocedieron y comenzaron a reír, y otra vez, la energía se detuvo.[94]

El doctor Hawkins descubrió que en su presencia «las personas sentían una paz extraordinaria».[95]

También decía de su experiencia: «La novedad de la experiencia secuencial desaparece, como lo hacen la expectativa, el arrepentimiento o el deseo de anticipar o controlar. La Existencia como Existencia es total y completa. Todas las necesidades que uno tiene están ya satisfechas. No hay nada que ganar ni que perder y todo tiene el mismo valor. Sería como si todas las películas fueran igualmente encantadoras, porque el placer brota de ir a verlas y la película que está viéndose es irrelevante».[96]

En otro caso, el filósofo Eckhart Tolle tuvo un «despertar» no planeado en el que alcanzó estados similares. Tras sufrir ansiedad y depresión, describe la transformación que tuvo lugar: «La pesadilla se volvió insoportable, y eso desencadenó la separación de la conciencia respecto a su identificación con la forma. Desperté y súbitamente me di cuenta de que yo mismo era el Yo Soy y había una profunda paz». Desde entonces, su paz y su gozo han permanecido: «Básicamente, la paz está ahí constantemente. Hay una variación de la intensidad. Al principio fue una experiencia intensa durante un largo período de tiempo [...] semanas, meses, años. Era una especie de dicha, pero era dicha solo por contraste con lo que había sido antes. Ahora esa especie de paz es normal. Una vez la dicha se vuelve normal, ya no es dicha, es solo paz».[97]

Edith Ubuntu Chan, doctora en medicina holística y graduada por Harvard, tuvo un despertar espontáneo similar mientras estaba meditando. Lo describe así: «En un momento determinado, yo estaba sentada pacíficamente siguiendo una meditación [...] guiada. Entonces, al momento siguiente [...] sentí que estaba estallando [...] Estallando en miles de millones de fragmentos de Amor y Luz. Me experimentaba a mí misma como teniendo el tamaño de todo el cosmos. No había ya cuerpo físico. Ni tiempo. Ni espacio. El sentimiento era tan intensamente gozoso, tan hermoso, tan lleno de amor [...] No tenía punto de referencia para nada así, a partir de mi vida terrestre. Lo único que sabía era eso: estaba en Casa. Lo único que sabía era eso: este es nuestro estado natural».[98]

La doctora Bonnie Greenwell, psicóloga transpersonal, tuvo una experiencia similar:

De pronto, un intenso espasmo recorrió mi columna vertebral y atravesó mi cabeza. Mi cuerpo se enderezó al mismo tiempo que riachuelos de felicidad atravesaban mi sistema nervioso. Era como estar electrificada de gozo. Las energías ascendían sin cesar, cada vez más intensas que las anteriores, y mi mente estaba cada vez menos concentrada. Después de unos minutos, me hallaba sentada como pude, escuchando una conferencia universitaria sobre psicología del desarrollo. Entonces no lo sabía, pero la dirección de mi vida, mis intereses y mi trabajo estaban siendo lanzados a un nuevo territorio y nunca volvería a ver el mundo con las mismas lentes. Cuando terminó la clase salí al pasillo y entré en una pequeña sala de meditación [...] Me senté en un cojín, apoyada en una pared, y entré en una sensación vasta y abierta de espaciosidad, con mi mente vacía y silenciosa, mi cuerpo totalmente perdido en un placer flotante. Finalmente recobré mis sentidos, pero durante las semanas siguientes estuve en un estado de conciencia que no resultaba afectado por las dificultades normales de mi familia, mis estudios y mi trabajo, aunque seguían como siempre. Al bajar a la calle me sentía flotar. Al despertar por la mañana tenía la sensación de comenzar una nueva aventura. Sentarme a meditar era entrar en un mundo de luz y de gozo. Por la noche, mi cuerpo despertaba y tenía sacudidas, hacía posturas que estiraban la columna vertebral, mi sistema nervioso se sumergía en una vibración de felicidad, y ocasionalmente se producía un sueño de otro mundo.[99]

La doctora Greenwell desde entonces ha centrado su vida y su trabajo en ayudar a la gente que ha tenido experiencias de despertar como la que ella experimentó, a las que ella y otros denominan «el despertar de *kundalini*». Estos despertares suponen una energía *kundalini* primordial que se supone que existe en la base de la columna vertebral. En las tradiciones orientales se habla de ello, pero generalmente no se acepta en la medicina occidental.

La doctora Greenwell lo resume así: «La activación de la energía *kundalini* ha sido aceptada por algunas escuelas de yoga en Occidente, y a menudo promocionada como una manera de aumentar la salud y la longevidad. Pero su verdadera función es cambiar la conciencia de la persona, despertar su verdadera naturaleza, y esto lo hace a través de un proceso que produce una deconstrucción del viejo yo y colapsa las identificaciones familiares. Puede que la salud y la longevidad mejoren».[100]

A la vista de la intensidad de las experiencias de la doctora Greenwell y de otros, el tema parece digno de posterior investigación por un mayor número de científicos. Todos queremos ser felices. Todos queremos sentirnos bien. Los estados iluminados o despiertos parecen inducir cambios inmensamente placenteros asociados con un cambio en la propia conciencia. En consonancia con estas experiencias se produce un cambio interno, una identificación con el verdadero yo en lugar de con el mundo externo, un estar centrado en el «Yo», sin forma, pero omnipresente.

¿Qué implicaciones tiene para la felicidad?

Nuestra cultura enfatiza la necesidad de mirar fuera de nosotros mismos para encontrar la felicidad. Buscamos la siguiente relación, el siguiente éxito económico, la próxima comida, el nuevo juguete, el próximo subidón, las futuras vacaciones, etcétera. Una vez alcanzamos nuestros objetivos, a menudo se da una felicidad efímera, pero los sentimientos positivos terminan esfumándose con el tiempo. Volvemos a estar cerca del nivel de felicidad habitual en nosotros y entonces nos ponemos a perseguir el objetivo siguiente. Por ejemplo, si los objetos externos trajeran realmente la felicidad, entonces podríamos esperar que las personas ricas fueran consistentemente más felices que las personas pobres (dando por supuesto que hablamos de personas pobres cuyas necesidades básicas están cubiertas). Sin embargo, la investigación no muestra eso. Los ricos y los pobres son igual de felices (aunque los ricos experimentan menos tristeza).[101] Intuitivamente esto tiene sentido. A menudo oímos hablar de personas ricas y famosas que ostensiblemente lo tienen todo (respecto a bienes materiales), pero que están deprimidas, son adictas a algunas drogas y están buscando todavía la verdadera felicidad.

Una vez obtenemos lo que queremos, hay una tendencia a acostumbrarnos a ello. Comienza a perder su encanto. El entusiasmo desaparece, así que buscamos el próximo «subidón». La psicología tiene una expresión para esto: se conoce como *la cinta de correr hedonista*. Es como si estuviéramos en una cinta de correr persiguiendo el próximo objeto fuera de nosotros, pero sin realmente ir a ninguna parte. Tenemos la sensación de que iremos a alguna parte porque estamos corriendo, pero la cinta de correr nos mantiene en el mismo sitio.

Spira resume bien este fenómeno: «La persona atribuye erróneamente la paz, la felicidad y la libertad experimentadas fugazmente a la adquisición del objeto, la actividad, la sustancia, el estado mental o la relación y, como consecuencia, cuando el sufrimiento subyacente vuelve a aparecer a la superficie entre las actividades normales de la mente que mira hacia fuera o que busca objetos, ella simplemente vuelve a la misma experiencia objetiva, esperando experimentar el mismo alivio, en un ciclo cada vez más profundo de anhelo, adicción y desesperación, que cada vez exige una dosis ligeramente más fuerte del objeto para lograr el resultado deseado».[102]

O, como afirma Eckhart Tolle: «Aunque logres tu propósito externo, nunca te satisfará si no has encontrado tu propósito interno, que es despertar, estar presente, estar alineado con la vida».[103]

Spira a menudo ofrece una analogía que resulta instructiva aquí. Imagina una pantalla de televisión incolora, autoconsciente, que se extiende hasta el infinito. Hay personajes y objetos que aparecen en la pantalla, como en las películas. Colorean la pantalla, pero no están *hechos* de otra cosa más que de la propia pantalla. Los personajes se pierden en la historia de la película. Mientras tanto, ¡han olvidado que fundamentalmente no son más que la pantalla misma! ¿Estamos nosotros, los personajes de la película, olvidando que no somos más que el omnipresente «Yo» de la «pantalla»? El personaje que somos es una colección de pensamientos, percepciones, sensaciones y sentimientos; no obstante, como quedó establecido, el «Yo» es constante mientras que todas las formas de la experiencia cambian dentro de él. El fracaso a la hora de mirar en el interior hace que busquemos objetos ilusorios en la película, a expensas de ignorar aquello que percibe: el «Yo».

A la luz de estas ideas, tendríamos que tener en cuenta una afirmación hecha por el decimocuarto dalái lama:

En este siglo, el conocimiento humano se ha expandido y desarrollado extraordinariamente. Pero se trata sobre todo del conocimiento del mundo exterior. En el campo de lo que podemos llamar la «ciencia interior», hay muchas cosas, creo, que no sabes. Gastas una gran cantidad del mejor poder del cerebro humano mirando fuera, demasiado, y parece que no realizas el esfuerzo adecuado para mirar dentro. Quizás ahora que las ciencias occidentales han llegado hasta el átomo y hasta el cosmos, para por fin darse cuenta de la extrema vulnerabilidad de toda vida y todo valor, está volviéndose creíble, incluso obvio, que la ciencia interior es de importancia suprema. Por supuesto, la física diseñó las bombas; la biología, la guerra bacteriológica, la química, el gas nervioso, etc., pero serán las emociones insanas de los individuos lo que desencadenará esos horrores. Estas emociones solo pueden ser controladas, reconfiguradas y recanalizadas mediante tecnologías desarrolladas a partir de la exitosa ciencia interior.[104]

Tal vez deberíamos prestar atención al consejo del dalái lama y centrar nuestra atención en el interior. La sociedad moderna no nos enseña a hacerlo. Estamos acostumbrados a mirar hacia el exterior. Estamos condicionados a buscar lo mejor que pueda venir a continuación, fuera de nosotros.

¿Somos nosotros, como sociedad, igual que Dorothy en la película de 1939 *El mago de Oz*, que buscaba incansablemente la tierra de Oz para hallar el camino a su casa de Kansas, solo para descubrir que todo el tiempo tenía el poder de ir a casa? Al final de la película, cuando se da cuenta de que todo el tiempo tenía la capacidad en ella, Dorothy dice: «Si alguna vez vuelvo a buscar el deseo de mi corazón, no iré más allá de mi propio jardín interior, porque si no está allí, para empezar, es que nunca lo perdí».

¿Qué implicaciones tiene para la paz mundial?

Si somos lo que la evidencia en este libro sugiere —una corriente de conciencia infinita entrelazada, interconectada, sin verdadera separación, sin comienzo ni fin—, ¿cómo podríamos actuar con nosotros mismos y con los demás? ¿Cómo podríamos dirigir los negocios? ¿Cómo podríamos liderar las naciones?

Pero el paradigma dominante en la sociedad actual no es el de la interconexión, la interrelación. Como Spira nos recuerda a menudo en sus enseñanzas, el materialismo es el paradigma dominante, e implica que somos seres finitos y limitados que han nacido y están destinados a morir. También nos enseña que estamos fundamentalmente separados. Mi conciencia está separada de tu conciencia. Quizás nunca has pensado explícitamente en ello, ya que es un presupuesto tan central en nuestra sociedad. Pero la implicación del materialismo, que sugiere que el cerebro produce la conciencia, es, indudablemente, que somos finitos y estamos separados.

Yo considero que la creencia de que somos finitos y estamos separados es la enfermedad que subyace prácticamente a todos los problemas de la sociedad humana actual. La ansiedad, la depresión, los problemas interpersonales, los prejuicios raciales y sociales, la desigualdad de género, la preocupación geopolítica, la violencia, la guerra, la codicia o casi todos los problemas en los que puedas pensar... en su núcleo central son síntomas, no la enfermedad. Los problemas del mundo están provocados en su nivel más fundamental por la suposición subyacente, omnipresente, de que somos finitos, limitados, y estamos separados. Y eso brota de la creencia materialista de que la conciencia procede del cerebro.

El doctor Kastrup resume las ineludibles implicaciones del materialismo: «Al vincular la conciencia y la identidad personal a arreglos limitados y temporales de la materia, el materialismo inculca los siguientes valores subjetivos en nuestra cultura: la vida es breve y no tienes más que una vida; la única fuente de significado se halla en la materia —a fin de cuentas no existe nada más—, así que el juego consiste en acumular tantas cosas materiales como sea posible; debemos consumir lo más rápidamente posible, incluso a expensas de otros o del planeta, pues no tenemos nada que perder ya que, de todas formas, vamos a morir pronto».[105]

Con un sistema de creencias subyacente tan tóxico, ¿es de extrañar que el mundo parezca hacerse añicos ante nuestros ojos? Por ello, Spira afirma: «Si la humanidad no existe ya dentro de quinientos años, será fundamentalmente porque el materialismo prevaleció. La humanidad no puede sobrevivir al paradigma materialista».[106]

Piénsalo un momento. ¿Y si, como este libro sugiere, la indemostrable religión del materialismo está equivocada? ¿Y si el cerebro no produce la conciencia? ¿Y si la conciencia es la base de la realidad, y mi conciencia, el «Yo», es la misma que la tuya, que es la misma que la de todos? ¿Y si somos la misma conciencia, simplemente mirando a nuestro «sí mismo» a través de diferentes ojos?

Si el materialismo está equivocado, y ni somos finitos ni estamos separados, ¿nos trataríamos mal a nosotros o a los demás? ¿Querrías dañar a otro si supieras que esa persona o animal, insecto o lo que sea, es otra versión de ti mismo? ¿Sería razonable dañarte a ti mismo?

El altruismo, un concepto que durante muchos años ha traído problemas a los biólogos y los psicólogos evolucionistas, cobra todo su sentido en este marco. Por supuesto, uno se siente bien ayudando a los otros; al ayudar a otro estamos ayudando a nuestro «sí mismo» como parte de la misma conciencia subyacente. En este sentido, el altruismo es la forma más elevada de egoísmo.

Estas ideas son tremendamente transformadoras del mundo.

Como Spira sugiere, de manera elocuente: «La conciencia es la realidad fundamental, subyacente [...] y [...] el descuidar, olvidar o ignorar esta realidad es la causa radical tanto de la infelicidad existencial que impregna y motiva la vida de la mayoría de las personas como de los conflictos más amplios que existen entre las comunidades y las naciones. Y la inversa [...] el reconocimiento de la realidad fundamental de la conciencia es el prerrequisito y la condición necesaria y suficiente para la búsqueda individual de una felicidad duradera y, al mismo tiempo, el fundamento de la paz mundial».[107]

El doctor Larry Dossey, en su libro de 2013 *One Mind* [Una sola mente], formula el siguiente alegato: «Una sola mente [...] es el dominio unitario de la inteligencia, de la que todas las mentes individuales forman parte [...] Creo que la mente única constituye una salida potencial de las divisiones, la amargura, el egoísmo, la codicia y la destrucción que amenazan con tragarse nuestro mundo, del que, más allá de cierto punto, no hay salida. Identificarse con las expresiones más elevadas de la conciencia humana puede clarificar nuestra visión, evitar el endurecimiento de nuestras arterias morales e inspirarnos para actuar. Estos no son tiempos ordinarios. La urgencia está en marcha».[108]

Estas afirmaciones no son hipérboles. Dado el estado actual de las cosas en el mundo, parece que no hay estudio más importante que el estudio de la conciencia —por el bien de la ciencia, la tecnología, la medicina, los negocios, la educación, la ética y la política— y por el bien de la humanidad.

Que comience la siguiente revolución científica.

AGRADECIMIENTOS

Cuando contemplo cualquier logro descubro que se debe a ciertas oportunidades que he tenido, así como a mi esfuerzo personal. No puedo pretender haber creado ni ordenado las oportunidades; me han sido dadas. Coincidió que me encontraba en las circunstancias adecuadas y de ese modo pude desarrollarme y aprender lo que necesitaba aprender. Encontré a la persona indicada, leí el libro adecuado, disfruté de la compañía correcta, alguien se presentó con la guía adecuada en el momento oportuno. Hay tantos factores detrás de cada logro que realmente no puedo decir que creé ninguno de ellos. Cuando miro los hechos, he de ver que cualquier logro que pretenda que es mío no se debe solo a mi voluntad ni mi habilidad, sino que se debe a ciertas cosas y oportunidades que se me ofrecieron.

Swami Dayananda Saraswati, *El valor de los valores* (2007)

Aunque mi nombre esté en la portada de este libro como autor, no habría sido posible sin el apoyo y la guía de muchas personas. Me gusta tener en mente el consejo del fallecido doctor David Hawkins, que sugería que en lugar de estar orgullosos deberíamos estar agradecidos.

Mi agente literario, Bill Gladstone, merece todo el crédito del mundo. Reconoció rápidamente el impacto potencial de este libro y se arriesgó con un autor primerizo. No podía haber pedido un agente literario que me apoyase más y fuese más afín filosóficamente. Y he tenido el placer incluso mayor de trabajar con Bill y su maravillosa esposa, Gayle, como mis editores en Waterside Press. Gracias por creer en mí.

Gracias a Lisa Barnett y Alexis Sclamberg por sugerir independientemente que le mostrara a Bill Gladstone mi manuscrito.

Ha sido un privilegio trabajar con el director general y editor jefe, Kenneth Kales. Las capacidades editoriales de primer nivel que posee Kenneth han desempeñado un papel fundamental a la hora de refinar mi manuscrito. Además, ha sido un honor trabajar con Jill Kramer, una editora con mucho talento y mucha experiencia, quien ha revisado el libro y ayudado a darle los últimos toques. Muchas gracias a Joel Chamberlain por su ayuda con el diseño gráfico, la bibliografía y la composición tipográfica. Gracias a Ken Fraser por una portada tan fantástica. Gracias a Tray McCurdy por las tomas de las fotos con alta calidad. Agradezco a mis excelentes publicistas Barbara Teszler, Jackie Lapin y Dalyn Miller. Y gracias a Jennifer Uram por su apoyo en los contratos relacionados con mi libro.

Dean Radin y Rick Hanson fueron muy amables al revisar el primer borrador de mi manuscrito y animarme a llevar el libro a una audiencia convencional. Estoy agradecido a los muchos individuos que me ofrecieron sus comentarios a distintas versiones de mi manuscrito, ya que todos ellos colaboraron a mejorar mi libro: Dean Radin, Ed Kelly, Elissa Epel, Julia Mossbridge, Jude Currivan, Roger Nelson, Jim Tucker, Tyler Heishman, Robert Hellauer, Casey McCourt, Tray McCurdy, Eric White, Kylie Richardson, Danny Oppenheimer y Natalie Carlstead.

Muchas gracias a quienes han ofrecido tan valiosos respaldos y apoyos (a partir de julio de 2018): Goldie Hawn, Ervin Laszlo, Dean Radin, Larry Dossey, Eben Alexander, Jack Canfield, Julia Mossbridge, Tiffany Pham, Brenda Dunne, Jude Currivan, Ed Kelly, Loren Carpenter, Edith Ubuntu Chan, Giancarlo Marcaccini, Barry Baker, Gregory Miller, Roger Nelson, Elissa Epel, Ann Shippy, Rupert Sheldrake, Guru Singh y Stephen Sinatra.

El viaje personal que me condujo a escribir este libro ha recibido apoyo de un asombroso grupo de individuos que solo recientemente han entrado en mi vida. Kat Toups y Nancy Heydemann han sido amigos increíbles, y no puedo agradecerles suficiente su apoyo. Gracias a los asesores y sanadores que me han mantenido enraizado y en el camino en los últimos dos años: Dawna Ara, Linda Backman, Lisa Barnett, Keith Bailey, Ulrich Bold, Jennifer Brinn, Carl Buchheit, Janet Co, Andrew Cohen, Karen Curry, Michael Fishman, Richard Handy, Eva Herr, Denmo Ibrahim, Sabine Kaiser, Elanita Korian, Adam Markel, Allison Post, Laura Powers, Elsa Sunita, Edith Ubuntu Chan, Kimberly Urrea, Michelle Veneziano y Catherine Yunt.

Le agradezco a mi querido amigo Cameron Goldberg por darme el ánimo inicial para seguir mi pasión por estos temas cuando al principio dudaba acerca de ello. Y agradezco a mis amigos Tray McCurdy y Holt Mettam por empujarme a escribir este libro durante una cena en el verano de 2017. Son muchos los amigos maravillosos que me han apoyado especialmente durante el proceso de escritura de este libro a lo largo del último año: Jon Brick, Cameron Goldberg, Nick Marshall, Scott Eisen, Drew Singleton, Ross Exler, Stephen Garten, Eric White, Andrew Wilen, Brad Nelson, Shalin Parikh, Tray McCurdy, Casey McCourt, Nate DeOms, Neil Vangala, Evan Daar, Gideon Lowin, Santi Núñez, Varun Gehani, Bryant Yung, Alexis Sclamberg, Ross Barasch, Shailesh Sachdeva, Jen Leybovich, Tiffany Young, Blake Brinker, Gaurav Sharma, Gordon Green, Greg Miller, Sangeet Sood, Spencer Ton, Alyssa Smilowitz, Scott DeBenedett, Phil Farinacci, Kane Hochster, Amelia Salyers, Julia Peppiatt, Jonah Wagner, John Snyder, Sara Peters, Parker Preyer, Matt Spindler, Alex Faust, Vittal Kadapakkam, Ilya Trubov, Charlie Brosens, Hans Plukas, Andrew Doupé, David Levit, Jason Smith, Jackie Knechtel, Justin Faerman, Lars King, Chirag Kulkarni, Josh Fields, Stephen Sokoler, Rochel Leah Bernstein, Lilian Wang, Matt Hellauer, Rachel Braver, Justin Steinfelder, Tyler Heishman, Liza Connolly, Lara Avsar, Kevin Waldman, Natalie Carlstead, Nadine Kedrus Marshall, Jackie Wolfson, Nora Nagle,

Emily Polidan, Bailey Gerber, Jessica Theroux, Sibel Yalman, David Hopkins, Sophia Fleischer, Leonid Rozkin, Adam Spector, Mikhail Simonov, Walter Barker, Jessica Aycock, Parth Shah, Jon Stein y Ellyn Guttman. Hay muchos otros amigos que me han apoyado durante diferentes períodos de mi vida a los que también quiero darles las gracias. Agradezco también a mi amigo y productor de *podcast*, Matt Ford, por su apoyo.

Estoy agradecido por haber tenido una educación tan excelente, en la que aprendí habilidades investigadoras y cómo expresar las ideas mediante la escritura. Gracias a McDonogh School, de Baltimore, Maryland, y a la Universidad de Princeton.

Mis muchos años compitiendo como jugador de tenis han contribuido sin duda alguna a que haya sido capaz de escribir este libro. Aprendí el valor de la perseverancia, el trabajo duro, la integridad y la humildad, a través de las incontables horas pasadas con mis entrenadores: George Martin IV, Laddie Levy (McDonogh) y Glenn Michibata (Princeton). Agradezco también a mis compañeros de los equipos de tenis de McDonogh y de Princeton.

Agradezco a mis colegas de trabajo y mis clientes con quienes he trabajado durante los últimos diez años. Las habilidades desarrolladas en la comunicación y la construcción de la narrativa me ayudaron incuestionablemente en la escritura de este libro. Un agradecimiento especial a mis colegas Kevin Rivette, Ralph Eckardt, Peter Detkin y Andy Filler por su orientación y su guía en cualquier desarrollo profesional.

Nada de todo esto habría sido posible sin el apoyo incansable y el amor de mis padres, Bob y Karen, y de mis hermanos, Zack y Jake. Gracias a los miembros de la familia que ya no están con nosotros, pero que desempeñaron un enorme papel en configurar la persona que hoy soy: Fred y Sandy Hittman, Rosie, Tara y Susie.

Finalmente, agradezco a los valientes científicos cuya investigación me permitió escribir este libro.

GLOSARIO

Acusación de manipulación de archivos: acusación lanzada contra un experimentador, alegando que los resultados positivos que obtuvo solo fueron posibles porque ocultó los resultados negativos.

Centro de Investigación Winbridge: organización que estudia la muerte y el proceso de morir, incluyendo estudios controlados sobre médiums psíquicos.

Comunicaciones *post mortem*: incidentes en los que individuos vivos afirman recibir signos o comunicaciones de individuos fallecidos.

Conciencia: la sensación subjetiva de ser consciente y experimentar la vida. Cuando se dice: «Yo estoy leyendo estas palabras», el «yo» es la conciencia que tiene la experiencia.

Conciencia no local: la idea de que la conciencia no está localizada en cerebro/cuerpo ni confinada en él.

Conciencia trascendental: capacidad de percibir (es decir, «ver», «oír», etcétera) incluso cuando los propios órganos resultan a todas luces no funcionales. La conciencia parece funcionar independientemente del funcionamiento corporal, y esto podría explicar cómo algunos individuos ciegos informan de poder «ver» durante su ECM.

Desencarnado: un individuo fallecido con quien un médium psíquico intenta comunicarse.

Dilatación del tiempo: idea de la relatividad general de Einstein de que el tiempo se mueve lentamente cuando uno se mueve a gran velocidad o en un entorno de alta gravedad (relativa a alguien que se mueve más lentamente o en un entorno de baja gravedad).

Doblar cucharas: la capacidad de doblar una cuchara metálica utilizando solo la mente.

Efecto mariposa: la idea, en la teoría del caos, de que pequeños cambios en las condiciones de partida pueden tener un efecto enorme, no lineal, en los resultados (por ejemplo, una mariposa moviendo sus alas en China puede llegar a provocar un huracán en Nueva York).

Energía sanadora: la capacidad de sanar a otro utilizando la propia mente.

Entrelazamiento: la idea generalmente aceptada en la física cuántica de que las partículas físicamente distantes unas de otras tienen conexiones ocultas que no pueden ser vistas con nuestros ojos; Albert Einstein lo llamó «extraña acción a distancia».

Estudios prospectivos de paros cardíacos: un tipo de estudio de experiencias cercanas a la muerte en el que supervivientes de una parada cardíaca son entrevistados sobre las experiencias que tuvieron mientras estaban en paro cardíaco.

Experiencia cercana a la muerte (ECM): experiencia transformadora, hiperreal, de la que han informado personas que están cerca de la muerte, generalmente después de un trauma extremo (por ejemplo, ahogamiento, daño cerebral, paro cardíaco).

Experiencia de miedo a la muerte: experiencia similar a la experiencia cercana a la muerte, en la que el individuo no está enfermo ni herido físicamente, sino que simplemente cree que va a morir.

Experiencia de muerte compartida (EMC): cuando un testigo o acompañante sano tiene una experiencia similar a la ECM estando junto a la persona que está muriendo.

Experiencia extracorpórea verificada: cuando un individuo que tiene una ECM describe posteriormente verse flotando sobre su cuerpo y ver o escuchar cosas que se comprueba que son ciertas a través de quienes estaban en la habitación.

Experimento ganzfeld: estudios de telepatía en los que un participante envía imágenes mentales a otro sujeto que utiliza un procedimiento específico.

Física cúantica (mecánica cuántica): rama de la física concebida a comienzos del siglo XX que estudia las partículas elementales. Los hallazgos son asombrosos y sugieren que la realidad funciona de maneras que desafían al sentido común.

Física newtoniana: rama de la física que se adecúa a nuestra experiencia cotidiana, pero solo sirve como aproximación a la realidad.

Impresiones maternas: casos en los que una mujer embarazada contempla una imagen (como una deformidad física), y su bebé nace poco después con la deformidad que ella vio mientras estaba embarazada.

Laboratorio de Investigación de Anomalías en Ingeniería (PEAR): un laboratorio de la Universidad de Princeton que existió desde 1979 hasta 2007 y fue dirigido por el exdecano de Ingeniería de la Universidad de Princeton, el doctor Robert Jahn, y la gerente del laboratorio, Brenda Dunne. El PEAR estudió las anomalías que sugieren la existencia de la conciencia no local (por ejemplo, visión remota, psicoquinesia, etcétera).

Lucidez terminal: súbita claridad mental, inexplicada, en pacientes que se acercan a la muerte, pero que previamente habían sufrido impedimentos cognitivos graves (por ejemplo, el alzhéimer).

Materialismo: el marco en el que se elabora la mayor parte de la ciencia moderna, que afirma que el universo está hecho fundamentalmente de materia. Dice que la materia (el cerebro) crea la conciencia.

Médiums (también llamados médiums psíquicos): Individuos vivos que pueden comunicarse con los fallecidos.

Precognición (presentimiento): la capacidad de conocer o sentir de manera precisa algo antes de que ocurra; conocer el futuro cuando el futuro es presumiblemente desconocido.

Proyecto Conciencia Global: continuación de la investigación realizada en el Laboratorio de Investigación de Anomalías en Ingeniería (PEAR), que analiza estadísticamente el comportamiento de unos y ceros en generadores de números aleatorios en todo el mundo durante sucesos mundiales importantes.

Proyecto Stargate: programa patrocinado por el Gobierno de Estados Unidos para estudiar fenómenos psíquicos como la visión remota (~1972-1995).

Psicoquinesia: capacidad que tiene la mente de producir un impacto físico sobre la materia.

Reencarnación: la idea de que la conciencia de una persona ha habitado el cuerpo de otro individuo. A veces se tienen recuerdos de la «vida anterior» en la vida actual (por ejemplo, cincuenta años de estudios en la Universidad de Virginia con más de dos mil quinientos niños que recuerdan vidas anteriores).

Revision de vida: experiencia informada en muchas experiencias cercanas a la muerte en la que los individuos revisan su vida entera en un instante, reviviendo antiguos sucesos tanto desde su perspectiva como desde la de aquellos a quienes afectaron durante sus vidas.

Savants: individuos que poseen capacidades mentales notables, pero también discapacidades graves.

Sucesos telesomáticos: experiencias en las que una persona siente físicamente lo mismo o experimenta la misma emoción que otra persona. A menudo informan de ello los gemelos idénticos.

Sueños premonitorios: sueños que predicen de manera exacta sucesos futuros.

Tamaño del efecto: el tamaño de un efecto estadístico que indica el grado de desviación de la aleatoriedad.

Telepatía: comunicación de mente a mente.

Visión en el lecho de muerte: una experiencia poco antes de la muerte en la que se es visitado por los fallecidos (es decir, por un familiar fallecido). A veces se informa de sentimientos de paz y amor incondicional, no muy diferente de lo que se describe en las experiencias cercanas a la muerte.

Xenoglosia: hablar un idioma que uno nunca ha aprendido.

NOTAS

Prefacio
1. Dalio, *Principles,* 268.
2. Las figuras A, B y C están adaptadas del doctor Dean Radin (p. ej. *Real Magic,* p. 197).
3. Spira, *The Nature of Consciousness,* 149.
4. Kastrup, *Why Materialism Is Baloney,* 63.
5. *Ibid.,* 204.
6. King, *Interview: Richard Dawkins Celebrates Reason, Ridicules Faith,* https://www.npr.org/sections/13/2012/03/26/149310560/atheist-firebrand-richard-dawkins-unrepentant-for-harsh-words-targeting-faith.
7. Gosling, *Science and the Indian Tradition: When Einstein Met Tagore,* 162.
8. Russell, *From Science to God,* 28.
9. Internet Encyclopedia of Philosophy, *The Hard Problem of Consciousness.*
10. Edición del 125º aniversario de la revista *Science,* http://www.sciencemag.org/site/feature/misc/webfeat/125th/.
11. Harris, *Waking Up,* 60.
12. Citado en Russell, *From Science to God,* 26.
13. Kastrup, *Why Materialism Is Baloney,* 31.
14. Entrevista con Max Planck, *The Observer.*
15. Jeans, *The Mysterious Universe.*
16. Schiller, *Riddles of the Sphinx: A Study in the Philosophy of Humanism.*
17. Kastrup, *Why Materialism Is Baloney,* 81.
18. Edición del 125º aniversario de la revista *Science,* http://www.sciencemag.org/site/feature/misc/webfeat/125th/.

Capítulo 1
1. Citado en Powell, *The ESP Enigma,* 229.
2. *Podcast* especialmente interesantes son: Healing Powers (especialmente los primeros episodios), The Cosmos in You, Skeptiko, Provocative Enlightenment, Extreme Health Radio, Inspire Nation y muchos otros.
3. Spira, *The Nature of Consciousness,* 149.
4. Schrödinger, *What Is Life? with Mind and Matter,* 139.
5. «Telepathy». Wikipedia, modificado por última vez el 22 de abril de 2018.
6. *Closer to Truth.* «Lawrence Krauss—Does ESP Make Sense?», video de YouTube, 8:30. Publicado el 17 de julio de 2017. https://youtu.be/5NweHLQmbZE.

7. Para ejemplos de artículos científicos, ver «Selected Psi Research Publications», disponible gratuitamente gracias al doctor Dean Radin en http://deanradin.com/evidence/evidence.htm.

8. Utts, *From Psychic Claims to Science: Testing Psychic Phenomena with Statistics.*

9. Schwartz, «Through Time and Space: The Evidence for Remote Viewing», en *Evidence for Psi: Thirteen Empirical Research Reports,* ed. Broderick and Goertzel.

10. McKie, *Royal Mail's Nobel guru in telepathy row,* https://www.theguardian.com/uk/2001/sep/30/robinmckie.theobserver.

11. Smolin, *Time reborn: From the crisis in physics to the future of the universe.*

12. Alexander, *Proof of Heaven, 151.*

13. Radin, http://www.deanradin.com/NewWeb/bio.html.

14. Radin, *Real Magic,* 97.

15. Radin, *Supernormal, Entangled Minds* y *The Conscious Universe.* Ver también Tressoldi. *Extraordinary claims require extraordinary evidence: The case of nonlocal perception, a classical and Bayesian review of evidences.*

16. Tressoldi. *Extraordinary claims require extraordinary evidence: The case of nonlocal perception, a classical and Bayesian review of evidences.* También, Williams, *Revisiting the ganzfeld ESP debate: A basic review and assessment.*

17. Mossbridge, Tressoldi y Utts, *Predictive physiological anticipation preceding seemingly unpredictable stimuli: A meta-analysis.* También Bem, Tressoldi, Raberyon, & Duggan. *Feeling the future: A meta-analysis of 90 experiments on the anomalous anticipation of random future events.*

18. Bosch, Steinkamp y Boller. *Examining psychokinesis: The interaction of human intention with random number generators —a meta-analysis.* Radin, Nelson, Dobyns y Houtkooper, *Re-examining psychokinesis: Commentary on the Bösch, Steinkamp and Boller meta-analysis.* Nelson, Radin, Shoup y Bancel. *Correlations of continuous random data with major world events.* Ver también global-mind.org/results.html.

19. Radin, *Real Magic,* 97.

20. Cardeña, *The Experimental Evidence for Parapsychological Phenomena: A Review.*

21. Utts, *An Assessment of Evidence for Psychic Functioning.*

22. Coyne, *Science Is Being Bashed by Academics Who Should Know Better,* https://newrepublic.com/article/117244/jeffrey-kripals-anti-materialist-argument-promotes-esp.

23. Kelly, «Introduction: Science and Spirituality at a Crossroads», en *Beyond Physicalism,* Kelly et al., xv.

24. Carroll, *The Big Picture,* 154.

25. McKie, *Royal Mail's Nobel guru in telepathy row,* https://www.theguardian.com/uk/2001/sep/30/robinmckie.theobserver.

26. Pinker, *Praise for Carroll's The Big Picture.*

27. Parker y Brusewitz, *A Compendium of the Evidence for Psi.*

28. Closer to Truth. «Lawrence Krauss–Does ESP Make Sense?». Video de YouTube, 8:30. Publicado el 17 de julio de 2017. https://youtube/5NweHLQmbZE.

29. Jahn y Dunne, *Consciousness and the Source of Reality,* 32.

30. Hofstadter, *A Cutoff for Craziness,* https://www.nytimes.com/roomfordebate/2011/01/06/the-esp-study-when-science-goes-psychic/a-cutoff-for-craziness.

31. Turing, *Computing Machinery and Intelligence.*

32. Sheldrake, *Dogs That Know When Their Owners Are Coming Home,* 330.
33. Schnabel, *Remote Viewers,* 7.
34. Entrevista con Ray Hyman, *Austin American-Statesman,* 14 de julio de 2002.
35. Eysenck, *Sense and Nonsense in Psychology.*
36. Rosenblum y Kuttner, *Quantum Enigma,* 255.
37. Lilou Mace. «Psychoenergetics —William Tiller Ph.D». Video en YouTube, 43:41. Publicado el 15 de octubre de 2012. https://www.youtube.com/watch?v=pI7jO1JuF-c&app=desktop.
38. Barušs y Mossbridge, *Transcendent Mind,* 21.
39. Sommer, *Psychical research in the history and philosophy of science. An introduction and review.*
40. Tiller, *Psychoenergetic Science: A Copernican Scale Revolution.*
41. Citado en Swanson, *The Synchronized Universe: New Science of the Paranormal,* 4.
42. Citado en Radin, *Entangled Minds,* 211.
43. Greene, *The Fabric of the Cosmos,* 9.
44. Utts, *An Assessment of Evidence for Psychic Functioning.*
45. *Ibid.*
46. Tyson, Neil deGrasse. Comentario en Twitter del 14 de junio, 2013, 7:41am, https://twitter.com/neiltyson/status/345551599382446081?lang=en.
47. Utts, *Appreciating Statistics.*
48. Schwartz, prólogo a *The Reality of ESP, xv.*
49. Josephson, *Pathological Disbelief.*
50. Sheldrake, *Dogs That Know When Their Owners Are Coming Home,* 331.
51. *Ibid.,* 330.
52. Knox, *Science, God and the Nature of Reality: Bias in Biomedical Research.*
53. Sagan, *The Dragons of Eden,* 7.
54. Schwartz, *Opening to the Infinite,* 16.
55. Sagan, *The Demon-Haunted World,* 302.
56. Sheldrake, *Sir John Maddox —Book for Burning,* https://www.sheldrake.org/reactions/sir-john-maddox-book-for-burning.
57. Barušs y Mossbridge, *Transcendent Mind,* 25.
58. Mossbridge, «Physiological Activity That Seems to Anticipate Future Events», en *Evidence for Psi: Thirteen Empirical Research Reports,* ed. Damien Broderick y Ben Goertzel, 58.
59. Por ejemplo, como se cita en *Collective Evolution*: «Como dijo Tesla, la realidad es "no-física". Porque el gran colisionador de hadrones nunca encontrará la "partícula de dios"», http://www.collective-evolution.com/2016/11/15/most-of-reality-is-as-tesla-said-non-physical-why-the-large-hadron-collider-will-never-find-the-god-particle/.
60. Jahn y Dunne, *Consciousness and the Source of Reality,* 337.
61. Tiller, http://www.tillerinstitute.com/, capítulo 2.

Capítulo 2

1. Harari, *Homo Deus,* 108-109.
2. Harris, *Waking Up,* 60.
3. Friedman, *A neurosurgeon calls this basic fact about the brain 'too strange to understand',* http://www.businessinsider.com/the-strangest-thing-about-the-brain-2016-6.
4. Tsakiris, *Why Science Is Wrong,* 7-8.

5. Lanza y Berman, *Biocentrism,* 4.
6. Russell, *From Science to God,* 83-84.
7. Sheldrake, *Science Set Free,* 10.
8. Noë, *Out of Our Heads,* xi.
9. Sheldrake, *Science Set Free,* 9.
10. Dossey, *One Mind,* 81-82.
11. Schwartz, *The Afterlife Experiments,* 267.
12. Powell, *The ESP Enigma,* 23.
13. Suzannah Scully (*Cosmos in You*), entrevista con la doctora Diane Powell, 9 de mayo de 2017, https://www.suzannahscully.com/full-episodes.
14. Alexander, «Near-Death Experiences: The Mind-Body Debate and the Nature of Reality», en *the Science of Near-Death Experiences,* ed. John C. Hagan III, 108-109.
15. Burt, *ESP and Psychology.*
16. *Manifesto for a Post-Materialist Science,* http://opensciences.org/about/manifesto-for-a-post-materialist-science.
17. Para más información sobre esta cuestión general, ver el artículo de Bernardo Kastrup de marzo de 2017 titulado «Transcending the Brain», disponible en https://blogs.scientificamerican.com/guest-blog/transcending-the-brain/.
18. Costandi, *Psychedelic chemical subdues brain activity,* https://www.nature.com/news/psychedelic-chemical-subdues-brain-activity-1.9878.
19. Carhart-Harris *et al., Neural correlates of the psychedelic state as determined by fMRI studies with psilocybin.*
20. *Ibid.*
21. Kelly y Presti, «A Psychobiological Perspective on 'Transmission Models'», en *Beyond Physicalism,* Kelly *et al.,* 143.
22. E. W. Kelly *et al.,* «Unusual Experiences Near Death and Related Phenomena», en *Irreducible Mind,* Kelly & Kelly *et al.,* 386.
23. Nahm *et al., Terminal lucidity: A review and a case collection.*
24. *Ibid.*
25. Barušs y Mossbridge, *Transcendent Mind,* 104.
26. *Kim Peek —The Real Rain Man,* https://www.wisconsinmedicalsociety.org/professional/savant-syndrome/profiles-and-videos/profiles/kim-peek-the-real-rain-man/.
27. Suzannah Scully (*Cosmos in You*), entrevista con la doctora Diane Powell, 9 de mayo de 2017, https://www.suzannahscully.com/full-episodes.
28. Treffert, *Islands of Genius,* 122.
29. *Ibid.,* 123.
30. *Ibid.,* 25.
31. Kelly, «Empirical Challenges to Theory Construction», en *Beyond Physicalism,* Kelly *et al.,* 16-17.
32. Suzannah Scully (*Cosmos in You*), entrevista con la doctora Diane Powell, 9 de mayo de 2017, https://www.suzannahscully.com/full-episodes.
33. Dossey, *One Mind,* 132.
34. Treffert, *Islands of Genius,* xv.
35. *Ibid.,* xiv.

36. Eldon Taylor (*Provocative Enlightenment*), entrevista con Darold Treffert, 9 de agosto de 2017, http://www.provocativeenlightenment.com/.
37. McTaggart, *The Field*, 78.
38. *Ibid.*
39. Citado en Moody, *Glimpses of Eternity*, 59.
40. Pietsch, *Shufflebrain*, 213.
41. *Ibid.*, 39-40.
42. Talbot, *The Holographic Universe*, 26.
43. McTaggart, *The Field*, 86.
44. Pietsch, *Shufflebrain*, 92-93.
45. *Ibid.*, 98.
46. *Ibid.*, 1.
47. Pearsall, *The Heart's Code*, 7.
48. *Ibid.*, 90.
49. Van Lommel, *Consciousness beyond Life*, 282.

Capítulo 3
1. Heisenberg, *Physics and Philosophy: The Revolution in Modern Science*, 80-81.
2. Un experimento confirma la rareza de la teoría cuántica, https://phys.org/news/2015-05quantum-theory-weirdness.html.
3. Jauch, *The Problem of Measurement in Quantum Mechanics.*
4. J. A. Wheeler en J. Mehra (ed.), *The Physicist's Conception of Nature*, 244.
5. Rosenblum y Kuttner, *Quantum Enigma*, 95.
6. Feynman, *The Character of Physical Law.*
7. Currivan, *The Cosmic Hologram*, 53.
8. Hawking y Mlodinow, *The Grand Design*, 7.
9. Figura reconstruida a partir de la introducción de la NASA al espectro electromagnético https://science.nasa.gov/ems/01_intro.
10. Kelly y Presti, «A Psychobiological Perspective on 'Transmission Models'», en *Beyond Physicalism*, Kelly *et al.*, 123.
11. Suzannah Scully (*Cosmos in You*), entrevista con Donald Hoffman, 27 de julio de 2015, https://www.suzannahscully.com/full-episodes.
12. Rosenblum y Kuttner, *Quantum Enigma*, 269.
13. *Ibid.*, 54.
14. Greene, *The Fabric of the Cosmos*, 199.
15. Hawking y Mlodinow, *The Grand Design*, 67.
16. Lowery, *Study showing that humans have some psychic powers caps Daryl Bem's career*, http://news.cornell.edu/stories/2010/12/study-looks-brains-ability-see-future.
17. E. F. Kelly, «Toward a Psychology for the 21st Century», en *Irreducible Mind*, Kelly & Kelly *et al.*, 611.
18. Currivan, *The Cosmic Hologram*, 52.
19. Albert Einstein, carta a Max Born, *The Born-Einstein Letters*, citado de distintas formas, entre ellas la que ofrecen Robinson y Anderson, *Einstein: A Hundred Years of Relativity*, 82.
20. Einstein *et al.*, *Can Quantum-Mechanical Description of Physical Reality Be Considered Complete?*
21. Bell, *On the Einstein Podolsky Rosen Paradox.*

22. Markoff, *Sorry, Einstein. Quantum Study Suggests 'Spooky Action' Is Real.*, https://www.nytimes.com/2015/10/22/science/quantum-theory-experiment-said-toprove-spooky-interactions.html
23. Rosenblum y Kuttner, *Quantum Enigma*, 188.
24. Bohm y Hiley, *One the Intuitive Understanding of Nonlocality as Implied by Quantum Theory.*
25. Radin, *Entangled Minds*, 19.
26. Hawking y Mlodinow, *The Grand Design*, 68.
27. Feynman, *Quantum Behavior*, http://www.feynmanlectures.caltech.edu/III_01.html#Ch1-S7.
28. *Ibid.*, 73.
29. Rosenblum y Kuttner, *Quantum Enigma*, 83.
30. Greene, *The Hidden Reality*, 201.
31. Citado en Lanza y Berman, *Beyond Biocentrism*, 61.
32. *Ibid.*, 181.
33. Paulson, *Roger Penrose On Why Consciousness Does Not Compute*, http://nautil.us/issue/47/consciousness/roger-penrose-on-why-consciousness-does-not-compute.
34. Dan Jacob. «Neil deGrasse On Consciousness». Video en YouTube, 1:14. Publicado el 26 de junio de 2015. https://www.youtube.com/watch?v=QGekFhbyQLk.
35. Carr, «Hyperspatial Models of Matter and Mind», en *Beyond Physicalism*, Kelly *et al.*, 228.
36. Wigner, *Symmetries and Reflections.*
37. Wigner, «Remarks on the Mind-Body Problem», en *The Scientist Speculates*, (ed.) Good, 289.
38. Wigner, «The Place of Consciousness in Modern Physics», en *Philosophical Reflections and Syntheses,* Wigner, 263.
39. Herr, *Consciousness*, 61.
40. Radin *et al.*, *Psychophysical interactions with a single-photon double-slit optical system* and Stapp, *Quantum Theory and Free Will.*
41. Penrose y Hameroff, *Consciousness in the Universe: Neuroscience, Quantum Space-Time Geometry and Orch OR Theory.*
42. Entrevista con Max Planck, *The Observer.*
43. Ananthaswamy, *A classic quantum test could reveal the limits of the human mind,* https://www.newscientist.com/article/2131874-a-classic-quantum-test-couldreveal-the-limits-of-the-human-mind/.
44. *Ibid.*
45. Los resultados de los estudios están descritos en una conferencia pronunciada por el doctor en el Congreso en 2016, *La ciencia de la conciencia*: https://www.youtube.com/watch?v=nRSBaq3vAeY.
46. Radin *et al.*, *Consciousness and the double-slit interference pattern: Six experiments* y Radin *et al.*, *Psychophysical interactions with a double-slit interference pattern.*
47. Radin *et al.*, *Psychophysical interactions with a single-photon double-slit optical system.*
48. Radin, Dean. Twitter Post. 15 de diciembre de 2015, 12:42pm, https://twitter.com/deanradin/status/676865032009814016.
49. Institute of Noetic Sciences: IONS. «New Experiments Show Consciousness Affects Matter ~ Dean Radin Ph.D». Video en YouTube, 41:04. 7 de junio de 2016. https://www.youtube.com/watch?v=nRSBaq3vAeY.

50. Guerrer, *Consciousness-Related Interactions in a Double-Slit Optical System.*
51. Powell, *The ESP Enigma,* 180.
52. Citado en Russell, *From Science to God,* 48.
53. *Ibid.,* 49.
54. *Ibid.*
55. Capra, *The Tao of Physics,* 203.
56. *Ibid.,* 140.
57. *Ibid.,* 140-141.
58. Barušs y Mossbridge, *Transcendent Mind,* 8.
59. Capra, *The Tao of Physics,* 133.
60. Hawking y Mlodinow, *The Grand Design,* 98.
61. *Ibid.,* 99. Ver también Hafele y Keating, *Around-the-World Atomic Clocks: Predicted Relativistic Time Gains.*
62. Rosenblum y Kuttner, *Quantum Enigma,* 96.
63. Un experimento confirma la rareza de la teoría cuántica, https://phys.org/news/2015-05quantum-theory-weirdness.html.
64. Wheeler, «Law without Law», en *Quantum Theory and Measurement,* Wheeler, Zurek, (Eds.), 184.
65. Buchheit, *Transformational NLP,* 120.
66. Citado en Powell, *The ESP Enigma,* 196-197.
67. *The relativity of space and time,* http://www.einstein-online.info/elementary/specialRT/relativity_space_time.html.
68. Greene, *The Fabric of the Cosmos,* 8.
69. Gleik, *Chaos,* 3.
70. *Ibid.,* 6.
71. Powell, *The ESP Enigma,* 186.
72. Gleik, *Chaos,* 8.
73. Hawkins, *Power vs. Force,* 60.

Capítulo 4
1. Schnabel, *Remote Viewers,* 215.
2. Targ, *The Reality of ESP,* 4.
3. Schnabel, *Remote Viewers,* 29.
4. Schnabel, *Remote Viewers,* contraportada.
5. Targ y Harary, *The Mind Race.*
6. Schnabel, *Remote Viewers,* contraportada.
7. Penman, *Could there be proof to the theory that we're ALL psychic?,* http://www.dailymail.co.uk/news/article-510762/Could-proof-theory-ALL-psychic.html.
8. Swanson, *The Synchronized Universe: New Science of the Paranormal,* 10.
9. «Stargate Project», Wikipedia, modificado por última vez el 28 de abril de 2018.
10. Targ, *The Reality of ESP,* 44.
11. Schwartz, «Through Time and Space: The Evidence for Remote Viewing», en *Evidence for Psi: Thirteen Empirical Research Reports,* ed. Broderick and Goertzel.
12. Targ, *The Reality of ESP,* 19.
13. *Ibid.,* 22.
14. *Ibid.,* 32.

15. *Ibid.*, 31-32.
16. Para el dibujo, ver *The Reality of ESP,* 33.
17. *Ibid.,* 32.
18. *Ibid.*, 116.
19. Dossey, *One Mind,* 159.
20. Skeptiko, Ex-Stargate Head, Ed May, *Unyielding Re Materialism, Slams Dean Radin* |341|, podcast 341 http://skeptiko.com/ ed-may-unyielding-re-materialism-341/.
21. Targ, *The Reality of ESP,* 15.
22. Radin, *Entangled Minds,* 292.
23. Allen, *How Uri Geller convinced the CIA he was a 'psychic warrior',* http://www. telegraph.co.uk/news/2017/01/18/uri-geller-convinced-cia-psychic-warrior/.
24. CIA-RDP79-00999A000300030027-0.
25. *Ibid.*
26. Targ, *The Reality of ESP,* 164.
27. CIA-RDP96-00789R002100220001.
28. Página web de la profesora Jessica Utts, http://www.ics.uci.edu/~jutts/.
29. Utts, *An Assessment of the Evidence for Psychic Functioning.*
30. *Ibid.*
31. Utts, *From Psychic Claims to Science: Testing Psychic Phenomena with Statistics.*
32. Hyman, *Evaluation of Program on Anomalous Mental Phenomena,* http://www. ics. uci.edu/~jutts/hyman.html.
33. Schwartz, *Foreword to The Reality of ESP,* xiii.
34. Radin, *Supernormal,* 142.
35. Jahn y Dunne, *Consciousness and the Nature of Reality,* 235.
36. *Ibid.,* 234.
37. Radin, *Supernormal,* 142.
38. Penman, *Could there be proof to the theory that we're ALL psychic?,* http://www. dailymail.co.uk/news/article-510762/Could-proof-theory-ALL-psychic.html.
39. Dossey, *One Mind,* 164.

Capítulo 5
1. Radin, *Real Magic,* 98.
2. Bem y Honorton, *Does psi exist? Replicable evidence for an anomalous process of information transfer.*
3. Turing, *Computing Machinery and Intelligence.*
4. Eldon Taylor (Iluminación provocativa), entrevista con Darold Treffert, 9 de agosto de 2017, http://www.provocativeenlightenment.com/.
5. McKie, *Royal Mail's Nobel guru in telepathy row,* https://www.theguardian.com/ uk/2001/sep/30/robinmckie.theobserver.
6. Kaku, *The Future of the Mind,* 64.
7. Radin, *Supernormal,* 137.
8. Skeptiko, *Ex-Stargate Head, Ed May, Unyielding Re Materialism, Slams Dean Radin* |341|, pódcast 341, http://skeptiko.com/ed-may-unyielding-re-materialism-341/.
9. Rosenblum y Kuttner, *Quantum Enigma,* 255.
10. «Ganzfeld experiment», Wikipedia, última modificación, 21 de marzo de 2018.

11. Radin, *Entangled Minds*, 118.
12. Bem y Honorton, *Does psi exist? Replicable evidence for an anomalous process of information transfer.*
13. Radin, *Supernormal*, 190. Para más información sobre los experimentos ganzfeld, ver Williams, B. J. (2011). «Revisiting the ganzfeld ESP debate: A basic review and assessment». *Journal of Scientific Exploration*, 25(4), 639-661.
14. Radin, *Entangled Minds*, 121.
15. Baruss y Mossbridge, *Transcendent Mind*, 42.
16. Sheldrake, *Dogs That Know When Their Owners Are Coming Home*, 330.
17. Sheldrake, *The Sense of Being Stared At*, 162.
18. *Ibid.*, 163.
19. *Ibid.*,
20. Sheldrake, *Science Set Free*, 222.
21. *Ibid.*, 222-224.
22. *Ibid.*, 224.
23. Radin, *Entangled Minds*, 127.
24. Sheldrake, *Science Set Free*, 244.
25. *Ibid.*, 245.
26. *Ibid.*, 246.
27. Sheldrake, *The Sense of Being Stared At: Part I: Is it Real or Illusory?*
28. Playfair, *Twin Telepathy*, 151.
29. *Ibid.*
30. *Ibid.*, 270.
31. *Ibid.*, 139.
32. *Ibid.*, 140.
33. *Ibid.*, 16.
34. Dossey, *Unbroken Wholeness: The Emerging View of Human Interconnection*, http://realitysandwich.com/170309/human_interconnection/.
35. Playfair, *Twin Telepathy*, 148.
36. *Ibid.*, 143.
37. *Ibid.*, 145.
38. Dossey, *Unbroken Wholeness: The Emerging View of Human Interconnection*, http://realitysandwich.com/170309/human_interconnection/.
39. Powell *et al.*, *Non Local Consciousness in an Autistic Child*, http://www. consciousness.arizona.edu/documents/TSC2017AbstractBook-final-5.10.17final.pdf.
40. Eldon Taylor (Iluminación provocadora), entrevista con Darold Treffert, 9 de agosto de 2017, http://www.provocativeenlightenment.com/.
41. Dossey, *One Mind*, 133.
42. Suzannah Scully (Cosmos in You), entrevista con la doctora Diane Powell, 9 de mayo de 2017, https://www.suzannahscully.com/full-episodes

Capítulo 6
1. Utts, *An Assessment of Evidence for Psychic Functioning.*
2. Radin, *Supernormal*, 177.
3. Kelly, «Introduction: Science and Spirituality at a Crossroads», en *Beyond Physicalism*, Kelly *et al.*, 6.

4. MacIsaac, *Neuroscientist discusses precognition —or 'mental time travel'*, https://www.theepochtimes.com/uplift/neuroscientist-discusses-precognition-ormental-time-travel_2362702.html.
5. Radin, *The Conscious Universe*, 98.
6. Citado en Radin, *Entangled Minds*, 69.
7. Radin, *The Conscious Universe*, 100.
8. Radin, *Supernormal*, 133.
9. Radin, *Supernormal*, 134. Ver también Honorton y Ferrari, *"Future telling": A meta-analysis of forced-choice precognition experiments*.
10. Radin, *Supernormal*, 135.
11. Radin, *Entangled Minds*, 165.
12. *Ibid.*, 168.
13. *Ibid.*, 170.
14. Radin, *Supernormal*, 151.
15. Radin, *Entangled Minds*, 179.
16. Radin, *Supernormal*, 154-155.
17. Radin, *Entangled Minds*, 172.
18. Radin, *Supernormal*, 167.
19. Lowery, *Study showing that humans have some psychic powers caps Daryl Bem's career*, http://news.cornell.edu/stories/2010/12/study-looks-brains-ability-see-future.
20. Carey, *Journal's Paper on ESP Expected to Prompt Outrage*, http://www.nytimes.com/2011/01/06/science/06esp.html.
21. Bem, *Feeling the Future*.
22. Carey, *Journal's Paper on ESP Expected to Prompt Outrage*, http://www.nytimes.com/2011/01/06/science/06esp.html.
23. Hofstadter, *A Cutoff for Craziness*, https://www.nytimes.com/roomfordebate/2011/01/06/the-esp-study-when-science-goes-psychic/a-cutoff-for-craziness.
24. Carey, *Journal's Paper on ESP Expected to Prompt Outrage*, http://www.nytimes.com/2011/01/06/science/06esp.html.
25. Bem *et al.*, *Feeling the future: A meta-analysis of 90 experiments on the anomalous anticipation of random future events*, https://f1000research.com/articles/4-1188/v1.
26. Mossbridge *et al.*, *Predictive physiological anticipation preceding seemingly unpredictable stimuli: a meta-analysis*.
27. Julia Mossbridge, http://noetic.org/directory/person/julia-mossbridge.
28. Dossey, *The Power of Premonitions*, xvii-xviii.
29. *The Power of Premonitions: How Knowing the Future Can Shape Our Lives, An Interview with Larry Dossey*, http://www.dosseydossey.com/larry/Interview_Questions-Premonitions.pdf. El doctor recuerda el relato de Sally Rhine Feather y Michael Schmicker. *The Gift: ESP, the Extraordinary Experiences of Ordinary People*. Nueva York: St. Martin's. 2005, pp. 1-3.
30. Mazza, *Virginia Man Wins The Lottery By Playing Numbers From A Dream*, https://www.huffingtonpost.com/entry/lottery-dream-numbers-jackpot_us_5a79402be4b00f94fe9456f0.
31. Watt, *Precognitive dreaming: Investigating anomalous cognition and psychological factors*.

32. Barušs y Mossbridge, *Transcendent Mind,* 67.
33. Powell, *The ESP Enigma,* 78.
34. Talbot, *The Holographic Universe,* 216.
35. Utts, *An Assessment of Evidence for Psychic Functioning.*

Capítulo 7
1. Sheldrake, *Dogs That Know When Their Owners are Coming Home,* 2.
2. Infinicity Film. «Rupert Sheldrake –Dogs Who Know When Their Owners Are Coming Home». Video de YouTube, 1:41. Publicado el 22 de abril de 2012, https://www.youtube.com/watch?v=9QsPWitQovM.
3. Radin, *Supernormal,* 82.
4. Jaytee, *A Dog Who Knew When His Owner Was Coming Home: The ORF Experiment,* https://www.sheldrake.org/videos/jaytee-a-dog-who-knew-whenhis-owner-was-coming-home-the-orf-experiment.
5. Sheldrake y Smart, *A Dog That Seems to Know When His Owner Is Coming Home: Videotaped Experiments and Observations,* https://www.sheldrake.org/research/animal-powers/a-dog-that-seems-to-know-when-his-owner-iscoming-home-videotaped-experiments-and-observations.
6. Sheldrake, *Dogs That Know When Their Owners Are Coming Home,* 63.
7. *Ibid.,* 317.
8. Radin, *Supernormal,* 83.
9. Sheldrake, *Dogs That Know When Their Owners Are Coming Home,* 176.
10. *Ibid.,* 239.
11. *Ibid.,* 238-239.
12. *Ibid.,* 267.
13. *Ibid.*
14. *Ibid.,* 277-283.
15. *Ibid.,* 107.
16. Por ejemplo, Peoc'h, *Psychokinetic Action of Young Chicks on the Path of An Illuminated Source.*
17. Sheldrake, *Dogs That Know When Their Owners Are Coming Home,* 296-297.

Capítulo 8
1. Jahn y Dunne, *Margins of Reality,* 144.
2. Radin, *Real Magic,* 235.
3. Jacobsen, *Phenomena,* 403.
4. Tiller, http://www.tillerinstitute.com/.
5. Swanson, *The Synchronized Universe: New Science of the Paranormal,* 59.
6. Sagan, *The Demon-Haunted World,* 302.
7. Swanson, *The Synchronized Universe: New Science of the Paranormal,* 59.
8. *Ibid.,* 61.
9. Kaku, *Physics of the Impossible,* 92.
10. *Ibid.,* 93.
11. Rosenblum y Kuttner, *Quantum Enigma,* 255.
12. Swanson, *The Synchronized Universe: New Science of the Paranormal,* 59.
13. *Ibid.,* 60.
14. Herr, *Consciousness,* 2. Para una mayor información sobre los studios relacionados con este fenómeno, ver Bosch, Steinkamp y Boller, *Examining*

psychokinesis: The interaction of human intention with random number generators —a metaanalysis; Radin, Nelson, Dobyns y Houtkooper, J. *Re-examining psycho-kinesis: Commentary on the Bösch, Steinkamp and Boller meta-analysis;* Nelson, Radin, Shoup y Bancel, *Correlations of continuous random data with major world events.* Ver también global-mind.org/results.html.

15. Pearsall, *The Heart's Code,* 48.
16. *The Global Consciousness Project Meaningful Correlations in Random Data,* http://noosphere.princeton.edu/.
17. Radin, *Entangled Minds,* 197-207 y http://noetic.org/research/projects/min-datlarge.
18. McTaggart, *The Intention Experiment,* 181.
19. Nelson, «Detecting Mass Consciousness: Effects of Globally Shared Atten-tion and Emotion», en *How Consciousness Became the Universe,* Chopra *et al.,* 107.
20. Allen, *How Uri Geller convinced the CIA he was a 'psychic warrior',* http://www.tele-graph.co.uk/news/2017/01/18/uri-geller-convinced-cia-psychic-warrior/.
21. Swanson, *The Synchronized Universe: New Science of the Paranormal,* 56.
22. Jacobsen, *Phenomena,* 403.
23. Citado en Swanson, *The Synchronized Universe: New Science of the Paranormal,* 53.
24. *Ibid.,* 58.
25. Targ, *The Reality of ESP,* 164.
26. *Ibid.,* 164-166.
27. Lilou Mace. «Psychoenergetics —William Tiller Ph.D.». Video en YouTu-be, 43:41. Publicado el 15 de octubre de 2012, https://www.youtube.com/watch?v=pI7jO1JuF-c&app=desktop.
28. *Ibid.*
29. Herr, *Consciousness,* 101.
30. Tiller, *A Brief Introduction to Intention-Host Device Research.* Ver también https://www.youtube.com/watch?v=pI7jO1JuF-c.
31. Tiller, *Psychoenergetic Science: A Second Copernican-Scale Revolution,* 14.
32. Targ, *The Reality of ESP,* 153.
33. *Ibid.,* 170.
34. Diamond, «Renaissance Man», former UCI Professor Dies, http://www.la-times.com/tn-cpt-me-0712-joie-obit-20130711-story.html.
35. Jones, *An Extensive Laboratory Study of Pranic Healing Medical Imaging and Labo-ratory Methods.* Ver también Swanson, *Life Force, the Scientific Basis: Volume 2 of the Synchronized Universe,* 21-25.
36. Swanson, *Life Force, the Scientific Basis: Volume 2 of the Synchronized Universe,* 24.
37. *Ibid.,* 33.
38. *Ibid.,* 32. Ver también http://www.naturalhealingcenter.com/creative/jixin-gli.htm.

Capítulo 9
1. Van Lommel, *Consciousness Beyond Life,* 162.
2. Laszlo, *What is Reality?,* 31.
3. Open Sciences website, «Gary Schwartz» (ver el video *Is Consciousness More Than the Brain?*), http://opensciences.org/gary-schwartz
4. Van Lommel, *Consciousness Beyond Life,* 157.

5. ExpandedBooks. «Allan J. Hamilton –The Scalpel and the Soul». Video de YouTube, 3:47. Publicado el 14 de marzo de 2008, https://www.youtube.com/watch?v=rlfYnuNR3lI.

6. International Association for Near-Death Studies, Inc, *Key Facts about Near-Death Experiences*, http://iands.org/ndes/about-ndes/key-nde-facts21.html?showall=&limitstart=.

7. Van Lommel, *Consciousness Beyond Life*, 111.

8. Schwartz, «The New Map in the Study of Consciousness», en *What is Reality?*, Laszlo, 135.

9. Near-Death Experience Research Foundation, http://www.nderf.org/index.htm.

10. Holden, Greyson y James, «The Field of Near-Death Studies: Past, Present, and Future», en *The Handbook of Near-Death Experiences*, ed. Holden *et al.*,

11. *Ibid.*, 3.

12. *Ibid.*, 2.

13. Swanson, *The Synchronized Universe: New Science of the Paranormal*, 189.

14. Moody, *Life After Life*, 7-8.

15. E. W. Kelly *et al.*, «Unusual Experiences Near Death and Related Phenomena», en *Irreducible Mind*, Kelly & Kelly *et al.*, 373.

16. Moorjani, *The Day That My Life Changed*: 2 de febrero de 2006, http://anita-moorjani.com/about-anita/near-death-experience-description/.

17. *Ibid.*

18. Van Lommel, *Consciousness Beyond Life*, 59

19. *Ibid.*, 62.

20. IANDSvideos, «Jan Holden –NDE as Passage into Spontaneous Mediumship Experiences». Video de YouTube, 57:25. Publicado el 4 de marzo de 2016, https://www.youtube.com/watch?v=mxurOz0GU_A&app=desktop.

21. Ring, *Lessons from the Light: What We Can Learn from the Near-Death Experience*, 129.

22. Adaptada de *Consciousness beyond Life*, de Pim van Lommel, 17-41, y *Evidence of the Afterlife*, de Jeffrey Long, 7-17.

23. Van Lommel, *Consciousness Beyond Life*, 18.

24. Nelson, «Neuroscience Perspectives in Near-Death Experiences», en *The Science of Near-Death Experiences*, ed. Hagan, 114.

25. Cicoria y Cicoria, «My Near-Death Experience: A Call from God», en *The Science of Near-Death Experiences*, ed. Hagan, 57.

26. Moorjani, *The Day That My Life Changed*: 2 de febrero de 2006, http://anita-moorjani.com/about-anita/near-death-experience-description/.

27. Swanson, *The Synchronized Universe: New Science of the Paranormal*, 190.

28. Long, *Evidence of the Afterlife*, 8

29. *Ibid.*, 60.

30. Cicoria y Cicoria, «My Near-Death Experience: A Call from God», en *The Science of Near-Death Experiences,* ed. Hagan, 56.

31. Long, *Evidence of the Afterlife,* 14.

32. *Ibid.*, 15.

33. *Ibid.*, 9.

34. Van Lommel, *Consciousness Beyond Life*, 33.

35. *Ibid.*, 32.

36. Cicoria y Cicoria, «My Near-Death Experience: A Call from God», en *The Science of Near-Death Experiences*, ed. Hagan, 56-57.
37. Long, *Evidence of the Afterlife,* 14.
38. Van Lommel, *Consciousness Beyond Life,* 35.
39. *Ibid.,* 36.
40. Long, *Evidence of the Afterlife,* 15.
41. Van Lommel, *Consciousness Beyond Life,* 38.
42. Cicoria y Cicoria, «My Near-Death Experience: A Call from God», en *The Science of Near-Death Experiences,* ed. Hagan, 57.
43. Long, «Near-Death Experiences: Evidence for their Reality», en *The Science of Near-Death Experiences,* ed. Hagan, 65
44. E. W. Kelly *et al.*, «Unusual Experiences Near Death and Related Phenomena», en *Irreducible Mind,* Kelly & Kelly *et al.*, 416.
45. Long, «Near-Death Experiences: Evidence for their Reality», en *The Science of Near-Death Experiences,* ed. Hagan, 69.
46. Greyson, «An Overview of Near-Death Experiences», en *The Science of Near-Death Experiences,* ed. Hagan, 21.
47. Long, «Near-Death Experiences: Evidence for their Reality», en *The Science of Near-Death Experiences,* ed. Hagan, 73.
48. Van Lommel, *Consciousness Beyond Life,* 71.
49. Citado en Long, «Near-Death Experiences: Evidence for their Reality», en *The Science of Near-Death Experiences,* ed. Hagan, 73.
50. Barušs y Mossbridge, *Transcendent Mind,* 110-111.
51. Greyson, «An Overview of Near-Death Experiences», en *The Science of Near-Death Experiences,* ed. Hagan, 21.
52. Van Lommel, *Consciousness Beyond Life,* 148.
53. Barušs y Mossbridge, *Transcendent Mind,* 107.
54. E. W. Kelly *et al.*, «Unusual Experiences Near Death and Related Phenomena», en *Irreducible Mind,* Kelly & Kelly *et al.*, 379-380.
55. *Ibid.,* 380.
56. Harris, Waking Up, 182.
57. E. W. Kelly *et al.,* «Unusual Experiences Near Death and Related Phenomena», en *Irreducible Mind,* Kelly & Kelly *et al.,* 381.
58. *Ibid.*
59. Harris, *Waking Up,* 180.
60. Alexander, *Proof of Heaven,* 186.
61. *Ibid.*
62. *Ibid.,* 142.
63. Nelson, «Neuroscience Perspectives in Near-Death Experiences», en *The Science of Near-Death Experiences,* ed. Hagan, 119.
64. Alexander, «Near-Death Experiences and the Emerging Scientific View of Consciousness», en *The Science of Near-Death Experiences,* ed. Hagan, 127.
65. Van Lommel, *Near-Death Experience, Consciousness, and the Brain.*
66. Long, «Near-Death Experiences: Evidence for their Reality», en *The Science of Near-Death Experiences,* ed. Hagan, 71.
67. Ibid.
68. Van Lommel, *Consciousness Beyond Life,* 20.
69. Long, *Evidence of the Afterlife,* 76.

70. Barušs y Mossbridge, *Transcendent Mind,* 116.
71. Moody, *Life After Life,* 96.
72. *Ibid.*
73. Moorjani, *The Day That My Life Changed*: 2 de febrero de 2006, http://anita-moorjani.com/about-anita/near-death-experience-description/.
74. International Association for Near-Death Studies, *Near-Death Experiences: Key Facts.*
75. Van Lommel, *Near-Death Experience, Consciousness, and the Brain.*
76. Van Lommel, *Consciousness Beyond Life,* 21-22.
77. *Ibid.,* 166.
78. E. W. Kelly *et al.*, «Unusual Experiences Near Death and Related Phenomena», en *Irreducible Mind*, Kelly & Kelly *et al.,* 418.
79. Van Lommel, *Consciousness Beyond Life,* 142.
80. *Ibid.,* 166.
81. Van Lommel *et al.,* «Near-death experience in survivors of cardiac arrest: a prospective study in the Netherlands», http://www.thelancet.com/journals/lancet/article/PIIS0140673601071008/fulltext.
82. Para un resumen de estos estudios, ver Van Lommel, *Consciousness Beyond Life,* 156.
83. International Association for Near Death Studies, Inc, AWARE ha publicado los resultados del estudio en https://iands.org/resources/media-resources/front-pagenews/1060-aware-study-initial-results-are-published.html.
84. *Ibid.*
85. Harris, *Waking Up,* 173.
86. *Ibid.,* 179.
87. Keim, «Consciousness After Death: Strange Tales From the Frontiers of Resuscitation Medicine», https://www.wired.com/2013/04/consciousness-after-death/.
88. Grof, *Books of the Dead,* 31.
89. Ring y Cooper, *Mindsight,* 11.
90. *Ibid.,* 13.
91. *Ibid.,* 14.
92. *Ibid.,* 15.
93. *Ibid.,* 31.
94. *Ibid.,* 32.
95. *Ibid.,* 35.
96. *Ibid.,* 84.
97. *Ibid.,* 19.
98. *Ibid.,* 41.
99. *Ibid.,* 24.
100. *Ibid.,* 82.
101. Weiss, *Same Soul, Many Bodies,* 9-10.
102. Van Lommel, *Consciousness Beyond Life,* 19.
103. *Ibid.,* 23.
104. Ring y Cooper, *Mindsight,* 123.
105. Moody, *Life After Life,* 178.
106. *Ibid.,* xiii.
107. Moody, *Glimpses of Eternity*, 11.

108. *Ibid.*, 7.
109. *Ibid.*, 13.
110. *Ibid.*, 49.
111. *Ibid.*, 50.
112. *Ibid.*, 104.
113. *Ibid.*, 87.
114. *Ibid.*, 92.
115. *Ibid.*, 71.
116. *Ibid.*, 51.
117. Van Lommel, *Consciousness Beyond Life*, 8.
118. *Ibid.*, 111.
119. E. W. Kelly *et al.*, «Unusual Experiences Near Death and Related Phenomena», en *Irreducible Mind*, Kelly & Kelly *et al.*, 372.
120. La noción de «ofuscación» es planteada por Bernardo Kastrup; por ejemplo, ver *Why Materialism Is Baloney* y *Brief Peeks Beyond*.

Capítulo 10
1. Kastrup, *Why Materialism Is Baloney*, 184.
2. Open Sciences website, «Gary Schwartz» (ver el video *Is Consciousness More Than the Brain?*), http://opensciences.org/gary-schwartz.
3. Braude, *Immortal Remains*, xiv.
4. Gauld, *Mediumship and Survival*, 261.
5. Myers, *Human Personality and Its Survival of Bodily Death*, 404.
6. Beischel, «Research into Mental Mediumship», en *Surviving Death*, Kean, 173.
7. Braude, *Immortal Remains*, 306.
8. Gauld, *Mediumship and Survival*, 33.
9. *Ibid.*, 34.
10. *Ibid.*, 43.
11. *Ibid.*, 42-43.
12. Myers *et al.*, *A Record of Observations of Certain Phenomena of Trance*, 653.
13. Gauld, *Mediumship and Survival*, 45.
14. *Ibid.*, 48.
15. Haraldsson y Stevenson, *A Communicator of the 'Drop In' Type in Iceland: The Case of Runolfur Runolfsson*.
16. Braude, *Immortal Remains*, 301.
17. Beischel, *Investigating Mediums*, 97.
18. *Ibid.*, 88.
19. Beischel, «Research into Mental Mediumship», en *Surviving Death*, Kean, 173.
20. Beischel *et al.*, *Anomalous Information Reception by Research Mediums Under Blinded Conditions II: Replication and Extension*.
21. Beischel, «Research into Mental Mediumship», en *Surviving Death*, Kean, 177.
22. Kean, *Surviving Death*, 187.
23. *Ibid.*, 178.
24. Van Lommel, *Consciousness Beyond Life*, 294.
25. Davids, *An Atheist in Heaven*, 26.
26. *Ibid.*, 126.
27. *Ibid.*, Prefacio.
28. *Ibid.*, 238.

29. *Ibid.*, 242.
30. *Ibid.*, 15.
31. *Ibid.*, 17.
32. Guggenheim y Guggenheim, *Hello from Heaven!*, 244.
33. Pearson, *The stories of dying patients and doctors, will transform the way you think about your final days,* https://www.sott.net/article/279320-The-storiesof-dying-patients-and-doctors-will-transform-the-way-you-think-about-yourfinal-days.
34. Van Lommel, *Consciousness Beyond Life*, 292.
35. E. W. Kelly *et al.*, «Unusual Experiences Near Death and Related Phenomena», en *Irreducible Mind*, Kelly & Kelly *et al.*, 408.

Capítulo 11

1. Tucker, *Return to Life*, 165.
2. Kelly, «Introduction: Science and Spirituality at a Crossroads», en *Beyond Physicalism*, Kelly *et al.*, 9.
3. Stevenson, *Reincarnation and Biology:* volumen I, 1145.
4. Sagan, *The Demon-Haunted World*, 302
5. Skeptiko, *The Dalai Lama is loved by millions, so why is this science professor demanding he step down?* |270|, https://skeptiko.com/270-lawrence-krauss-calls-for-dalai-lama-to-step-down/.
6. Stevenson, *Children Who Remember Previous Lives*, 13.
7. Dossey, *One Mind*, 90.
8. *Ibid.*, 110.
9. Citado en Tucker, *Return to Life*, 13.
10. Stevenson, *Children Who Remember Previous Lives*, 110.
11. Stevenson, *Where Reincarnation and Biology Intersect*, 8.
12. *Ibid.*, 9.
13. Stevenson, *Children Who Remember Previous Lives*, 109-110.
14. *Ibid.*, 116.
15. Stevenson, *Where Reincarnation and Biology Intersect*, 7.
16. Stevenson, *Children who Remember Previous Lives*, 127.
17. Tucker, *Return to Life*, 63-87.
18. *Ibid.*, 88-119.
19. *Ibid.*, 94.
20. *Ibid.*, 108.
21. *Ibid.*, 112-113.
22. Stevenson, *Where Reincarnation and Biology Intersect*, 38.
23. *Ibid.*, 41.
24. *Ibid.*, 44.
25. *Ibid.*, 43-44.
26. *Ibid.*, 79.
27. *Ibid.*, 79-80.
28. *Ibid.*, 137.
29. *Ibid.*, 138.
30. *Ibid.*
31. *Ibid.*, 24.
32. *Ibid.*, 25.

33. *Ibid.*, 24.
34. *Ibid.*, 24-27.
35. Stevenson, *Children Who Remember Previous Lives*, 12.

Capítulo 12
1. Shermer, *Why Climate Skeptics Are Wrong,* https://www.scientificamerican. com/article/why-climate-skeptics-are-wrong/.
2. Mishlove, *The PK Man,* 5.
3. Sidgwick, *Address by the President at the first general meeting,* 12.
4. Eysenck, *Sense and Nonsense in Psychology.*
5. Utts, *An Assessment of Evidence for Psychic Functioning.*
6. Hyman, *Evaluation of Program on Anomalous Mental Phenomena,* http://www. ics. uci.edu/~jutts/hyman.html.
7. Tressoldi, *Extraordinary claims require extraordinary evidence: the case of nonlocal-nonlocalnonlocal perception, a classical and Bayesian review of evidences.*
8. Kelly, «Introduction: Science and Spirituality at a Crossroads», en *Beyond Physicalism,* Kelly *et al.,* 4.
9. Utts, *An Assessment of Evidence for Psychic Functioning.*
10. Carey, *A Princeton Lab on ESP Plans to Close its Doors,* http://www.nytimes. com/2007/02/10/science/10princeton.html?mcubz=0.
11. Weiss, *Many Lives, Many Masters,* 128.
12. *Ibid.,* 129.
13. Barušs y Mossbridge, *Transcendent Mind,* 25.
14. Carey, *A Princeton Lab on ESP Plans to Close its Doors,* http://www.nytimes. com/2007/02/10/science/10princeton.html?mcubz=0.
15. Jahn *et al., Correlations of Random Binary Sequences with Pre-Stated Operator In-tention: A Review of a 12-Year Program.*
16. Josephson, *Coupled superconductors and beyond,* 261.
17. Crookes, *Researches in the Phenomena of Spiritualism.*
18. Oliver, *Marcello Truzzi,* 67; *Professor Studied the Far-Out From Witchcraft to Psychic Powers,* http://articles.latimes.com/2003/feb/11/local/me-truzzi11.
19. Sheldrake, *Wikipedia Under Threat,* https://www.sheldrake.org/about-rupert-sheldrake/blog/wikipedia-under-threat.
20. Radin, *The Conscious Universe,* 3.
21. Dabney, «Maternal Impressions», en *Cyclopedia of the Diseases of Children: Me-dical and Surgical,* ed. Keating, 191.
22. Beauregard, *Brain Wars,* 138.
23. Dan Jacob. «Neil deGrasse on Consciousness». Video de YouTube, 1:14. Pu-blicado el 26 de junio de 2015, https://www.youtube.com/watch?v= QGe-kFhbyQLk.
24. Paulson, *Roger Penrose On Why Consciousness Does Not Compute,* http://nau-til.us/issue/47/consciousness/roger-penrose-on-why-consciousness-does-not-compute.
25. Warman, *Stephen Hawking tells Google 'philosophy is dead',* http://www. telegra-ph.co.uk/technology/google/8520033/Stephen-Hawking-tells-Googlephi-losophy-is-dead.html.

26. Skeptiko, *The Dalai Lama is loved by millions, so why is this science professor demanding he step down?* |270|, https://skeptiko.com/270-lawrence-krauss-calls-for-dalai-lama-to-step-down/.
27. Beischel *et al.*, *Anomalous Information Reception by Research Mediums Under Blinded Conditions II: Replication and Extension.*
28. Dossey, *One Mind*, xxxviii.
29. Penrose y Hameroff, *Consciousness in the Universe: Neuroscience, Quantum Space-Time Geometry and Orch OR Theory.*
30. *Through the Wormhole*, «Is there life after death?», 2.ª temporada, episodio 1. *Science Channel*, 8 de junio de 2011.
31. Ball, *Roger Penrose maths genius; his ideas almost too out-there for some scientists,* http://www.afr.com/technology/roger-penrose-maths-genius-his-ideas-almosttoo-outthere-for-some-scientists-20170220-gugubu.
32. Paulson, *Roger Penrose On Why Consciousness Does Not Compute,* http://nautil.us/issue/47/consciousness/roger-penrose-on-why-consciousness-does-not-compute.
33. Carroll, *Telekinesis and Quantum Theory,* http://www.preposterousuniverse.com/blog/2008/02/18/telekinesis-and-quantum-field-theory/.
34. Schwartz, *The Sacred Promise*, 267.
35. Radin, *The Conscious Universe*, 335.
36. Citado en *Russell, From Science to God*, 17.
37. Haisch, «Reductionism and Consciousness», en *Mind before matter: Visions of a new science of consciousness*, Pfeiffer *et al.*, 53.

Capítulo 13

1. Radin, *Entangled Minds*, 291.
2. Targ, *The Reality of ESP*, 83.
3. Radin, *Supernormal*, 283.
4. Stevenson, *Children Who Remember Previous Lives*, 46.
5. Stott, *The Float Tank Cure*, 38.
6. Powell, *The ESP Enigma*, 129.
7. Urban, *Neuralink and the Brain's Magical Future,* https://waitbutwhy.com/2017/04/neuralink.html.
8. Statt, *Elon Musk launches Neuralink, a venture to merge the human brain with AI,* https://www.theverge.com/2017/3/27/15077864/elon-musk-neuralink-brain-computer-interface-ai-cyborgs.
9. Urban, *Neuralink and the Brain's Magical Future,* https://waitbutwhy.com/2017/04/neuralink.html.
10. *Ibid.*
11. Kurzweil, *Singularity Q &A,* http://www.kurzweilai.net/singularity-q-a.
12. Targ, *The Reality of ESP*, 262.
13. Sheldrake, *Dogs That Know When Their Owners Are Coming Home*, 273-286.
14. *Ibid.,* 273-274.
15. *Ibid.,* 270.
16. *Ibid.,* 271.
17. Schwartz, *Opening to the Infinite*, 269.
18. Schnabel, *Remote Viewers*, 171.
19. *Ibid.*

20. Targ, *The Reality of ESP*, 262.
21. Global Harmony Replication, http://teilhard.global-mind.org/papers/pdf/global. harmony.html.
22. Herr, *Consciousness*, 52.
23. Currivan, *The Cosmic Hologram*, 8.
24. McDaniels, *Psychedelics reduce anxiety, depression in patients, study finds*, http://www.baltimoresun.com/health/bs-hs-psychedelics-cancer-20161201story.html; ver también http://www.collective-evolution.com/2016/12/02/study-single-session-of-ayahuasca-can-defeat-depression/.
25. Levy, *The Drug of Choice for the Age of Kale*, https://www.newyorker.com/magazine/2016/09/12/the-ayahuasca-boom-in-the-u-s.
26. Lipton, *The Biology of Belief*, 96.
27. Lipton y Bhaerman, *Spontaneous Evolution*, 28.
28. Church, *The Genie in Your Genes*, 48.
29. *Ibid.*, 73.
30. *Ibid.*, 75.
31. Moorjani, *The Day That My Life Changed*, 2 de febrero de 2006, http://anita-moorjani.com/about-anita/near-death-experience-description/.
32. Hawkins, *The Eye of the I*, 301.
33. Long, *Evidence of the Afterlife*, 9.
34. *Ibid.*, 15.
35. *Ibid.*, 8.
36. Swanson, *The Synchronized Universe: New Science of the Paranormal*, 19.
37. Hugenot, *The New Science of Consciousness Survival*, 73.
38. Elisabeth Kübler-Ross Foundation, *50 Quotes by Dr. Elisabeth Kübler-Ross*, http://www.ekrfoundation.org/quotes/.
39. Laszlo, *What is Reality?*, 263.
40. Van Lommel, *Consciousness Beyond Life*, 219.
41. Entrevista con Max Planck, *The Observer*.
42. Tucker, *Return to Life*, 191.
43. *Ibid.*, 193.
44. Alexander, *Proof of Heaven*, 150.
45. Lanza y Berman, *Biocentrism*, 178.
46. *Ibid.*
47. Penrose y Hameroff, *Consciousness in the Universe: Neuroscience, Quantum Space-Time Geometry and Orch OR Theory*.
48. Conn Henry, *The mental Universe*.
49. Backster, *Primary Perception*, 141.
50. Weinberg, *Dreams of a Final Theory*.
51. Chopra *et al.*, *How Consciousness Became the Universe*.
52. Gosling, *Science and the Indian Tradition: When Einstein Met Tagore*, 162.
53. Spira, *The Nature of Consciousness*, 125.
54. *Ibid.*, 88.
55. Para un análisis más completo de los temas relacionados con la forma de panpsiquismo aquí esbozada, ver *Why Materialism Is Baloney*, página 66, del doctor Bernardo Kastrup, y *The Nature of Consciousness*, capítulo 3, de Rupert Spira.
56. Ver Kastrup, *Brief Peeks Beyond*, 21-36.

57. Maharaj, *I am That*, 35.
58. *Ibid.*, 9.
59. Hawkins, *I: Subjectivity and Reality*, 310.
60. Alexander, *Proof of Heaven*, 76.
61. Schrödinger, *What Is Life? With Mind and Matter*, 145.
62. *Ibid.*, 165.
63. Moorjani, *Dying to Be Me*, 64.
64. Van Lommel, *Near-Death Experience, Consciousness, and the Brain.*
65. Radin, *Entangled Minds*, 3.
66. Haramein, «The Physics of Oneness' en *What is Reality?*», Laszlo, 113.
67. Schrödinger, *What Is Life? With Mind and Matter*, 139.
68. Russell, *From Science to God*, 42.
69. Laszlo, *The Intelligence of the Cosmos*, 12.
70. Kastrup, *More Than Allegory*, 105.
71. *Ibid.*, 106.
72. *Ibid.*
73. *Ibid.*, 116-117.
74. *Ibid.*, 99.
75. *Ibid.*, 104.
76. Spira, *The Nature of Consciousness*, 156.
77. Las concepciones del «ahora» y del «aquí» han sido abordadas por muchos, pero el análisis anterior ha sido inspirado fundamentalmente por la obra de Rupert Spira y la del doctor Bernardo Kastrup. Por ejemplo, si te ha gustado este ejercicio mental, puede que te guste la siguiente charla de Rupert Spira, disponible en https://www.youtube.com/watch?v=P00lv_bdNmo («Rupert Spira Explaining the NOW Very Clearly», en *Profound Talks*, publicado el 23 de agosto de 2017). El ejercicio que he ofrecido para el «ahora» y el «aquí» está adaptado de charlas como esta.
78. Jahn y Dunne, *Consciousness and the Source of Reality*, 237.
79. Profound Talks. «Rupert Spira Explaining the NOW Very Clearly». Video en YouTube, 37:34. Publicado el 23 de agosto de 2017, https://www.youtube.com/ watch?v=P00lv_bdNmo&feature=youtube.
80. Spira, *The Nature of Consciousness*, 160.
81. *Ibid.*, 161.
82. Conn Henry, *The Mental Universe.*
83. Hawkins, *Discovery of the Presence of God*, 98.
84. Kastrup, *Why Materialism Is Baloney*, 198.
85. *Ibid.*
86. Hawkins, *The Eye of the I*, 142.
87. Este ejercicio de introspección está inspirado en la obra de Rupert Spira y ha sido adaptado de ella. Por ejemplo, el ejercicio que describo fue fuertemente influenciado por la siguiente grabación: Profound Talks. «Rupert Spira – The Highest Meditation (Beautiful Talk)». Video de YouTube, 53:49. Publicado el 23 de octubre de 2017, https://www.youtube.com/watch?v=ZxvlVOe1-6E&t=1830s.
88. Moorjani, *The Day That My Life Changed*, 2 de febrero de 2006, http://anita-moorjani.com/about-anita/near-death-experience-description/.
89. Kastrup, *Why Materialism Is Baloney*, 198.

90. Spira, *The Nature of Consciousness*, 165.
91. Schrödinger, *My View of the World*, 31-34.
92. Spira, *The Nature of Consciousness*, 140.
93. Hawkins, *Power vs. Force*, 384-385.
94. *Ibid.*, 385-386.
95. *Ibid.*, 385.
96. Hawkins, *I: Reality and Subjectivity*, 261.
97. Coppel, *The Awakening of Eckhart Tolle*, https://www.eckharttolle.com/article/ Spiritual-Awakening-Of-Eckhart-Tolle.
98. Ubuntu Chan, *SuperWellness*, 38.
99. Greenwell, *The Kundalini Guide*, 7-8.
100. *Ibid.*, 13-14.
101. Kushlev *et al.*, *Higher Income Is Associated With Less Daily Sadness but not More Daily Happiness*, http://journals.sagepub.com/doi/ pdf/10.1177/1948550 614568161.
102. Spira, *The Nature of Consciousness*, 193.
103. Coppel, *The Awakening of Eckhart Tolle*, https://www.eckharttolle.com/article/ Spiritual-Awakening-Of-Eckhart-Tolle.
104. Citado en Price y Barrell, *Inner Experience and Neuroscience: Merging Both Perspectives*, 269.
105. Kastrup, *Brief Peeks Beyond*, 148.
106. Spira, *The Nature of Consciousness*, 150.
107. *Ibid.*, 5.
108. Dossey, *One Mind*, xxi-xxii.

BIBLIOGRAFÍA

ALEXANDER, Eben. «Near-Death Experiences and the Emerging Scientific View of Consciousness». En *The Science of Near-Death Experiences,* editado por John Hagan. Columbia: University of Missouri Press, 2017a.

____. «Near-Death Experiences: The Mind-Body Debate and the Nature of Reality». En *The Science of Near-Death Experiences,* editado por John Hagan. Columbia: University of Missouri Press, 2017b.

____. *Proof of Heaven: A Neurosurgeon's Journey into the Afterlife.* Nueva York: Simon & Schuster, 2012. (Publicado en castellano por Booket. *La prueba del cielo: El viaje de un neurocirujano a la vida después de la vida*, 2017).

ALLEN, Nick. «How Uri Geller Convinced the CIA He Was a 'Psychic Warrior'». *The Telegraph,* 18 de enero de 2017. http://www.telegraph.co.uk/news/2017/01/18/uri-geller-convinced-cia-psychic-warrior/.

ANANTHASWAMY, Anil. «A Classic Quantum Test Could Reveal the Limits of the HumanMind». *New Scientist,* 19 de mayo de 2017. https://www.newscientist.com/article/2131874-a-classic-quantum-test-could-reveal-the-limits-ofthe-human-mind/.

BACKSTER, Cleve. *Primary Perception: Biocommunication with Plants, Living Foods, and Human Cells.* Anza, CA: White Rose Millennium, 2003.

BALL, Philip. «Roger Penrose Maths Genius; His Ideas Almost Too Out-There For Some Scientists». *Financial Review,* 28 de febrero de 2017. http://www.afr.com/technology/roger-penrose-maths-genius-his-ideas-almost-toooutthere-for-some-scientists-20170220-gugubu.

BARUŠS, Imants y MOSSBRIDGE, Julia. *Transcendent Mind: Rethinking the Science of Consciousness.* Washington, D. C.: American Psychological Association, 2017.

BEAUREGARD, Mario. *Brain Wars: The Scientific Battle Over the Existence of the Mind and the Proof That Will Change the Way We Live Our Lives.* Toronto, Canadá: HarperCollins, 2013.

BEISCHEL, Julie. *Investigating Mediums: A Windbridge Institute Collection.* Tuscon, AZ: Windbridge Institute, 2015.

____. «Research into Mental Mediumship». En *Surviving Death: A Journalist Investigates Evidence for an Afterlife,* editado por Leslie Kean. Nueva York: Crown Archetype, 2017.

____. *et al.* «Anomalous Information Reception by Research Mediums Under Blinded Conditions II: Replication and Extension». *EXPLORE: The Journal of Science and Healing* 11, n.º 2 (2015): 136-142.

BELL, J. S. «On the Einstein Podolsky Rosen Paradox». *Physics* 1, n.º 3 (1964): 195-200.

BEM, Daryl. «Feeling the Future: Experimental Evidence for Anomalous Retroactive Influences on Cognition and Affect». *Journal of Personality and Social Psychology* 100, n.º 3 (2011): 407-425.

____. y HONORTON, Charles. «Does Psi Exist? Replicable Evidence for an Anomalous Process of Information Transfer». *Psychological Bulletin* 115 (1994): 4-18.

____. *et al.* «Feeling the Future: A Meta-Analysis of 90 Experiments on the Anomalous Anticipation of Random Future Events». *F1000Research* 4 (2015): 1188. doi: 10.12688/f1000research.7177.1. https://f1000research.com/articles/4-1188/v1.

BOHM, D. J. y HILEY, B. J. «On the Intuitive Understanding of Nonlocality As Implied by Quantum Theory». *Foundations of Physics* 5, n.º 1 (1975): 93-109.

BOSCH, Holger, STEINKAMP Fiona, y BOLLER Emil. «Examining Psychokinesis: The Interaction of Human Intention with Random Number Generators; A Meta-Analysis». *Psychological Bulletin* 132, n.º 4 (2006): 497-523.

BRAUDE, Stephen. *Immortal Remains: The Evidence for Life After Death.* Lanham, MD: Rowman & Littlefield, 2003.

BRODERICK, Damien y GOERTZEL, Ben, (eds.). *Evidence for Psi: Thirteen Empirical Research Reports.* Jefferson, NC: McFarland, 2015.

BROOKS, Michael. «Beyond the Safe Zone of Science». *EdgeScience* 23 (2015).

BUCHHEIT, Carl y NOWER SCHAMBER, Ellie. *Transformational NLP: A New Psychology.* Ashland, OR: White Cloud, 2017.

BURT, Cyril. *ESP and Psychology.* Editado por Anita Gregory. Londres: Weidenfeld y Nicolson, 1975.

CAPRA, Fritjof. *The Tao of Physics: An Exploration of the Parallels between Modern Physics and Eastern Mysticism.* Boston: Shambhala, 1975. (Publicado en castellano por Editorial Sirio. *El Tao de la física,* 2017).

CARDEÑA, E. «The Experimental Evidence for Parapsychological Phenomena: A Review». *American Psychologist* (24 de mayo de 2018). Publicación anticipada *online.* http://dx.doi.org/10.1037/amp0000236.

CAREY, Benedict. «Journal's Paper on ESP Expected to Prompt Outrage». *New York Times,* 5 de enero de 2011. http://www.nytimes.com/2011/01/06/science/06esp.html.

____. «A Princeton Lab on ESP Plans to Close Its Doors». *New York Times,* 10 de febrero de 2007. http://www.nytimes.com/2007/02/10/science/10princeton.html?mcubz=0.

CARHART-HARRIS, R. L., *et al.* «Neural Correlates of the Psychedelic State as Determined by fMRI Studies with Psilocybin». *Proceedings of the National Academy of Sciences USA* 109, n.º 6 (2012): 2138-2143. https://www.ncbi.nlm.nih.gov/pubmed/22308440.

CARR, Bernard. «Hyperspatial Models of Matter and Mind». En *Beyond Physicalism: Toward Reconciliation of Science and Spirituality,* editado por Edward Kelly, Adam Crabtree y Paul Marshall. Lanham, MD: Rowman & Littlefield, 2015.

CARROLL, Sean. *The Big Picture: On the Origins of Life, Meaning, and the Universe Itself.* Nueva York: Dutton, 2017.

_____. «Telekinesis and Quantum Field Theory». Sean Carroll website, 18 de febrero de 2008. http://www.preposterousuniverse.com/blog/2008/02/18/telekinesis-and-quantum-field-theory/.

CHAN, Edith Ubuntu. *SuperWellness: Become Your Own Best Healer.* San Francisco, CA: School of Dan Tian Wellness, 2017.

CHOPRA, Deepak, *et al. How Consciousness Became the Universe: Quantum Physics, Cosmology, Evolution, Neuroscience, Parallel Universes.* Cambridge, MA: Cosmology Science, 2015.

CHURCH, Dawson. *Genie in Your Genes: Epigenetic Medicine and the New Biology of Intention.* Santa Rosa, CA: Energy Psychology, 2014. (Publicado en castellano por Obelisco. *El genio en sus genes*, 2008).

CICORIA, Tony y CICORIA, Jordan. «My Near-Death Experience: A Call From God». En *The Science of Near-Death Experiences,* editado por John Hagan. Columbia: University of Missouri Press, 2017.

Closer to Truth. «Lawrence Krauss: Does ESP Make Sense?». Video de YouTube, 17 de julio de 2017. https://youtu.be/5NweHLQmbZE.

«Collective Consciousness». IONS: Institute of Noetic Sciences website, n. d. 24 de mayo de 2018, http://noetic.org/research/projects/mindatlarge.

COPPEL, Paula. «The Awakening of Eckhart Tolle». Eckhart Teachings website, n.d. https://www.eckharttolle.com/article/Spiritual-Awakening-Of-Eckhart-Tolle.

COSTANDI, Mo. «Psychedelic Chemical Subdues Brain Activity: Magic Mushrooms' Active Ingredient Constrains Control Centres». *Nature,* 23 de enero de 2012. https://www.nature.com/news/psychedelic-chemical-subdues-brain-activity-1.9878.

COYNE, Jerry. «Science is Being Bashed by Academics Who Should Know Better». *New Republic,* 3 de abril de 2014. https://newrepublic.com/article/117244/jeffrey-kripals-anti-materialist-argument-promotes-esp.

CROOKES, William. *Researches in the Phenomena of Spiritualism.* Cambridge, UK: Cambridge University Press, 2012. Primera edición, 1874.

CURRIVAN, Jude. *The Cosmic Hologram: In-Formation at the Center of Creation.* Rochester, VT: Inner Traditions, 2017.

DABNEY, William. «Maternal Impressions». En *Cyclopedia of the Diseases of Children: Medical and Surgical,* editado por John Keating. Filadelfia, PA: J. B. Lippincott, 1890.

«The Dalai Lama is Loved By Millions, So Why Is This Science Professor Demanding He Step Down?». Skeptiko website, n. d. https://skeptiko.com/270-lawrence-krauss-calls-for-dalai-lama-to-step-down/.

DALIO, Ray. *Principles.* Nueva York: Simon & Schuster, 2017. (Publicado en castellano por Planeta. *Principios,* 2018).

DAN Jacob. «Neil deGrasse On Consciousness». Video de YouTube, 26 de junio de 2015. https://www.youtube.com/watch?v=QGekFhbyQLk.

DAVIDS, Paul, SCHWARTZ, Gary y ALLISON John. *An Atheist in Heaven: The Ultimate Evidence for Life After Death?* Reno, NV: Yellow Hat, 2016.

DIAMOND, Barbara. «'Renaissance Man', Former UCI Professor Dies». *Los Angeles Times,* 11 de julio de 2013. http://www.latimes.com/tn-cpt-me-0712joie-obit-20130711-story.html.

DOSSEY, Larry. *The Power of Premonitions: How Knowing the Future Can Shape Our Lives.* Londres: Hay House, 2009. (Publicado en castellano por Milenio. *El poder de las premoniciones: Conocer el futuro puede cambiar nuestra vida*, 2015).

____. *One Mind: How Our Individual Mind Is Part of a Greater Consciousness and Why It Matters.* Carlsbad, CA: Hay House, 2013.

____. «The Power of Premonitions: How Knowing the Future Can Shape Our Lives [entrevista]». n. d. http://www.dosseydossey.com/larry/Interview_Questions-Premonitions.pdf.

____. «Unbroken Wholeness: The Emerging View of Human Inter-connection». Sitio web de Reality Sandwich, n. d. http://realitysandwich.com/170309/human_interconnection/.

EINSTEIN, Albert, BORN Hedwig y BORN Max. *The Born-Einstein Letters: Friendship, Politics and Physics in Uncertain Times.* Trad. Irene Born; nota para la nueva edición de Gustav Born; nuevo prefacio de Diana Buchwald y Kip Thorne; prólogo de Bertrand Russell; introducción de Werner Heisenberg. Basingstoke, UK: Macmillan, 2005.

____. PODOLSKY, Boris y ROSEN, Nathan. «Can Quantum Mechanical Description of Physical Reality Be Considered Complete?». *Physical Review* 47, n.º 777 (1935).

ExpandedBooks. «Allan J. Hamilton: The Scalpel and the Soul». Video de YouTube, 14 de marzo de 2008. https://www.youtube.com/watch?v=rlfYnuNR3lI.

«Experiment Confirms Quantum Theory Weirdness». Phys.org. 27 de mayo de 2015. https://phys.org/news/2015-05-quantum-theory-weirdness.html.

«Experiments: Uri Geller at SRI, 4-11 de agosto de 1973». Informe no publicado de la CIA, publicación aprobada el 28 de marzo de 2003.

«Ex-Stargate Head, Ed May, Unyielding Re Materialism, Slams Dean Radin». Sitio web de Skeptiko, entrevista, n. d. http://skeptiko.com/ed-may-unyielding-re-materialism-341/.

EYSENCK, H. J. *Sense and Nonsense in Psychology.* Middlesex, UK: Penguin, 1957. (Publicado en castellano por Alianza Editorial. *Psicología: hechos y palabrería*, 1989).

FEYNMAN, Richard. *The Character of Physical Law.* Nueva York: Modern Library, 1994.

____. «1. Quantum Behavior». Sitio web de Feynman Lectures, n. d. http://www.feynmanlectures.caltech.edu/III_01.html#Ch1-S7.

«Formal Results: Testing the GCP Hypothesis». Global Consciousness Project website, n. d. global-mind.org/results.html.

FRIEDMAN, Lauren. «A Neurosurgeon Calls This Basic Fact About The Brain 'Too Strange To Understand'». *Business Insider*, 24 de junio de 2016. http://www.businessinsider.com/the-strangest-thing-about-the-brain-2016-6.

«Ganzfeld experiment». Wikipedia, última actualización, 13 de agosto de 2017. https://en.wikipedia.org/wiki/Ganzfeld_experiment.

GAULD, Alan. *Mediumship and Survival: A Century of Investigations.* Londres: Paladin, 1983.

GLEICK, James. *Chaos.* Nueva York: Open Road Media, 1987. (Publicado en castellano por editorial Crítica. *Caos*, 2012).

«The Global Consciousness Project Meaningful Correlations in Random Data». Sitio web de Global Consciousness Project, n. d. http://noosphere.princeton.edu/.

«Global Harmony Replication». Sitio web de Global Consciousness Project, n. d. http://teilhard.global-mind.org/papers/pdf/global.harmony.html.

GOSLING, David. *Science and the Indian Tradition: When Einstein Met Tagore*. Londres: Routledge, 2007.

GREENE, Brian. *The Fabric of the Cosmos: Space, Time, and the Texture of Reality*. Nueva York: A. A. Knopf, 2004. (Publicado en castellano por Editorial Crítica. *El tejido del cosmos: Espacio, tiempo y la textura de la realidad*, 2016).

____. *The Hidden Reality: Parallel Universes and the Deep Laws of the Cosmos*. Nueva York: Vintage Books, 2013.

GREENWELL, Bonnie. *The Kundalini Guide: A Companion for the Inward Journey*. Ashland, OR: Shakti River, 2014.

GREYSON, Bruce. «An Overview of Near-Death Experiences». En *The Science of Near-Death Experiences*, editado por John Hagan. Columbia: University of Missouri Press, 2017.

GROF, Stanislav. *Books of the Dead*. Nueva York: W. W. Norton, 2013.

GUERRER, Gabriel. «Consciousness-Related Interactions in a DoubleSlit Optical System». *Open Science Framework* (9 de marzo de 2018). doi:10.17605/OSF. IO/QDKVX.

GUGGENHEIM, Bill y GUGGENHEIM, Judy. *Hello from Heaven!* Londres: Watkins, 1995.

HAFELE, J. C. y KEATING, R. E. «Around-the-World Atomic Clocks: Predicted Relativistic Time Gains». *Science* 177 (1972): 166-168.

HAGAN, John, ed. *The Science of Near-Death Experiences*. Columbia: University of Missouri Press, 2017.

HAISCH, Bernard. «Reductionism and Consciousness». En *Mind Before Matter: Visions of a New Science of Consciousness*, editado por Trish Pfeiffer y John Mack. Winchester, UK: O Books, 2007.

HAMEROFF, Stuart y PENROSE, Roger. «Consciousness in the Universe: A Review of the 'Orch OR' Theory». *Physics of Life Reviews* 11, n.º 1 (2014): 39-78.

HARALDSSON, Erlendur y STEVENSON, Ian. «A Communicator of the 'Drop In' Type In Iceland: The Case of Runolfur Runolfsson». *Journal of the American Society for Psychical Research* 69 (1975): 33-59.

HARAMEIN, Nassim. «The Physics of Oneness». En *What Is Reality: The New Map of Cosmos and Consciousness* de Ervin Laszlo. Nueva York: SelectBooks, 2016.

HARARI, Yuval Noah. *Homo Deus: A Brief History of Tomorrow*. Londres: Harvill Secker, 2017. (Publicado en castellano por DEBOLSILLO. *Homo deus: breve historia del mañana*, 2021).

«The Hard Problem of Consciousness». Internet Encyclopedia of Philosophy. http://www.iep.utm.edu/hard-con/.

HARRIS, Sam. *Waking Up: A Guide to Spirituality Without Religion*. Nueva York: Simon & Schuster, 2015. (Publicado por Kairós. *Despertar: Una guía para una espiritualidad sin religión*, 2015).

HAWKING, Stephen y MLODINOW Leonard. *The Grand Design*. Nueva York: Bantam, 2010. (Publicado en castellano por Booket. *El gran diseño*, 2013).

HAWKINS, David. *Discovery of the Presence of God: Devotional Nonduality.* West Sedona, AZ: Veritas, 2007. (Publicado en castellano por El Grano de Mostaza. *El descubrimiento de la presencia de Dios. Devoción no dual*, 2019).

_____. *The Eye of the I: From Which Nothing Is Hidden.* Carlsbad, CA: Hay House 2001. (Publicado en castellano por El Grano de Mostaza. *El ojo del yo del que nada está oculto*, 2016).

_____. *I: Reality and Subjectivity.* Alexandria, Australia: Hay House, 2003. (Publicado en castellano por El Grano de Mostaza. *Yo, realidad y subjetividad*, 2018).

_____. *Power vs. Force: The Hidden Determinants of Human Behavior.* Carlsbad, CA: Hay House, 1995. (Publicado en castellano por El Grano de Mostaza. *El poder frente a la fuerza*, 2015).

HEISENBERG, Werner. *Physics and Philosophy: The Revolution in Modern Science.* Nueva York: HarperPerennial, 1958.

HENRY, Richard Conn. «The Mental Universe». *Nature* 436 (julio de 2005): 29.

HERR, Eva. *Consciousness: Bridging the Gap Between Conventional Science and the New Super Science of Quantum Mechanics.* Faber, VA: Rainbow Ridge, 2012.

HOFSTADTER, Douglas. «A Cutoff for Craziness». *New York Times,* 7 de enero de 2011. https://www.nytimes.com/roomfordebate/2011/01/06/the-esp-study-when-science-goes-psychic/a-cutoff-for-craziness.

HOLDEN, Janice Miner, GREYSON, Bruce y JAMES, Debbie, eds. *The Handbook of Near-Death Experiences: Thirty Years of Investigation.* Santa Barbara, CA: Praeger, 2009.

HONORTON, Charles y FERRARI, Diane. «'Future Telling': A Meta-Analysis of Forced-Choice Precognition Experiments, 1935-1987». *Journal of Parapsychology* 53 (1989): 281-308.

HUGENOT, Alan Ross. *The New Science of Consciousness Survival and the Meta-paradigm Shift to a Conscious Universe.* Indianapolis, IN: Dog Ear, 2016.

HYMAN, Ray. «Evaluation of Program on Anomalous Mental Phenomena». Documento de trabajo, University of Oregon, Eugene, 1995. http://www.ics.uci.edu/~jutts/hyman.html.

IANDSvideos. «Jan Holden: NDE as Passage into Spontaneous Mediumship Experiences». Video de YouTube, 4 de marzo de 2016. https://www.youtube.com/watch?v=mxurOz0GU_A&app=desktop.

InfinicityFilm. «Rupert Sheldrake: Dogs Who Know When Their Owners Are Coming Home». Video de YouTube, 22 de abril de 2012. https://www.youtube.com/watch?v=9QsPWitQovM.

Institute of Noetic Sciences: IONS. «New Experiments Show Consciousness Affects Matter: Dean Radin Ph.D». Video de YouTube, 7 de junio de 2016. https://www.youtube.com/watch?v=nRSBaq3vAeY.

International Association for Near Death Studies. «AWARE Study Initial Results Are Published!». Página web de IANDS, 18 de julio de 2017. https://iands.org/resources/media-resources/front-page-news/1060-aware-study-initial-results-are-published.html.

_____. «Key Facts about NearDeath Experiences». Página web de IANDS, 29 de agosto de 2017. http://iands.org/ndes/about-ndes/key-nde-facts21.html?showall=&limitstart=.

«Interview with Max Planck». *The Observer,* 25 de enero de 1931.

«Interview with Ray Hyman». *Austin American-Statesman,* 14 de julio de 2002. Citado en Stephan A. Schwartz, *Opening to the Infinite: The Art and Science of Nonlocal Awareness* (Buda, TX: Nemoseen Media, 2007).

«Islands of Genius with Darold A. Treffert, M.D». Provocative Enlightenment podcast, 10 de agosto de 2017. http://provocativeenlightenment.com/ wp/2017-0810-islands-of-genius-with-darold-a-treffert-m-d/.

JACOBSEN, Annie. *Phenomena: The Secret History of the U.S. Government's Investigations into Extrasensory Perception and Psychokinesis.* Nueva York: Black Bay, 2017.

JAHN, Robert y DUNNE, Brenda. *Consciousness and the Source of Reality: The PEAR Odyssey.* Princeton, NJ: ICRL, 2011.

____. y DUNNE, Brenda. *Margins of Reality: The Role of Consciousness in the Physical World.* Princeton, NJ: ICRL Press, 1981.

____. *et al.* «Correlations of Random Binary Sequences with Pre-Stated Operator Intention: A Review of a 12-Year Program». *Explore 3,* n.º 3 (2007): 244-253, 341-343. https://www.explorejournal.com/article/S1550-8307(07) 00062-6/fulltext.

JAUCH, J. M. «The Problem of Measurement in Quantum Mechanics». *Helvetica Physica Acta* 37 (1964): 293-316.

JEANS, James. *The Mysterious Universe.* Nueva York: Macmillan, 1930.

JONES, Joie. «An Extensive Laboratory Study of Pranic Healing Medical Imaging and Laboratory Methods». Trabajo presentado en el World Pranic Healers' Convention, Bombay, India, 12-14 de mayo de 2006.

JOSEPHSON, Brian. «Coupled Superconductors and Beyond». *Low Temperature Physics* 38 (2012): 260-262. https://aip.scitation.org/doi/10.1063/1.3697974.

____. «Pathological Disbelief». Conferencia pronunciada en el Encuentro de Premios Nobel en Lindau, 30 de junio de 2004, versión editada de la presentación (revisada el 20 de agosto de 2004).

«Julia Mossbridge». IONS: Institute of Noetic Sciences website, n. d. http://noetic.org/directory/person/julia-mossbridge.

KAKU, Michio. *The Future of the Mind: The Scientific Quest to Understand, Enhance, and Empower the Mind.* Nueva York: Random House, 2014. (Publicado en castellano por DEBOLSILLO. *El futuro de nuestra mente,* 2015).

____. *Physics of the Impossible: A Scientific Tour Beyond Science Fiction, Fantasy, and Magic.* Londres: Allen Lane, 2008. (Publicado en castellano por DEBOLSILLO. *Física de lo imposible,* 2016).

KASTRUP, Bernardo. *Brief Peeks Beyond: Critical Essays on Metaphysics, Neuro-science, Free Will, Skepticism, and Culture.* Winchester, UK: Iff, 2015.

____. *More Than Allegory: On Religious Myth, Truth and Belief.* Winchester, UK: John Hunt 2016.

____. «Transcending the Brain: At Least Some Cases of Physical Damage Are Associated with Enriched Consciousness or Cognitive Skill». *Scientific American blog,* 29 de marzo de 2017. https://blogs.scientificamerican.com/guest-blog/transcending-the-brain/.

____. *Why Materialism Is Baloney: How True Skeptics Know There Is No Death and Fathom Answers to Life, the Universe and Everything.* Winchester, UK: Iff, 2014.

KEAN, Leslie, ed. *Surviving Death: A Journalist Investigates Evidence for an Afterlife.* Nueva York: Crown Archetype, 2017. (Publicado en castellano por Indicios. *Sobrevivir a la muerte,* 2018).

KEIM, Brandon. «Consciousness After Death: Strange Tales From the Frontiers of Resuscitation Medicine». *Wired*, 24 de abril de 2013. https://www.wired.com/2013/04/consciousness-after-death/.

KELLY, Edward. «Empirical Challenges to Theory Construction». En *Beyond Physicalism: Toward Reconciliation of Science and Spirituality*, editado por Edward Kelly, Adam Crabtree y Paul Marshall. Lanham, MD: Rowman & Littlefield, 2015.

____. «Toward a Psychology for the 21st Century». En *Irreducible Mind: Toward a Psychology for the 21st Century*, editado por Edward Kelly *et al.* Lanham, MD: Rowman & Littlefield, 2010.

____. y PRESTI, David. «A Psychobiological Perspective on 'Trans-mission Models'». En *Beyond Physicalism: Toward Reconciliation of Science and Spirituality*, editado por Edward Lanham, Adam Crabtree y Paul Marshall. Lanham, MD: Rowman & Littlefield, 2015.

____. GREYSON B. y KELLY, E. F. «Unusual Experiences Near Death and Related Phenomena». En *Irreducible Mind: Toward a Psychology For the 21st Century*, editado por Edward Kelly *et al.* Lanham, MD: Rowman & Littlefield, 2010.

____. *et al. Irreducible Mind: Toward a Psychology for the 21st Century.* Lanham, MD: Rowman & Littlefield, 2010.

____. CRABTREE, Adam, y MARSHALL, Paul, eds. *Beyond Physicalism: Toward Reconciliation of Science and Spirituality.* Lanham, MD: Rowman & Littlefield, 2015.

«Kim Peek» The Real Rain Man. Wisconsin Medical Society webpage, n. d. https://www.wisconsinmedicalsociety.org/professional/savant-syndrome/profiles-and-videos/profiles/ kim-peek-the-real-rain-man/.

KING, Barbara. «Interview: Richard Dawkins Celebrates Reason, Ridicules Faith». NPR, 26 de marzo de 2012. https://www.npr.org/sections/13.7/2012/03/26/149310560/atheist-firebrand-richard-dawkins-unrepentant-for-harsh-words-targeting-faith.

KNOX, Sarah. *Science, God, and the Nature of Reality: Bias in Biomedical Research.* Boca Ratón, FL: Brown Walker, 2010.

KÜBLER-ROSS, Elisabeth. «Quotes: 50 Quotes by Dr. Elisabeth Kübler-Ross». Elisabeth Kübler-Ross, página web de la fundación, n. d. http://www.ekrfoundation.org/quotes/.

KURZWEIL, Ray. «Singularity Q&A». *Kurzweil: Accelerating Intelligence website.* 9 de diciembre de 2011. http://www.kurzweilai.net/singularity-q-a.

KUSHLEV K., DUNN, E. W. y LUCAS R. E. «Higher Income Is Associated With Less Daily Sadness but Not More Daily Happiness». *Social Psychological and Personality Science* 6, n.º 5 (2015): 483-489. http://journals.sagepub.com/doi/pdf/10.1177/1948550614568161

LANZA, Robert y BERMAN, Bob. *Beyond Biocentrism: Rethinking Time, Space, Consciousness, and the Illusion of Death.* Dallas, TX: BenBella, 2016. (Publicado en castellano por Editorial Sirio. *Más allá del biocentrismo*, 2018).

____. *Biocentrism: How Life and Consciousness Are the Keys to Understanding the True Nature of the Universe.* Dallas, TX: BenBella, 2009. Publicado en castellano por Editorial Sirio. *Biocentrismo: La vida y la conciencia como claves para comprender la naturaleza del universo*, 2012).

LASZLO, Ervin. *The Intelligence of the Cosmos: Why Are We Here? New Answers from the Frontiers of Science.* Rochester, VT: Inner Traditions, 2017.

_____. *What Is Reality: The New Map of Cosmos and Consciousness*. Nueva York: Select-Books, 2016. (Publicado en castellano por Kairós. *La naturaleza de la realidad: El nuevo mapa del cosmos y la conciencia*, 2017).

LEVY, Ariel. «The Drug of Choice for the Age of Kale: How Ayahuasca, an Ancient Amazonian Hallucinogenic Brew, Became the Latest Trend in Brooklyn and Silicon Valley». *New Yorker*, 12 de septiembre de 2016. https://www.newyorker.com/magazine/2016/09/12/the-ayahuasca-boom-in-the-u-s.

LILOU Mace. «Psychoenergetics: William Tiller Ph.D». Video de YouTube, 15 de octubre de 2012. https://www.youtube.com/watch?v=pI7jO1JuF-c.

LIPTON, Bruce. *The Biology of Belief: Unleashing the Power of Consciousness, Matter, and Miracles*. Santa Rosa, CA: Mountain of Love/Elite Books, 2005.

_____. y BHAERMAN, Steve. *Spontaneous Evolution: Our Positive Future (and a Way to Get There from Here)*. Carlsbad, CA: Hay House, 2012.

LONG, Jeffrey. «Near-Death Experiences: Evidence for their Reality». En *The Science of Near-Death Experiences,* editado por John Hagan. Columbia: University of Missouri Press, 2017.

_____. y PERRY, Paul. *Evidence of the Afterlife: The Science of NearDeath Experiences*. Nueva York: HarperOne, 2010.

LOWERY, George. «Study Showing That Humans Have Some Psychic Powers Caps Daryl Bem's Career». *Cornell Chronicle,* 6 de diciembre de 2010. http://news.cornell.edu/stories/2010/12/study-looks-brains-ability-see-future.

McISAAC, Tara. «Neuroscientist Discusses Precognition: Or 'Mental Time Travel'». *Epoch Times,* 22 de noviembre de 2017. https://www.theepochtimes.com/uplift/neuroscientist-discusses-precognition-or-mental-time-travel_2362702.html.

MAHARAJ, Nisargadatta, FRYDMAN, Maurice y DIKSHIT, Sudhakar. *I Am That: Talks with Sri Nisargadatta Maharaj*. Trad. Maurice Frydman. Durham, NC: Acorn Press, 1973. (Publicado en castellano por Editorial Sirio. *Yo soy eso*, 2000).

«Manifesto for a Post-Materialist Science». OpenSciences.org website, n. d. http://opensciences.org/about/manifesto-for-a-post-materialist-science.

MARKOFF, John. «Sorry, Einstein: Quantum Study Suggests 'Spooky Action' Is Real». *New York Times*, 21 de octubre de 2015. https://www.nytimes.com/2015/10/22/science/quantum-theory-experiment-said-to-prove-spooky-interactions.html.

MAZZA, Ed. «Virginia Man Wins The Lottery By Playing Numbers From A Dream: Some Dreams Really Do Come True». *Huffington Post,* 6 de febrero de 2018. https://www.huffingtonpost.com/entry/lottery-dream-numbers-jackpot_us_5a79402be4b00f94fe9456f0.

McDANIELS, Andrea. «Psychedelics Reduce Anxiety, Depression in Patients, Study Finds». *Baltimore Sun,* 1 de diciembre de 2016. http://www.baltimoresun.com/health/bs-hs-psychedelics-cancer-20161201-story.html.

McKIE, Robin. «Royal Mail's Nobel Guru In Telepathy Row». *The Observer,* 29 de septiembre de 2001. https://www.theguardian.com/uk/2001/sep/30/robinmckie.theobserver.

McTAGGART, Lynne. *The Field: The Quest for the Secret Force of the Universe*. Nueva York: HarperCollins, 2001. (Publicado en castellano por Editorial Sirio. *El campo: en busca de la fuerza secreta que mueve el universo*, 2009).

_____. *The Intention Experiment: Using Your Thoughts to Change Your Life and the World.* Nueva York: Free Press, 2007.

MEHRA, Jagdish, ed. *The Physicist's Conception of Nature.* Boston: Reidel, 1973.

MISHLOVE, Jeffrey. *The PK Man: A True Story of Mind Over Matter.* Charlottesville, VA: Hampton Roads, 2000.

MOODY, Raymond. *Life After Life: The Investigation of a Phenomenon; Survival of Bodily Death.* Harrisburg, PA: Stackpole, 1975. (Publicado en castellano por EDAF. *Vida después de la vida*, 2017).

_____. *Glimpses of Eternity: An Investigation into Shared Death Experiences.* Londres: Rider, 2011. (Publicado en castellano por EDAF. *Destellos de eternidad: experiencias de muerte compartidas*, 2011).

MOORJANI, Anita. «The Day My Life Changed: February 2, 2006». Página web de Anita Moorjani, n. d. http://anitamoorjani.com/about-anita/near-death-experience-description/.

_____. *Dying to Be Me: My Journey from Cancer, to Near Death, to True Healing.* Nueva Delhi, India: Hay House, 2015. (Publicado en castellano por Gaia Ediciones. *Morir para ser yo: mi viaje a través del cáncer y la muerte hasta el despertar y la verdadera curación*, 2013).

MOSSBRIDGE, Julia. «Physiological Activity That Seems to Anticipate Future Events». En *Evidence for Psi: Thirteen Empirical Research Reports,* editado por Damien Broderick y Ben Goertzel. Jefferson, NC: McFarland, 2015.

_____. TRESSOLDI, P. y UTTS J. «Predictive Physiological Anticipation Preceding Seemingly Unpredictable Stimuli: A Meta-Analysis». *Frontiers in Psychology* 3 (2012): 390. https://www.frontiersin.org/articles/10.3389/fpsyg.2012.00390/full.

_____. *et al.* «Predicting the Unpredictable: Critical Analysis and Practical Implications of Predictive Anticipatory Activity». *Frontiers in Human Neuroscience* 8 (2014): 146. https://www.ncbi.nlm.nih.gov/pmc/articles/PMC3971164/.

MYERS, F. W. H. y HODGSON, Richard. *Human Personality and Its Survival of Bodily Death.* Nueva York: Dover, 1910.

_____. *et al.* «A Record of Observations of Certain Phenomena of Trance». *Proceedings of the Society for Psychical Research* 6 (1889-1990): 436-659.

NAHM, M., *et al.* «Terminal Lucidity: A Review and a Case Collection». *Archives of Gerontology and Geriatrics* 55, n.º 1 (2011): 138-142. doi:10.1016/j.archger.2011.06.031

NASA. «Tour of the Electromagnetic Spectrum: Introduction to the Electromagnetic Spectrum». NASA website, n. d. https://science.nasa.gov/ems/01_intro.

Near-Death Experience Research Foundation. http://www.nderf.org/index.htm.

_____. «Choose Your Language», n.d. http://www.nderf.org/NDERF/Languages/languages.htm.

NELSON, Kevin. «Neuroscience Perspectives on Near-Death Experiences». En *The Science of Near-Death Experiences,* editado por John Hagan. Columbia: University of Missouri Press, 2017.

NELSON, R. D., *et al.* «Correlations of Continuous Random Data With Major World Events». *Foundations of Physics Letters* 15 (2002): 537-550.

NOË, Alva. *Out of Our Heads: Why You Are Not Your Brain, and Other Lessons from the Biology of Consciousness.* Nueva York: Hill & Wang, 2010. (Publicado en castellano por Kairós. *Fuera de la cabeza: Por qué no somos el cerebro y otras lecciones de la biología de la consciencia*, 2010).

«Notable Quotes on Quantum Physics». Página web de QuantumEnigma, n. d. http://quantumenigma.com/nutshell/notable-quotes-on-quantum-physics/?phpMyAdmin=54029d98ba071eec0c69ff5c106b9539#einstein.

OLIVER, Myrna. «Marcello Truzzi, 67; Professor Studied the Far-Out From Witchcraft to Psychic Powers». *Los Angeles Times*, 11 de febrero de 2003. http://articles.latimes.com/2003/feb/11/local/me-truzzi11.

«125th Anniversary Issue». Página web de *Science magazine*. http://www.sciencemag.org/site/feature/misc/webfeat/125th/.

PARKER, Adrian y BRUSEWITZ, Göran. «A Compendium of the Evidence for Psi». *European Journal of Parapsychology* 18 (2003): 33-51.

PAULSON, Steve. «Roger Penrose On Why Consciousness Does Not Compute: The Emperor of Physics Defends His Controversial Theory of Mind». *Nautilus*, 4 de mayo de 2017. http://nautil.us/issue/47/consciousness/roger-penrose-on-why-consciousness-does-not-compute.

PEARSALL, Paul. *The Heart's Code: Tapping the Wisdom and Power of Our Heart Energy; The New Findings About Cellular Memories and Their Role in the Mind, Body, Spirit Connection*. Nueva York: Broadway, 1999.

PEARSON, Patricia. «At the Gates of Heaven: A New Book, Drawing On the Stories of Dying Patients and Doctors, Will Transform the Way You Think About Your Final Days». *Daily Mail*, 16 de mayo de 2014, http://www.dailymail.co.uk/news/article-2630927/At-gates-heaven-A-new-bookdrawing-stories-dying-patients-doctors-transform-way-think-finaldays.html.

____. «The Stories of Dying Patients and Doctors, Will Transform the Way You Think About Your Final Days». SOTT: Signs of the Times website, 17 de mayo de 2014. https://www.sott.net/article/279320-The-stories-of-dying-patients-and-doctors-will-transform-the-way-you-thinkabout-your-final-days.

PENMAN, Danny. «Could There Be Proof to the Theory That We're ALL Psychic?». *Daily Mail*, 28 de enero de 2008. http://www.dailymail.co.uk/news/article-510762/Could-proof-theory-ALL-psychic.html.

PEOC'H, R. «Psychokinetic Action of Young Chicks on the Path of An Illuminated Source». *Journal of Scientific Exploration* 9 (1988): 223-229.

PIETSCH, Paul. *Shufflebrain*. Boston: Houghton Mifflin, 1981.

PLAYFAIR, Guy Lyon. *Twin Telepathy*. Londres: Vega, 2012.

POWELL, Diane Hennacy. *The ESP Enigma: The Scientific Case for Psychic Phenomena*. Nueva York: Walker, 2010.

____. MILLS, Paul y CHOPRA, Deepak «Non Local Consciousness in an Autistic Child». Trabajo presentado en *The Science of Consciousness Meeting*, San Diego, CA, 5-10 de junio de 2017.

PRICE, Donald y BARRELL, James. *Inner Experience and Neuroscience: Merging Both Perspectives*. Cambridge, MA: MIT Press, 2014.

Profound Talks. «Rupert Spira Explaining the NOW Very Clearly». Video de YouTube, 23 de agosto de 2017. https://www.youtube.com/watch?v=P00lv_bdNmo.

____. «Rupert Spira: The Highest Meditation (Beautiful Talk)». Video de YouTube, 23 de octubre de 2017. https://www.youtube.com/watch?v=ZxvlVOe1-6E&t=1830s.

«Project Sun Streak». Informe de la CIA no publicado, aprobado para su lanzamiento el 8 de agoto de 2008.

RADIN, Dean. «Biography». DeanRadin.com, n. d. http://www.deanradin.com/NewWeb/bio.html.

____. *The Conscious Universe: The Scientific Truth of Psychic Phenomena*. Nueva York: HarperEdge, 1997.

____. *Entangled Minds Extrasensory Experiences in a Quantum Reality*. Nueva York: Paraview, 2006.

____. *Real Magic: Ancient Wisdom, Modern Science, and a Guide to the Secret Power of the Universe*. Nueva York: Harmony, 2018. (Publicado en castellano por Arkano Books. *Magia real. La sabiduría antigua, la ciencia moderna y los poderes secretos del universo*, 2020).

____. *Supernormal*. Nueva York: Random House, 2013.

____. Post en Twitter. 15 de diciembre de 2015. https://twitter.com/deanradin/status/676865032009814016.

____. *et al.* «Consciousness and the Double-Slit Interference Pattern: Six Experiments». *Physics Essays* 25, n-º 2 (2012): 157-171.

____. *et al.* «Psychophysical Interactions With a Double-Slit Interference Pattern». *Physics Essays* 26, n.º 4 (2013): 553-566.

____. *et al.* «Psychophysical Interactions With a Single-Photon Double-Slit Optical System». *Quantum Biosystems* 6, n.º 1 (2015): 82-98.

____. *et al.* «Re-Examining Psychokinesis: Commentary on the Bösch, Steinkamp, and Boller Meta-Analysis». *Psychological Bulletin* 132 (2006): 529-532.

«Reality Is, As Tesla Said, 'Non-Physical': Why the Large Hadron Collider Will Never Find the 'God Particle'». Página web de Collective Evolution, 15 de noviembre de 2016. http://www.collective-evolution.com/2016/11/15/most-of-reality-is-as-tesla-said-non-physical-why-the-large-hadron-collider-willnever-find-the-god-particle/.

«The Relativity of Space and Time». Página web de Einstein Online, n. d. http://www.einstein-online.info/elementary/specialRT/relativity_space_time.html.

RING, Kenneth, y ELSAESSER VALARINO, Evelyn. *Lessons from the Light: What We Can Learn from the Near-Death Experience*. Needham, MA: Moment Point, 2006.

____. y COOPER, Sharon. *Mindsight: Near-Death and Out-of-Body Experiences in the Blind*. Nueva York: iUniverse, 2008.

ROBINSON, Andrew y ANDERSON, Philip. *Einstein: A Hundred Years of Relativity*. Nueva York: Abrams, 2005.

ROSENBLUM, Bruce y KUTTNER, Fred. *Quantum Enigma: Physics Encounters Consciousness*. Oxford: Oxford University Press, 2011. (Publicado en castellano por Tusquets Editores. *El enigma cuántico*, 2010).

RUSSELL, Peter. *From Science to God: The Mystery of Consciousness and the Meaning of Light*. Novato, CA: New World Library, 2003.

SAGAN, Carl. *The Demon-Haunted World: Science As a Candle in the Dark*. Nueva York: Random House, 1995. (Publicado en castellano por Editorial Crítica. *El mundo y sus demonios: La ciencia como una luz en la oscuridad*, 2017).

____. *The Dragons of Eden: Speculations on the Evolution of Human Intelligence*. Nueva York: Random House, 1977. (Publicado en castellano por Editorial Crítica. *Los dragones del Edén: Especulaciones sobre la evolución de la inteligencia humana*, 2015).

SARASWATI, Swami Dayananda. *Value of Values*. Mylapore, India: Arsha Vidya Research and Publication Trust, 2007. (Publicado en castellano por Fundación Arsha Vidya. *El valor de los valores*, 2017).

SCHILLER, F. C. S. *Riddles of the Sphinx: A Study in the Philosophy of Humanism*. Charleston, SC: Forgotten Books, 2010.

SCHNABEL, Jim. *Remote Viewers: The Secret History of America's Psychic Spies*. Nueva York: Dell, 1997.

SCHRÖDINGER, Erwin. *What Is Life? With Mind and Matter and Autobiographical Sketches*. Londres: Cambridge University Press, 1969. (Publicado en castellano por Tusquets Editores. *¿Qué es la vida?*, 2015).

____. *My View of the World*. Woodbridge, CT: Ox Bow Press, 1983. (Publicado en castellano por Tusquets Editores. *Mi concepción del mundo*, 2017).

SCHWARTZ, Gary. «Is Consciousness More than the Brain?». Página web de Gary Schwartz, video, n.d. http://opensciences.org/gary-schwartz.

____. y SIMON William. *The Afterlife Experiments: Breakthrough Scientific Evidence of Life After Death*. Nueva York: Atria, 2003.

____. *The Sacred Promise: How Science Is Discovering Spirit's Collaboration with Us in Our Daily Lives*. Nueva York: Atria, 2014.

SCHWARTZ, Stephan. *Opening to the Infinite: The Art and Science of Nonlocal Awareness*. Buda, TX: Nemoseen Media, 2007.

____. «Through Time and Space: The Evidence for Remote Viewing». En *Evidence for Psi: Thirteen Empirical Research Reports*, editado por Damien Broderick y Ben Goertzel. Jefferson, NC: McFarland, 2015.

____. «The New Map in the Study of Consciousness». En *What Is Reality: The New Map of Cosmos and Consciousness*, de Ervin Laszlo. Nueva York: SelectBooks, 2016.

«The Science of Consciousness [programa del encuentro]». Center for Consciousness Studies, University of Arizona, 2017. http://www.consciousness.arizona.edu/documents/TSC2017AbstractBook-final-5.10.17-final.pdf.

«Scientists Found That The Soul Doesn't Die: It Goes Back To The Universe». Página web de Peace Quarters, n. d. https://www.peacequarters.com/scientists-found-soul-doesnt-die-goes-back-universe/.

SCULLY, Suzannah. «Diane Hennacy Powell: Telepathy and the ESP Enigma». Página web de Cosmos in You, 9 de mayo de 2017. https://www.suzannahscully.com/full-episodes.

____. «Donald Hoffman: Do We See Reality As It Really Is?». Página web de Cosmos in You, 27 de julio de 2015. https://www.suzannahscully.com/full-episodes.

«Selected Psi Research Publications». Página web de Dean Radin, n. d. http://deanradin.com/evidence/evidence.htm.

SHELDRAKE, Rupert. *Dogs That Know When Their Owners Are Coming Home*. Nueva York: Crown, 1999. (Publicado en castellano por Paidós. *De perros que saben que sus amos están camino de casa: y otras facultades inexplicadas de los animales*, 2007).

____. *Science Set Free: Dispelling Dogma*. Nueva York: Random House, 2012.

____. *The Sense of Being Stared At: And Other Aspects of the Extended Mind*. Nueva York: Crown, 2003. (Publicado en castellano por Vesica Piscis. *El séptimo sentido, la mente extendida*, 2009).

____. «The Sense of Being Stared At, Part I: Is it Real or Illusory?». *Journal of Consciousness Studies* 12, n.º 6 (2005): 10-31.

____. «Sir John Maddox: Book for Burning». Página web de Rupert Sheldrake, n. d. https://www.sheldrake.org/reactions/sir-john-maddox-book-for-burning.

____. y SMART, Pamela. «Jaytee: A Dog Who Knew When His Owner Was Coming Home; The ORF Experiment». Página web de Rupert Sheldrake. Video n. d. http://www.sheldrake.org/videos/jaytee-a-dogwho-knew-when-his-owner-was-coming-home-the-orf-experiment.

____. «A Dog That Seems to Know When His Owner Is Coming Home: Videotaped Experiments and Observations». *Journal of Scientific Exploration* 14, (2000): 233-255.

SHERMER, Michael. «Why Climate Skeptics Are Wrong». *Scientific American,* 1 de diciembre de 2015. https://www.scientificamerican.com/article/why-climate-skeptics-are-wrong/.

SIDGWICK, H. «Address by the President at the First General Meeting». *Proceedings of the Society for Psychical Research* (1882).

SMOLIN, Lee. *Time Reborn: From the Crisis in Physics to the Future of the Universe.* Boston: Houghton Mifflin Harcourt, 2013.

SOMMER, A. «Psychical Research in the History and Philosophy of Science: An Introduction and Review». *Studies in History and Philosophy of Biological and Biomedical Sciences* 48 (2014): 38-45. https://www.sciencedirect.com/science/article/pii/S1369848614001204#!

SPIRA, Rupert. *The Nature of Consciousness: Essays on the Unity of Mind and Matter.* Oakland, CA: New Harbinger, 2017. (Publicado en castellano por La Llave Ediciones. *La naturaleza de la conciencia: ensayos sobre la unidad de la mente y la materia,* 2019).

STAPP, Henry. *Quantum Theory and Free Will: How Mental Intentions Translate into Bodily Actions.* Nueva York: Springer, 2017.

«Stargate Project». Wikipedia, última actualización el 19 de agosto de 2017. https://en.wikipedia.org/wiki/Stargate_Project.

STATT, Nick. «Elon Musk Launches Neuralink, A Venture To Merge the Human Brain With AI». *The Verge,* 27 de marzo de 2017. https://www.theverge.com/2017/3/27/15077864/elon-musk-neuralink-brain-computer-interface- ai-cyborgs.

STEVENSON, Ian. *Reincarnation and Biology: A Contribution to the Etiology of Birthmarks and Birth Defects,* vol. 1, Birthmarks. Westport, CT: Praeger, 1997.

____. *Where Reincarnation and Biology Intersect.* Westport, CT: Praeger, 1997.

____. *Children Who Remember Previous Lives: A Question of Reincarnation.* Jefferson, NC: McFarland, 2001.

STOTT, Shane. *The Float Tank Cure: Free Yourself from Stress, Anxiety, and Pain the Natural Way.* Tecumseh, MI: DiggyPOD, 2015.

SWANSON, Claude. *The Synchronized Universe: New Science of the Paranormal,* vol. 1. Tuscon, AZ: Poseidia, 2003.

____. *The Synchronized Universe: New Science of the Paranormal,* vol. 2, *Life Force, the Scientific Basis: Breakthrough Physics of Energy Medicine, Healing, Chi, and Quantum Consciousness.* Tuscon, AZ: Poseidia, 2009.

TALBOT, Michael. *The Holographic Universe: The Revolutionary Theory of Reality*. Nueva York: HarperCollins, 1991. (Publicado en castellano por Palmyra. *El universo holográfico*, 2007).

TARG, Russell. *The Reality of ESP: A Physicist's Proof of Psychic Phenomena*. Wheaton, IL: Quest, 2012.

_____. y HARARY, Keith. *The Mind Race: Understanding and Using Psychic Abilities*. Nueva York: Villard, 1984.

«Telepathy». Wikipedia, última actualización, 16 de Julio de 2017. https://en.wikipedia.org/wiki/Telepathy.

Through the Wormhole. «Is There Life After Death?». Temporada 2, episodio 1. Science Channel, 8 de junio de 2011.

TILLER, William. *Psychoenergetic Science: A Second Copernican-Scale Revolution*. Walnut Creek, CA: Pavior, 2007.

_____. y DIBBLE, Walter. «A Brief Introduction to Intention-Host Device Research». Trabajo no publicado, William A. Tiller Foundation. https://www.tillerinstitute.com/pdf/White%20Paper%20I.pdf.

TREFFERT, Darold. *Islands of Genius: The Bountiful Mind of the Autistic, Acquired, and Sudden Savant*. Londres: Jessica Kingsley, 2012.

TRESSOLDI, P. E. «Extraordinary Claims Require Extraordinary Evidence: The Case of Non-Local Perception, a Classical and Bayesian Review of Evidences». *Frontiers in Psychology* 2, n.º 117 (2011).

TSAKIRIS, Alex. *Why Science Is Wrong... About Almost Everything*. San Antonio, TX: Anomalist, 2014.

TUCKER, Jim. *Return to Life: Extraordinary Cases of Children Who Remember Past Lives*. Nueva York: St. Martin's, 2013. (Publicado en castellano por Arkano Books. *Vida antes de la vida: Los niños que recuerdan vidas anteriores*, 2012).

TURING, Alan Mathison. «Computing Machinery and Intelligence». *Mind: A Quarterly Review of Psychology and Philosophy* LIX, n.º 236 (1950): 433-460.

«2007 Distance Healing Experiment with Pennsylvania State University Medical School». Página web de Natural Healing Center, n. d. http://www.naturalhealingcenter.com/creative/jixingli.htm.

TYSON, Neil deGrasse. Post de Twitter. 14 de junio de 2013. https://twitter.com/neiltyson/status/345551599382446081?lang=en.

URBAN, Tim. «Neuralink and the Brain's Magical Future». Página web de Wait But Why, 20 de abril de 2017. https://waitbutwhy.com/2017/04/neuralink.html.

UTTS, Jessica. «An Assessment of the Evidence for Psychic Functioning». *Journal of Parapsychology* 59, n.º 4 (1995a): 289-320.

_____. «An Assessment of the Evidence for Psychic Functioning». Division of Statistics, University of California, Davis, 1995b. http://www. ics.uci.edu/~jutts/air.pdf

_____. «From Psychic Claims to Science: Testing Psychic Phenomena with Statistics». Department of Statistics, University of California, Davis, 3 de agosto de 2006. http://www.ics.uci.edu/~jutts/Sweden.pdf.

_____. «Home Page for Professor Jessica Utts». Department of Statistics, University of California, Irvine. http://www.ics.uci.edu/~jutts/.

_____. «Appreciating Statistics». *Journal of the American Statistical Association* 111 (2016): 1373-1380. https://www.tandfonline.com/doi/full/ 10.1080/016 21459.2016.1250592.

VAN LOMMEL, Pim, *et al.* «Near-Death Experience in Survivors of Cardiac Arrest: A Prospective Study in the Netherlands». *The Lancet* 9298 (2001): 2039-2045. http://www.thelancet.com/journals/lancet/article/PIIS0140673601071008/fulltext.

____. «Near-Death Experience, Consciousness, and the Brain: A New Concept about the Continuity of Our Consciousness Based on Recent Scientific Research on Near-Death Experience in Survivors of Cardiac Arrest». *World Futures* 62 (2006): 134-151. http://deanradin.com/evidence/vanLommel2006.pdf.

____. *Consciousness Beyond Life: The Science of the Near-Death Experience.* Nueva York: HarperOne, 2010. (Publicado en castellano por Ediciones Atalanta. *Consciencia más allá de la vida*, 2020).

WARMAN, Matt. «Stephen Hawking Tells Google 'Philosophy Is Dead'». *The Telegraph,* 17 de mayo de 2011. http://www.telegraph.co.uk/technology/google/8520033/Stephen-Hawking-tells-Google-philosophy-is-dead. html.

WATT, C. «Precognitive Dreaming: Investigating Anomalous Cognition and Psychological Factors». *Journal of Parapsychology* 78, n.º 1 (2014): 115-125.

WEINBERG, Steven. *Dreams of a Final Theory.* Londres: Vintage, 2010. (Publicado en castellano por Booket. *El sueño de una teoría final*, 2020).

WEISS, Brian. *Same Soul, Many Bodies: Discover the Healing Power of Future Lives Through Progression Therapy.* Nueva York: Free Press, 2004. (Publicado en castellano por B de bolsillo. *Muchos cuerpos una misma alma*, 2018).

____. *Many Lives, Many Masters: The True Story of a Prominent Psychiatrist, His Young Patient, and the Past-Life Therapy That Changed Both Their Lives.* Nueva York: Simon & Schuster, 2012. (Publicado en castellano por B de bolsillo. *Muchas vidas, muchos maestros*, 2018).

WHEELER, John Archibald. «Law without Law». En *Quantum Theory and Measurement*, editado por John Archibald Wheeler y Wojciech Hubert Zurek. Princeton, NJ: Princeton University Press, 1983.

____. y ZUREK ,Wojciech Hubert, eds. *Quantum Theory and Measurement.* Princeton, NJ: Princeton University Press, 1984.

WIGNER, Eugene Paul. «The Place of Consciousness in Modern Physics». En *Philosophical Reflections and Syntheses*, editado por Eugene Paul Wigner y Jagdish Mehra. Berlín: Springer, 1997.

____. «Remarks on the Mind-Body Problem». En *The Scientist Speculates,* editado por I. J. Good, pp. 284-302. Londres: Heinemann, 1961.

____. *Symmetries and Reflections.* Woodbridge, CT: Ox Bow Press, 1979.

«Wikipedia Under Threat». Página web de Rupert Sheldrake, n. d. https://www.sheldrake.org/about-rupert-sheldrake/blog/wikipedia-under-threat.

WILLIAM, A. Tiller Institute for Psychoenergetic Science. http://www.tillerinstitute.com/.

WILLIAMS, B. J. «Revisiting the Ganzfeld ESP Debate: A Basic Review and Assessment». *Journal of Scientific Exploration* 25, n.º 4 (2011): 639-661.

SOBRE EL AUTOR

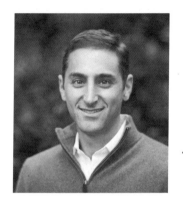 Mark Gober es un autor cuya cosmovisión sufrió un cambio radical cuando a finales de 2016 se topó con una ciencia capaz de cambiar el mundo. Después de una intensa investigación, escribió *La conciencia: principio fundamental de realidad* para presentar al público general estas ideas de vanguardia, todo en un esfuerzo por estimular un cambio global muy necesario en el pensamiento científico y existencial. Mark es miembro del Sherpa Technology Group en Silicon Valley, una empresa que asesora a compañías tecnológicas sobre fusiones y adquisiciones y sobre estrategia comercial. Anteriormente trabajó como analista en bancos de inversión en Nueva York. Mark ha sido citado por sus opiniones en asuntos comerciales y tecnológicos en *Bloomberg Businessweek* y en otros medios, y ha sido autor de artículos sobre negocios publicados internacionalmente. Se graduó *magna cum laude* en la Universidad de Princeton, donde fue capitán del equipo de tenis.

www.markgober.com